新形态一体化系列教材

U0213557

护理心理学

主　编　周　丽　易　佳　孙　晓　鹿　璨
副主编　李海洋　黄　宇　覃绍娇　张　佳　穆晓艳
编　委　（按姓氏笔画排序）
　　　　孙　晓（湖南电子科技职业学院）
　　　　李海洋（中南大学湘雅二医院）
　　　　张　佳（商洛职业技术学院）
　　　　易　佳（永州职业技术学院）
　　　　周　丽（攀枝花学院）
　　　　黄　宇（四川大学华西医院）
　　　　鹿　璨（河北科技学院）
　　　　覃绍娇（广西财经学院）
　　　　穆晓艳（青岛中心肿瘤医院）

中国人口出版社
China Population Publishing House
全国百佳出版单位

图书在版编目（CIP）数据

护理心理学 / 周丽等主编 . — 北京：中国人口出版社，2023.2
ISBN 978-7-5101-8207-5

Ⅰ．①护… Ⅱ．①周… Ⅲ．①护理学—医学心理学—医学院校—教材 Ⅳ．① R471

中国版本图书馆 CIP 数据核字（2021）第 237649 号

护理心理学
HULI XINLIXUE

周丽　易佳　孙晓　鹿璨　主编

责 任 编 辑	李春荣
责 任 印 制	林　鑫　任伟英
出 版 发 行	中国人口出版社
印　　　刷	三河市海新印务有限公司
开　　　本	787 毫米 ×1092 毫米　　1/16
印　　　张	15.5
字　　　数	386 千字
版　　　次	2023 年 2 月第 1 版
印　　　次	2023 年 2 月第 1 次印刷
书　　　号	ISBN 978-7-5101-8207-5
定　　　价	48.00 元

电 子 信 箱	rkcbs@126.com
总编室电话	（010）83519392
发行部电话	（010）83510481
传　　　真	（010）83538190
地　　　址	北京市西城区广安门南街 80 号中加大厦
邮 政 编 码	100054

前言 PREFACE

20 世纪中叶以来，随着"生物—心理—社会"医学模式的确立，人们越来越认识到医学与人文社会科学相结合的重要性。以优化生存环境、提高生命质量和增进身心健康为重点的第三次卫生革命方兴未艾，护理心理学成为一门独立的重要学科。

"致天下之治者在人才，成天下之才者在教化，……教化之所本者在学校。"医学人才的培养，主要来自普通高等医学教育。"护理心理学"课程是医学教育课程体系的重要组成部分，对拓宽医学生的知识领域、培养合格的医学人才具有重要的意义。

本书融心理与护理于一体，以护理心理学教学大纲的内容为主，兼顾国家护士执业资格考试要求，系统地介绍了我国现行的护理专业心理学的主要基础理论，对现代护理心理学发展中产生的问题做了进一步探讨，内容丰富，形式新颖。

本书由长期从事心理学教学的教师共同编写，力求体现素质教育和"万物兴歇皆自然"的规律，以"为农村乡镇和城市社区培养职业道德高尚、技术精湛、实践能力强的医疗卫生保健一线技能型人才"为目标，遵循"三基"（基本理论、基本知识、基本技能）和"五性"（思想性、科学性、先进性、系统性、实用性）原则，以"必需、够用"为度，凸显"物情无巨细，自适固其常"的特色。

在本书的编写过程中，编者参阅了若干相关资料，在此向原作者表示真诚的谢意。

由于护理心理学是一门新兴学科，其体系尚属初创，许多理论问题和框架问题有待进一步探讨，加之编者水平有限，书中不足之处在所难免，欢迎读者批评指正。

编　者

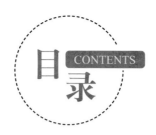

目录 CONTENTS

第一章

绪 论

>

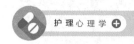
了解护理心理学的发展历史，熟悉护理心理学的研究对象，掌握护理心理学的研究任务。

第一节 心理学概述

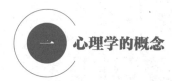 **心理学的概念**

心理学（psychology）是研究人的心理现象及其规律的科学。它的任务是揭示人的各类心理现象的本质，阐明其特点和规律，从而使人类对自己的精神世界具有充分的科学认识，为完善和发展人的精神世界提供科学依据。

 **心理学的产生**

心理学是一门既古老又年轻的科学。人类的心理现象绚丽多姿、丰富多彩。自从有了人类，就有心理、心理活动及心理现象，人们对此开始进行探索与研究，到目前已有数千年的历史。但心理学成为一门系统的、独立的科学却仅有100多年的历史。正如德国的心理学家赫尔曼·艾宾浩斯（Hermann Ebbinghaus）所说："心理学有着漫长的过去，但却只有短暂的历史。"长期以来，许多哲学家、教育家、思想家和医生就十分关注"心灵""意识""人性"等问题，直到19世纪后半叶，在自然科学和实验技术迅速发展的影响和带动下，心理学才真正脱离哲学。1879年德国心理学家威廉·冯特（Wilhelm Wundt）（图1-1）在德国莱比锡大学建立了世界上第一个心理学实验室，这标志着心理学作为一门独立学科的诞生。

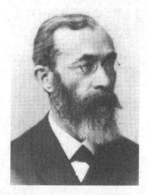

图 1-1 威廉·冯特

第二节 护理心理学概述

一 护理心理学的概念

护理心理学（nursing psychology）是研究护士和护理对象的心理现象及其心理活动的规律、特点，解决护理实践中的心理问题，以实施最佳护理的一门应用学科。护理心理学是研究如何运用心理学理论、方法和技术，来解决护理实践中的心理问题的学科，是心理学的一个分支，也是护理学的重要组成部分。

二 护理心理学的研究对象

弗洛伦斯·南丁格尔（Florence Nightingale）说过："护理工作的对象不是冷冰冰的石块、木头和纸片，而是有热血和生命的人类。"护理心理学研究的对象包括护理对象和护士两大部分，其中护理对象包括患者、亚健康状态的人及健康人。

🔗 知识链接

"提灯女神"——南丁格尔

弗洛伦斯·南丁格尔出生于一个名门富有之家。她因在克里米亚战争中进行护理而闻名，被誉为"提灯女神"。她是世界上第一个真正的女护士，开创了护理事业。1860年，南丁格尔用政府奖励的4 000多英镑创建了世界上第一所正规的护士学校。随后，她又创办了助产士及医院护士培训班，被人们誉为现代护理教育的奠基人。1908年3月16日，她在88岁高龄时被授予伦敦城自由奖。"5·12"国际护士节设立在南丁格尔的生日这一天，就是为了纪念这位近代护理事业的创始人。

（一）护理对象

个体由于先天遗传和后天环境的不同，形成的个性心理是不同的。因此，在护理实践中护理对象所表现的心理反应存在很大差异。

1. 患者

一般而言，无论患者得了什么病，均会对患者的心理活动产生一定的负面影响，但不同的患者，因个性心理的差异所产生的心理变化和心理反应是不同的。

2. 亚健康状态的人

亚健康状态的人是指其健康状态受到潜在因素的威胁，如社会因素、情绪因素、不良行为

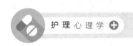
方式等。

3.健康人

对健康的人来说，主要关注正常的心理活动、健康的行为方式和应激的应对方式等对健康的影响。

（二）护士

护理实践是护士与护理对象之间进行的一种互动过程。护士具有高尚的职业道德是进行心理护理的前提，具有良好的心理品质是进行心理护理的基础，具有健全的个性心理是进行心理护理的保证，具有娴熟的护理技术是进行心理护理的条件。因此，护士的个性心理特征和进行护理实践时的心理变化都会影响心理护理的成效。

三 护理心理学的研究任务

护理心理学的主要任务是研究有效的心理干预方法，从个体的心理护理到群体的心理保健，以及适合护理程序使用的心理评估方法。

（1）研究护理对象在护理实践过程中心理变化的规律和特点。

（2）研究干预患者心理活动的理论和技术。

（3）研究心理护理的方法和技术：针对不同护理对象现存和潜在的心理问题和心理特点，确定相应的心理护理方法，实施心理护理。

（4）研究如何将心理学知识和技术应用于健康维护和促进，如心理健康教育、心理调适等。

（5）研究护理人员在护理实践中的心理变化和行为举止。

四 护理心理学的发展历史

护理心理学的形成与发展是在现代心理学和现代护理学发展的基础上逐渐形成与发展的。护理心理学历史非常短暂，其发展与临床护理工作模式的转变和护理教育体系的改革密切相关。

（一）护理心理学的萌芽

早在人类社会诞生之初，人类一切生老病死所引发的护理措施，都包含护理心理学的萌芽。我国最早的经典医学论著《黄帝内经》关于"怒伤肝、喜伤心、忧伤肺、思伤脾、恐伤肾"的记载，就表明早在几千年前医学已开始关注情绪对健康的影响。

西方"医学之父"希波克拉底（Hippocrates）创建的"气质体液说"，主张划分人的气质类型，认为治疗应考虑患者的个性特征因素，护理重于医疗，其主要目的在于帮助人们洗净灵魂。最早提出心理护理思想的是护理学先驱南丁格尔。1943年，继南丁格尔之后，美国学者奥利维亚（Olivia）提出："护理是一种艺术和科学的结合，包括照顾患者的一切，增进其智力、精神和身体的健康。"

（二）护理心理学的形成

20世纪40—70年代生物医学模式走向顶峰并开始逐渐衰退，被"生物—心理—社会"医学模式取代的阶段，护理模式也随之发生转变，这也是护理心理学逐渐形成并得到认可的阶段。医学模式是指一定时期内人们对健康的基本观点和对策，并成为当时医学发展的指导思想，也是一种哲学观在医学上的反映。生物医学模式认为，每一种疾病都可以在器官、细胞或生物分子水平上找到可测量的形态或化学的变化，都可以确定出生物或理化的特定原因，找到特异的治疗手段。在这种模式的指导下，现代医学得到了快速发展，同时也导致护理工作的视点集中在机体的"疾病"上，出现了以"疾病"为中心的护理模式。

随着社会经济和医学科学的发展，生物因素引起的疾病（如传染病）逐渐被控制，取而代之的是与心理社会因素密切相关的一类心身疾病，如脑血管疾病、心血管疾病、恶性肿瘤等。此外，据分析人类死亡的前10种原因得出的结论显示，约半数死亡直接或间接与不良生活方式有关，而不良生活方式又与心理社会因素直接相关。种种事实说明生物医学模式已不足以阐明人类健康和疾病的全部本质。1977年美国医学教授恩斯特·恩格尔（Ernst Enget）在《科学》杂志上发表了一篇文章，提出了"生物—心理—社会"医学模式。这是一种注重系统论和整体观的医学模式，它要求把人看成一个多层次的、完整的连续体，在健康和疾病问题上，要同时考虑生物、心理和社会因素的综合作用。随着医学模式的转变，护理模式也从功能制护理转变为责任制整体护理。护理模式的转变促进了护理心理学的形成并为其发展奠定了基础，创造了条件。

（三）护理心理学的发展

1. 国外护理心理学的发展

（1）强调心身统一，心理学融入护理实践。自20世纪70年代后期以来，医学思想发生了巨大变化，新的医学模式的提出使护理的工作内容不再是单纯的疾病护理，而是以患者为中心或以人的健康为中心的整体护理。它包括个性化护理、程序化护理、文化护理、宗教护理等护理形式，其中临床心理护理是整体护理的核心内容，在充分的护患沟通中得以体现。护理学科的迅速发展和护理实践的不断变革，使得护理心理学也得到了前所未有的发展。

为了提高护理专业人才适应人类健康事业发展需要的能力，一些发达国家和地区在逐步普及高等护理教育的同时，根据现代护理人才的培养目标对专业教育课程设置及人才的知识结构进行了大幅度调整，特别强调护士应具有丰富的人文社会学科知识。

国外护理心理学主张：把疾病与患者视为一个整体，把"生物学的患者"与"社会心理学的患者"视为一个整体，把患者与社会及其生存的整个外环境视为一个整体，把患者从入院到出院视为一个连续的整体。

1955年美国护理学家莉迪亚·海尔（Lydia Hall）提出护理程序的概念之后，护理科学获得了革命性的发展。1977年美国曼彻斯特大学恩格尔教授提出的"生物—心理—社会"医学模式进一步强化了以患者为中心的全新护理观念。在临床护理实践中，以护理程序为核心，对患

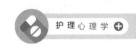

者生理、心理和社会等方面的资料进行全面评估，进而做出护理诊断，制订并实施将患者心身视为整体的护理计划。以患者为中心的整体护理思想带来了护理实践领域的一系列变化，集中表现在护理工作的主动性增加，从被动的疾病护理转变为护士围绕患者的需求、运用护理程序系统地护理患者，从生理、心理、社会及文化等方面对患者实施整体护理；护理工作除了执行医嘱和各项护理技术操作之外，更多地侧重对人的研究，进一步认识心理、社会状况和文化对患者病情转归和健康的影响，从而帮助患者最大限度地达到生理与心理的平衡与适应；护士不仅仅是患者的照顾者，更是患者的教育者、咨询者和健康的管理者。

（2）实施专业基础教育。各个国家的护理专业均开设了心理学、行为学、人际关系学等课程，使护理人才的知识体系更贴近现代护理模式的需求。美国四年制专科护理教育的课程体制中有近百学时的心理学课程内容，包括普通心理学、生理心理学、社会心理学、变态心理学、临床心理治疗学等，培训中特别强调护患关系、治疗性沟通对患者心身康复的重要性及护士的沟通技能训练；在日本，护士入学后，首先接受的是"人间的爱"的教育，使他们懂得爱的内涵及如何去爱别人，此外还要学习许多包括心理学在内的人文社会科学课程。

（3）开展科研实践活动。护理心理学的地位和作用日益突出，护理心理学的研究论文在数量上逐年递增，研究内容涉及护理心理学的各个方面。广大护士积极开展临床心理护理应用研究，探索患者心理活动的共性规律和个性特征。将心理疗法应用于临床心理护理实践，成为国外护理心理学研究的一个重要特点。近年来又逐步开展了临床心理护理个案研究，特别认识到突出个性心理特征在心理护理中的重要性。

（4）应用心理疗法开展临床心理护理。将心理疗法应用于临床心理护理实践中，成为国外护理心理学研究的一个重要特点。国外主张的心理疗法有：音乐疗法、松弛训练疗法、认知行为疗法、森田疗法等。在应用心理疗法进行心理护理的过程中，国外也比较突出强调实用效果，许多研究采用心理量表进行对照测验，取得了肯定的效果。

（5）开展量性和质性研究。运用量性研究揭示患者及其家属和护士自身的心理特点，对心理干预策略和心理护理效果进行评价，量性研究为国外护理心理学研究的主要方法。此外，质性研究也越来越广泛地应用于心理护理理论与实践研究，其研究方法是以参与观察、无结构访谈或深度访谈来收集患者资料，从患者非普遍性陈述、个案中获得印象和概括；分析方式以归纳法为主，强调研究过程中护士的自身体验，主要以文字描述为主。这些研究的开展提高了护理心理学的科学性和实践价值，对学科发展起到了极大的推进作用。

2．国内护理心理学的发展

自 1981 年我国学者提出"应当建立和研究护理心理学"以来，我国护理心理学的研究逐步深入，其科学性及在临床护理工作中的重要性得到人们的普遍认可和接受，并引起学术界及卫生管理部门的高度重视。1995 年 11 月，"中国心理卫生协会护理心理专业委员会"在北京宣告成立，我国护理心理学领域有了最高层次的学术机构，也标志着我国护理心理学的学科发展进入了一个新的时期。

（1）学科建设日趋成熟和完善。我国护理心理学教育起始于 20 世纪 80 年代初，现已成为护理专业的必修课。"护理心理学"教学对优化护士的职业心理素质，增强护士的职业技能等起到了积极作用。护理心理学作为一门具有心理学本质属性、应用于护理实践领域的新兴独立学科，随着人类健康观的发展，在进一步确定学科发展目标、构建独特理论体系、实践应用模式的过程中逐渐走向成熟。

20世纪80年代初期，责任制护理的引入和实施对我国护理教育的发展产生了深远影响，多层次护理教育中逐步增加了护理心理学内容，并由最初的知识讲座很快过渡为系统讲授的必修课程。同时，国内各种不同类型的研讨会、学习班的举办，各护理期刊开设心理护理栏目，刊登具有指导意义的学术文章，《护理心理学》教材及学术专著陆续出版，为护理心理学的普及和专业教学提供了基本保障。我国经过多年教学、临床实践和专题研究，已形成一支心理学理论扎实、临床实践经验丰富、科研学术水平较高的教学专业人才队伍。

（2）科研活动的广泛开展。随着医学模式的转变，临床护理已由单纯的生理护理转变为身心整体护理，护理心理学的地位和作用日益突出。广大临床护士积极开展临床心理护理的应用研究，探索患者心理活动共性规律和个性特征的各类研究设计，取代了既往千篇一律的经验总结，前瞻性研究逐渐增多，对心理诊断、心理护理程序、心理评估体系及护士人才选拔和培养的研究也得到了进一步重视和加强。

（3）临床常用心理评定量表的应用。临床常用心理评定量表的应用是目前护理心理学研究的热点，通过心理卫生评定量表对群体、个体心理和社会现象进行观察，并对观察的结果以数量化的方式进行评价和解释，是心理卫生工作者客观精确地评估被测群体和个体的心理特征和行为特点的手段之一。心理评定量表在心理护理评估中的广泛应用，使心理护理临床工作和理论研究更加快速和简便，研究更具有科学性，用客观量化替代主观评价并以此作为制定干预对策的依据，关注干预质量与效果，已成为我国临床心理护理的一个发展方向。

（4）临床心理护理突出个性心理特征。随着护理心理学理论及心理护理方法研究的不断深入，近年来逐步开展了临床心理护理个案研究，特别认识到突出个性心理特征在心理护理中的重要性。不同气质、性格的患者因疾病承受能力、反应方式及在病房里的表现、社会角色和社会经历的不同，其心理活动规律也有极大差异。护士在掌握了患者一般心理活动规律后，对千差万别的个体应实施有针对性的个性化护理。

 五 护理心理学的相关学科

护理心理学是应用心理学的分支，护理心理学的教学内容是建立在医学心理学、普通心理学、发展心理学、社会心理学等基础上的。

（一）医学心理学

医学心理学（medical psychology）是研究心理现象与健康和疾病关系的学科，研究心理因素在疾病的发生、诊断、治疗及预后中的作用。医学心理学强调建立医生与患者之间和谐、互相尊重、互相信任的关系，主张运用心理学的知识，研究维护人的心理健康的各种手段，以达到预防疾病的目的。医学心理学与护理心理学关系密切，护理心理学诞生于医学心理学。

（二）普通心理学

普通心理学（general psychology）研究心理现象发生和发展的一般规律，涉及心理与客观

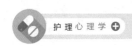
现实的关系、心理与脑的关系、各种心理现象间的相互联系及其在人的整个心理结构中的地位与作用。普通心理学是心理学的基础学科，既概括了各分支学科的研究成果，同时又为各分支学科提供理论基础。因此，普通心理学是学习护理心理学的入门学科。

（三）发展心理学

发展心理学（developmental psychology）是研究种系和个体心理发生与发展的科学，前者又包括比较心理学，即将动物心理与人的心理进行比较；而后者是研究人类个体发展的生命过程中心理发生和发展规律的科学，按照人生的阶段，分为儿童心理学、青年心理学、成年心理学、老年心理学。发展心理学阐述各个年龄阶段的心理特征，并揭示个体心理从一个年龄阶段发展到另一个年龄阶段的规律。护理心理学应用其知识为患者提供初级心理保健。因此，发展心理学也是护理心理学的重要基础学科。

（四）社会心理学

社会心理学（social psychology）是研究社会心理与社会行为的产生、发展与变化的科学。它研究社会心理现象，如社会情绪、阶级和民族宗教心理、社会交往与人际关系等；还研究小团体中的社会心理显现，如团体中人际关系、团体气氛、团体的团结与价值定向、领导与被领导等。社会心理学的核心是人际关系，而人际关系理论和沟通技巧对护理心理学影响重大。

 六 护理心理学的研究原则

（一）科学性原则

研究护理心理学，首先要有严谨的科学态度，也就是实事求是的态度。对任何事物必须采取客观态度，切忌主观臆断，即要强调护理实践活动，在实践中不断观察、思考、总结经验。护理心理学是一门理论和实践相结合的应用学科，所以一定要联系实际，去研究和解决社会生活和临床工作中的实际问题。

（二）发展性原则

人的心理活动处在不断发展、变化之中，应以发展的观点去观察分析，不仅要研究现在，还要研究将来。

（三）系统性原则

心理活动是一个多因素、多层次的复杂系统，并与其周围环境构成了一个统一的整体。护理心理学的研究必须要考虑这些因素之间的相互作用及各种心理现象之间的相互联系。

七 护理心理学的研究方法

护理心理学作为心理学的一个分支，其研究方法从属于现代心理学，但又有其自身学科的特殊性。根据所使用的手段，可将护理心理学的研究方法分为观察法、调查法、测验法和实验法等。

（一）观察法

观察法（observation method）是指研究者直接观察记录个体或团体的行为活动，从而分析研究两个或多个变量之间相互关系的一种方法。观察法是科学研究中最古老、应用最广泛的一种方法，所有的心理学研究都要用到。人的言行举止、表情、外貌、衣着、兴趣、爱好、风格、对人对事的态度、面临困难或患病时的应对方式等都可以作为观察的内容。根据预先设置的情境，观察法一般可以分为以下两种。

1.自然观察法

自然观察法是指在不加任何干涉的自然情境中对研究对象的行为直接观察记录，而后分析解释，从而获得行为变化的规律。如护士通过生活护理、治疗护理、巡视病房等对患者的心理活动和行为方式进行的观察。

2.控制观察法

控制观察法是在预先控制观察的情境和条件下进行观察，如传染性疾病患者的隔离病房、重症监护病房（ICU）、白血病患者的无菌病房等，对在特定情境中的情绪和行为反应的观察即属于控制观察法。其优点是可以取得被试者不愿意或没有能力报告的行为数据，无须人为地对被试者施加任何影响就能掌握许多实际资料。缺点是资料可靠性差，观察质量在很大程度上依赖于观察者的能力，而且观察活动本身也可能影响被观察者的行为表现，使观察结果失真，且结果有一定的局限性，适于A群体的，可能不适于B群体。分析研究结论的最重要条件是所得资料必须具有真实性与代表性。因此，使用观察法时，必须考虑如何避免观察者的主观因素导致的误差。观察法在研究患者的心理活动、心理评估、心理护理、心理健康教育中被广泛使用。

（二）调查法

调查法（survey method）是通过访谈、问卷等方式获得资料并加以分析研究的方法。

1. 访谈法

访谈法是通过与被试者会晤交谈，了解其心理活动，同时观察其访谈时的行为反应，以补充和验证所获得的资料，记录和分析得到的研究结果。访谈法通常采用一对一的访谈方式，其效果取决于问题的性质、研究者本身的知识水平和方法技巧。此法既可用于患者也可用于健康人群，是临床心理护理较常用的方法之一。在访谈过程中，常会询问预先拟定的各种调查问题并做记录，常用于研究癌症患者在不同阶段的心理反应。

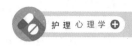
2. 问卷法

问卷法是指采用事先设计的调查问卷，现场或通过信函交由被试者填写，然后回收问卷分门别类地分析研究，适用于在短时间内书面收集大范围人群的相关资料，如"了解大学生群体的心理健康状况""护士对护理工作的主观幸福感""患者对护理工作的满意度"等均可采用此法。问卷法的质量取决于设计者事先对问题的性质、内容、目的和要求的明确程度，也取决于问题内容设计的技巧和被试者的合作程度，例如，问卷中的问题是否反映所要研究问题的实质，设问的策略是否恰当，回答的要求是否一致，结果是否便于统计处理，以及内容是否会引起调查对象的顾虑等。问卷法常用的定量方式是序量化，某些客观指标可用来直接定量。

问卷法简便易行，信息量大，可在较短的时间内获得大量信息，但结果的真实性、可靠性因受各条件因素的影响而有所不同，故必须以科学、客观的态度分析、报告问卷所获得的研究结果。

（三）测验法

测验法（test method）也称心理测验，是指以心理测验作为个体心理反应、行为特征等变量的定量评估手段，使用经过信度、效度检验的测验工具或量表，如人格评定量表、智力评定量表、行为评定量表、症状评定量表等。临床心理护理研究中常运用行为评定量表、症状评定量表、人格评定量表对患者心理行为进行测评，对实施心理护理手段后的效果进行评定，如针对癌症患者术前和术后的焦虑、抑郁、恐惧程度，实施心理护理、心理干预及干预后效果等的评定。

（四）实验法

实验法（experimental method）是指在可控制的情况下，研究者系统地操纵自变量，使之系统地改变，观察因变量所受的影响，以探究自变量与因变量的因果数。实验法是科学方法中最严谨的方法，能完整体现陈述、解释、预测、控制 4 个层次的科学研究目的。但实验研究的质量很大程度上取决于实验设计，例如，由于实验组与对照组相匹配受到许多中间变量的干扰，可影响实验结果的可靠性。

第三节 护理心理学理论

19 世纪以来，心理学出现了百家争鸣的局面，各种理论影响着护理心理学的发展，从而构成了护理心理学的基本理论。这些理论可用来指导护理领域的实践工作，而在实践运用的过程中也不断得到发展。在护理心理学中影响较大的、重点涉及心身相关解释的理论主要有精神分析理论、行为主义理论、人本主义理论、认知理论、心理生理学理论。

精神分析理论

　　精神分析理论是现代心理学的主要理论之一。该理论是在治疗精神障碍的实践中产生的，后来成为一种强调无意识过程的心理学理论。创立者是奥地利精神病学家西格蒙德·弗洛伊德（Sigmund Freud）。当代心理学界一般认为精神分析理论的代表人物是弗洛伊德和卡尔·古斯塔夫·荣格（Carl Gustav Jung）。

🔗 **知识链接**

精神分析之父——西格蒙德·弗洛伊德

　　西格蒙德·弗洛伊德（1856—1939）（图1-2），1856年5月6日生于摩拉维亚弗赖堡的一个犹太家庭，1865年，进入著名的利奥波德地区实验中学读书。其间，弗洛伊德学习了大量的古罗马古典文学，还学习了拉丁语、希腊语、法语和英语。他还自学了西班牙语和意大利语。1881年获医学博士学位。他曾多次获诺贝尔文学奖提名，并曾荣获1930年歌德文学奖。在52年的漫长时间里，弗洛伊德创立了精神分析学派，成为举世闻名的精神病学家和声名显赫的精神分析之父。1908年，在"心理学星期三聚会"的基础上，他创立了维也纳精神分析学会，1910年发展为国际精神分析学会。1919年创建国际精神分析学出版社。他在潜意识概念的基础上提出了人格是由本我、自我和超我三部分构成的，人格的发展也就是本

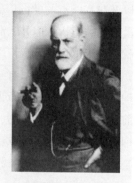

图1-2　西格蒙德·弗洛伊德

我、自我和超我在个体身上的平衡过程，其实质是个体社会化过程。其主要著作有《梦的解析》《性欲理论三讲》《精神分析引论》《自我和本我》等。1939年9月23日，弗洛伊德因口腔癌病逝于伦敦，享年83岁。

　　弗洛伊德是一个征服者，他以惊人的勇气开创了心理学的一个新领域，成为精神分析的鼻祖。他始终以严谨的科学态度对待科学研究，从开始的默默无闻到理论初见成果时的遭人唾骂，再到后期的被人追随。他的一生是传奇的一生，他的理论是神秘的理论。推崇他的人视他为"心灵世界的哥伦布、精神领域的达尔文"。

　　精神分析理论是现代心理学的奠基石，它的影响远不只临床心理学领域，对整个心理科学乃至西方人文科学的各个领域均有深远的影响。

（一）潜意识理论

1. 弗洛伊德的精神层次理论

　　弗洛伊德将意识分为意识、前意识和潜意识3个层次，类似深浅不同的地壳层次，故称为精神层次。在正常条件下，人的活动都是有意识的活动，要干什么，都是很清楚的。但是，一切比较复杂的活动都包含不被意识的个别过程。人在每一个瞬间只能有一个意识的主要点，其

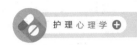

他则为注意的边缘，如熟练、习惯等。

（1）意识（conscious）。意识是指与直接感知有关的心理部分，是心理活动中与现实联系，能被自我意识所知觉，是人能体验到的部分，如感知觉、思维、情绪、意志，以及可以清晰感知的外界各种刺激等。意识使个体保持对环境和自我状态的知觉，意识是人在社会实践中形成的，符合社会规范和道德标准，对人的适应有着重要的作用。

（2）前意识（preconscious）。前意识是指平时未被人觉察到，但经过努力回忆或经他人提醒能够回到意识活动，又被人感知到的心理活动。潜意识的观念首先进入前意识才能达到意识境界。前意识是意识和潜意识的缓冲区。

（3）潜意识（unconscious）。潜意识又称为无意识，是指个体无法直接感知到的那一部分心理活动，是不被外部现实、道德、理智所接受的各种本能冲动、需求和欲望，或明显导致精神痛苦的过去事件，即无法被人感知到的那一部分心理活动，包括个人的原始冲动、各种本能以及与本能有关的欲望部分。这些欲望和冲动因受到禁忌和法律等的控制而压抑到意识之下，虽然不被意识，但并未泯灭，仍在不断活动，随时有可能被召回到意识之中，这可召回的部分就是处于意识和无意识之间的前意识。

潜意识的欲望只有经过前意识的审查、认可，才能进入意识。人的大部分行为由潜意识的动机所左右。人的潜意识、前意识、意识之间存在着动态平衡，潜意识很难进入意识中，但当前意识控制能力低下时，它就会以做梦、口误、笔误、酒话、记忆错误等形式表现出来。被压抑到潜意识中的各种欲望或观念，如果不被允许进入意识领域中，就会以各种变相的方式出现，心理、行为或躯体的各种病态都被认为与此有关。

2．荣格的集体无意识学说

与弗洛伊德认为情结的产生源于个体早期童年生活中的创伤性经历不同，瑞士心理学家和精神分析医师荣格认为，情结的产生还有人类本性之中某种更深层的原因。荣格在分析个体的人格时，把个体结构看作意识、个体无意识和集体无意识的统一体。正是在这种探索中，他将弗洛伊德提出的无意识概念发展为集体无意识，其主要内容是"原型"，即遗传的先天倾向。他认为人们的科学和艺术创造活动都是"原型"在起作用。荣格的精神分析理论被称为"分析心理学"。

（二）人格结构理论

弗洛伊德认为，人格由本我、自我和超我三大系统构成。

1．本我

本我又称原我，是指原始的自己，包含生存所需的基本欲望、冲动和生命力，是与生俱来的最原始的意识状态，本我是人的生物层面。本我的成分是人类的基本需求，如食物、饮水、性等，包含着攻击和破坏两种原始性的冲动。本我是人类非理性的心理活动，本我是一切心理能量之源，遵循快乐原则行事，不理会社会道德及规范，唯一的要求是获得快乐、避免痛苦，也就是说它需要满足时就希望马上得到满足。本我的目标是求得个体的舒适、生存及繁殖，它是无意识的，不被个体所觉察。

2. 自我

自我指"自己"，是自己可意识到的执行思考、感觉、判断或记忆的部分，是个体为了调和周围世界和内部驱力通过暂停或停止快乐原则，追随客观环境的现实而发展出来的意识状态。自我是人的心理层面，需要满足时会有一个等待的过程。自我的功能是寻求本我冲动得以满足，而同时保护整个机体不受伤害，自我配合现实和超我的要求，对本我的欲望给予适当的满足。它遵循的是现实原则，为本我服务，其发育及功能决定着个体心理健康的水平。

3. 超我

超我是人格结构中代表理想的部分，是个体在成长过程中通过内化道德规范、内化社会及文化环境的价值观念而形成的，超我是人的社会层面。超我按社会的道德准则行动，按至善的原则活动，其机能主要为监督、批判及约束自己的行为，超我的特点是追求完美，所以它与本我一样是非现实的，超我大部分也是无意识的，要求自我按社会可接受的方式行事。

弗洛伊德认为，人格的发展即本我、自我和超我在个体身上的平衡过程。本我是求生存的必要原动力，遵循"快乐原则"；超我监督、控制个体按社会道德标准行事，遵循"至善原则"；而自我调整本我和超我的矛盾冲突，使个体适应现实环境，调节心理的平衡，遵循"现实原则"。在通常情况下，本我、自我和超我是始终处于协调和平衡状态的，从而保证了人格的正常发展。如果本我、自我、超我三者彼此不能交互协调、发展，就会导致病理心理和异常行为（图1-3）。

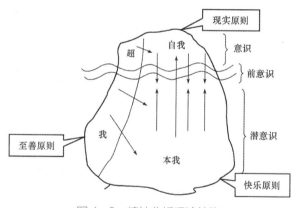

图 1-3 精神分析理论结构

（三）性本能理论

弗洛伊德认为人的精神活动的能量来源于本能，本能是推动个体行为的内在动力。人类最基本的本能有两类：一类是生的本能，另一类是死亡本能或攻击本能，生的本能包括性欲本能与个体生存本能，其目的是保持种族的繁衍与个体的生存。弗洛伊德是泛性论者，在他的眼里，性欲有着广泛的含义，是指人们追求一切快乐的欲望。性本能冲动是人一切心理活动的内在动力，弗洛伊德称之为力比多（libido）。当这种能量积聚到一定程度就会造成机体的紧张，机体就要寻求途径释放能量。弗洛伊德将人的性心理发展划分为5个阶段。

1. 口欲期

口欲期（0~1岁）：刚生下来的婴儿就懂得吸乳，乳头摩擦口唇黏膜引起快感，叫作口欲

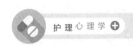

期性欲。主要靠口腔部位的吸吮、咀嚼、吞咽等活动来获得，婴儿的快乐也多来自口腔活动。如果口欲期得不到满足，成年后容易表现为贪吃、酗酒、吸烟、咬指甲等，以及一些与咬有关的象征性行为，如挖苦、讥笑、讽刺、荒唐等，甚至在性格上悲观、依赖或有洁癖者，都被认为是成人口腔性格的特征。

2. 肛门期

肛门期（1~3岁）：1岁半以后学会自己大、小便，粪块摩擦直肠、肛门黏膜产生快感，叫作肛门期性欲。主要靠排泄大、小便时所产生的刺激快感获得。肛门成为快感集中区。同时，肛门和膀胱括约肌的使用也是对权利和意愿的一种躯体表达方式。父母有定时、定点大、小便的习惯，孩子则根据快感需求决定是保留还是排泄。此期，婴儿通过与父母的斗争，发展了灵活性、独立性和自主性。这一时期也是对幼儿进行卫生习惯训练的关键时期。如果管制过严，生理上会有便秘现象，在行为上表现为小气、冷酷、顽固、刚愎、吝啬、整洁及至善主义倾向等，被称为成人肛门性格的特征。肛门期留下问题的人，在成年时表现的人格特点是洁癖、刻板、施虐和受虐、过分注意细节、嗜好收集和储藏、强迫、权力欲强等。

3. 性蕾期

性蕾期（3~6岁）：儿童到3岁以后懂得了两性的区别，开始对异性父母眷恋，对同性父母嫉恨。这一阶段叫性蕾期，其间充满复杂的矛盾和冲突。儿童会体验到俄狄浦斯（Oedipus）情结和厄勒克特拉（Electra）情结，这种感情更具性的意义，不过还只是心理上的性爱而非生理上的性爱。只有经过潜伏期到达青春期性腺成熟才有成年的性欲。此时儿童已能够分别两性，男孩以自己父亲为竞争对手而爱恋自己的母亲，即恋母情结。他以父亲自居，模仿父亲的种种行为，欲望指向母亲时总是无意识地与父亲争夺爱，敌视父亲、害怕父亲，形成男性的性别行为，长大后会娶一个与母亲有许多相似特征的姑娘，最终解决恋母情结，转而与父亲同化。同理，女孩以自己母亲为竞争对手而爱恋自己的父亲，即恋父情结。这一时期也是儿童心理发展的重要阶段，如果这一时期儿童的心理发展遇到障碍，成人后便会发生各种性变态。

4. 潜伏期

潜伏期（7岁到青春期）：兴趣扩大，由自己的身体和父母感情转向外部环境。快乐来自丰富多彩的学习、游戏、交友等外在的活动，男、女儿童之间，在情感上比以前疏远，团体活动多呈男、女分离的趋势。

5. 生殖期

生殖期（青春期后）：两性差异开始显著，性的需求转向相似年龄的异性，开始有了两性生活的理想、婚姻家庭等趋于成熟的性意识。成年人成熟的性欲以生殖器性交为最高满足形式，以生育繁衍后代为目的，这就进入了生殖期。

弗洛伊德认为人的心理疾病，大部分是6岁前自我意识没得到健康发展留下的隐患。儿童时期的基本经历、未解决的冲突和精神创伤，在成年期会重新活跃起来，对神经症、心身疾病甚至精神病的发生有着重要致病作用。

弗洛伊德认为成人人格的基本组成部分在前3个发展阶段已基本形成，所以儿童的早年环境、早期经历对其成年后的人格形成起着重要的作用，许多成人的变态心理、心理冲突都可追溯到早年创伤性经历和压抑的情结。

（四）释梦理论

弗洛伊德是一个心理决定论者，他认为人类的心理活动有着严格的因果关系，没有一件事是偶然的，梦也不例外，绝不是偶然形成的联想，而是欲望的满足。在睡眠时，超我的检查松懈，潜意识中的欲望绕过抵抗，并以伪装的方式，乘机闯入意识而形成梦，可见梦是对清醒时被压抑到潜意识中的欲望的一种委婉表达。梦是通向潜意识的一条秘密通道。通过对梦的分析，可以窥见人的内部心理，发现神经症患者被压抑的欲望，探究其潜意识中的欲望和冲突，通过释梦可以治疗神经症。释梦则是去挖掘、寻求梦中隐含的意义，借助对梦的分析、解释，发现其潜意识中的欲望和冲突，并用来治疗疾病。

弗洛伊德的《梦的解析》，具有划时代的意义，但他的释梦理论都是以精神病患者的梦为基础的，他在解释隐性梦境时，总是将人的潜意识欲望解释为性欲的冲动，忽略了梦的多元性特征。

（五）分析评价

1. 贡献

弗洛伊德的精神分析理论开辟了无意识的研究领域，开辟了新的心理学的学科领域，对现代西方社会思潮产生了广泛而深远的影响。

人格理论对人格结构进行了深层次研究，特别是强调了本我、自我、超我要保持相对平衡的观点。用精神分析法对患者进行分析疏导，使患者将潜意识里的心理冲突和痛苦体验挖掘出来，同样可以治疗这些疾病。

2. 局限

精神分析理论过分强调性本能在个体发展中的作用，是一种生物决定论的观点，它认为性本能的满足与否直接影响着人格的发展。弗洛伊德提出人格发展理论的依据主要来自他个人的诊断经验和自我分析，很难重复验证，缺乏严谨性。

 二 行为主义理论

行为主义理论，是20世纪20年代由美国心理学家约翰·H. 华生（John·H.Watson）（图1-4）在苏联生理学家伊凡·彼德洛维奇·巴甫洛夫（Ivan Petrovich Pavlov）经典条件反射理论的基础上所创立的。华生认为经典的条件反射是一切行为的基本单位，不管是正常或病态的行为，还是适应性或非适应性的行为，都是经过"学习"而获得的。

行为主义理论是不同的学者在不同的时期建立和发展起来的，主要有巴甫洛夫的经典条件反射理论、伯尔赫斯·弗雷德里克·斯金纳（Burrhus Frederic Skinner）的操作性条件反射理论、华生的行为主义理论和阿尔伯特·班杜拉（Albert Bandura）的社会观察学习理论。

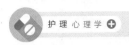
早期行为主义的典型代表——约翰·华生

约翰·华生（图1-4），1878年出生在美国南卡罗来纳州的格林维尔。1899年他获得伏尔曼大学硕士学位，1903年他获得了芝加哥大学哲学博士学位。1908年，当华生成为芝加哥大学助理教授的同时，他又获得了霍普金斯大学正式教授的职位。1913年他在《心理学评论》杂志上发表了题为《行为主义者心目中的心理学》一文，正式宣告行为主义心理学的诞生。华生的主要著作有《行为：比较心理学导论》《从一个行为主义者的观点看心理学》《行为主义》等。1957年美国心理学会把他的工作赞扬为"现代心理学的形式与内容的极其重要的决定因素之一，是持久不变的、富有成果的研究路线的出发点"。1958年华生去世，享年80岁。

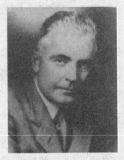

图1-4　约翰·华生

（一）巴甫洛夫的经典条件反射理论

1. 经典条件反射

经典条件反射又叫反应性条件反射，是以无条件反射为基础而形成的，是苏联生理学家巴甫洛夫于20世纪20年代提出的。巴甫洛夫将食物放于狗的口腔中，狗会产生唾液，此时食物称为非条件刺激，食物引起唾液分泌的现象称为非条件反射。如果使食物（非条件刺激）与铃声（与唾液分泌无关的中性刺激）总是结合出现，经过一段时间后，铃声就会成为食物的信号，表现为狗听到铃声不给食物，就可以引起唾液分泌，形成条件刺激。铃声引起唾液分泌的反射过程就是条件反射。可见，条件反射是在非条件反射的基础上通过学习而获得的，由大脑皮质建立的暂时神经联系来实现转换。某一中性刺激（铃声）反复与非条件刺激（食物）相结合后，最终成为条件刺激，引起原本只有非条件刺激才能引起的行为反应（唾液分泌），这就是经典条件反射。巴甫洛夫进行狗消化过程研究的意外发现，观察到学习可以来自两个联结在一起的刺激，创造了严格实验条件下研究高级神经活动的方法（图1-5）。

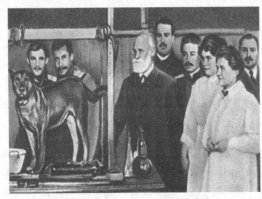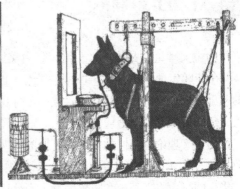

图1-5　经典条件反射实验

实验表明，条件反射不是天生的一种反应，而是后天习得的行为。条件反射是个体更好地适应环境，维持与环境平衡的重要基础和条件。人类天生具有非条件刺激（US）-非条件反应

（UCR）联结，学习的产生是因为经典条件作用创造了条件刺激（CS）–条件反应（CR）联结。

2. 影响经典条件反射的因素

（1）US与CS的性质：越强的刺激，其效果越显著。

（2）US和CS的时间关系：CS必须先于或与US同时发生。

（3）US和CS之间的一致性：在每次实验中CS与US要同时展示。

（4）共同作用次数：CS与US配合次数增多，条件反射增强。

（5）以前对CS的体验：如果以前在没有US的情况下已受过某种刺激，当这种刺激与一个US共同作用时，就不太可能成为CS。

3. 经典条件反射作用过程

（1）强化：强化指环境刺激对个体行为产生的促进过程，即US的作用过程。

（2）消退：如果US长期不与CS结合，已经建立起来的条件反射就会消失。

（3）泛化：某些与US相近的刺激也产生CR的效果。

4. 学习行为规律

（1）频因律：对某一刺激反应发生的次数越多，行为就越有可能固定保留下来。

（2）近因律：对某一刺激发生某一行为反应在时间上越接近，越容易固定保留下来。

5. 经典条件反射的特点

经典条件反射具有强化、消退、泛化、分化、多级条件反射的特点。条件反射现象可以使人在复杂多变的日常生活中随机应变，但也会让人产生不良习惯、心理障碍等负面作用。经典条件反射可以解释人的很多行为，成了行为主义理论发展的奠基石。

（二）斯金纳的操作性条件反射理论

操作性条件反射理论由美国心理学家斯金纳创立，也称为行为矫正技术。斯金纳从爱德华·李·桑代克（Edward Lee Thorndike）、巴甫洛夫和华生的理论出发，更系统地研究了行为规律及环境与行为的关系。

1. 操作条件反射

斯金纳认为，行为的产生是环境刺激的结果，行为的后果又可作为后续行为的原因。因此，人们可以运用环境刺激和行为的后果来控制新行为。这种由结果控制的行为称为操作性行为（operant behavior）。斯金纳用自制的"斯金纳箱"解释操作性条件反射的建立过程，在实验箱内有一个特殊装置，按压一次杠杆就会出现一些食物。实验时在箱内放一只处于饥饿状态的老鼠，老鼠在箱内乱窜时，偶尔按压了一次杠杆而获得了食物。老鼠逐渐"学会"了用按压杠杆的方法来获取食物，并且按压杠杆的次数逐步增加，即形成了操作性条件反射。按压杠杆原本是老鼠的一种无刺激而产生的自发行为，通过按压杠杆得到食物后，食物又作为该行为的"强化物"强化按压杠杆这一行为。这一过程被斯金纳称为强化训练。这一过程是学会一种操作的过程，因而被称为操作条件反射。

在斯金纳箱中，安放有一个食物盘。把一只饥饿的鸽子放入箱中，它在寻找食物时啄红灯的窗户而获得了食物。这种操作偶然重复若干次，鸽子就会主动啄红灯的窗户，也就是说它学会了获得食物的行为，食物是对啄红灯的窗户的奖励，因此也称为"奖励性的学习"（图1-6）。

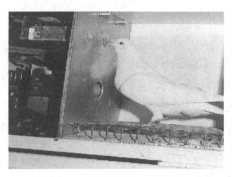

图1-6　操作条件反射实验

2．操作条件反射的类型

（1）强化物：与行为相倚——随时间的推移能增加行为出现可能性的任何刺激。

（2）正强化：当某一行为之后伴随着喜爱刺激的出现时，这一事件被称为正强化。

（3）负强化：当某一行为之后伴随着讨厌刺激的解除时，这一事件被称为负强化。

（4）惩罚物：惩罚物指的是任何一种刺激（当它伴随着某一反应之后出现时）能降低该反应在以后发生的概率。

（5）惩罚：行为的结果导致了消极刺激增加，从而使该行为反应减弱。

（6）消退：行为的结果导致了积极刺激减少，从而使该行为反应减弱。

3．影响行为强化的因素

（1）直接性：当刺激物在行为配合直接发生，强化刺激效果更大。

（2）一致性：刺激与行为发生的一致性越大，强化效果就越大。

（3）已形成事件：在刺激发生前，环境与个体的实际状态具有直接的关系。

（4）结果特征：强化刺激，因人而异。

操作性条件反射重视行为的结果对行为本身的作用。任何与个人需要相联系的刺激，只要反复出现在某一行为之后，都可能对这种行为产生影响。几乎人的一切行为都是操作性强化的结果，人们也可通过强化作用去改变别人的行为反应，这就是各种行为治疗的理论基础（表1-1）。

表1-1　经典条件反射与操作性条件反射的区别

	经典条件反射	操作性条件反射
反应类型	S–R型	R–S型
强化的性质	强化伴随着条件刺激，强化不是奖赏	强化伴随着反应，强化是奖赏
反应的主动性	被动	主动
学得了什么	刺激间信号关系	特定的反应
适合于解释	信号学习 情绪学习	简单的技能学习

经典条件反射和操作条件反射的基本原理是相同的，它们都以强化和神经系统的正常活动为基本条件，在复杂的行为中往往有两种反射模式。

（三）华生的行为主义理论

1. 行为主义理论的提出

华生于 1913 年首先打出行为主义心理学的旗帜，他是美国第一个将巴氏的研究结果作为学习理论基础的人。他认为学习就是以一种刺激替代另一种刺激建立条件反射的过程。在华生看来，人类出生时只有几个反射（如打喷嚏、膝跳反射等）和情绪反应（如惧、爱、恨、怒等），所有其他行为都是通过条件反射建立新刺激—反应（S–R）联结而形成的。

1913—1930 年是早期行为主义时期，行为主义理论由美国心理学家华生在巴甫洛夫条件反射学说的基础上创立。他主张心理学应该摒弃意识、意象等太主观的东西，只研究所观察到的并能客观地加以测量的刺激和反应，无须理会其中的中间环节，华生称之为"黑箱作业"。他认为人类的行为都是后天习得的，环境决定了一个人的行为模式，无论是正常的行为还是病态的行为都是经过学习而获得的，也可以通过学习而更改、增加或消除，认为查明了环境刺激与行为反应之间的规律性关系，就能根据刺激预知反应，或根据反应推断刺激，达到预测并控制动物和人的行为的目的。他认为，行为就是机体用以适应环境刺激的各种躯体反应的组合，有的表现在外表，有的隐藏在内部，在他眼里人和动物没什么差异，都遵循同样的规律。

2. 行为主义理论的内容

行为主义观点认为，心理学不应该研究意识，只应该研究行为。所谓行为就是机体用以适应环境变化的各种身体反应的组合。这些反应不外是肌肉收缩和腺体分泌，它们有的表现在身体外部，有的隐藏在身体内部，强度有大有小。

华生指出一向认为纯属意识的思维和情绪，其实也都是内隐和轻微的身体变化。前者是全身肌肉，特别是言语器官的变化，后者是内脏和腺体的变化。20 世纪 20 年代以来，记录肌肉电位变化的技术不断提高，已经发现心理活动伴有轻微的肌肉收缩，但连带发生的事件并不一定就是同一事件。所以，思维时有轻微的肌肉收缩，并不足以证明思维就是轻微的肌肉收缩。

华生认为，肌肉收缩和腺体分泌都可归结为物理或化学变化；引起有机体反应的刺激，最后分析也只能是有机体内部和外界的物理或化学变化。这样一来，全部行为都只是一些物理或化学变化引起另一些物理或化学变化而已。因此，他认为心理现象都能用物理和化学的概念来说明。一位早期行为主义者布莱恩·魏斯（Brian L.Weiss）把这种观点发挥到极端的还原论，但华生本人则又主张心理学只应着眼于有机体整体的适应性行为，无须过问这些物理和化学变化。

华生自称行为主义是唯一彻底而合乎逻辑的机能主义。他在芝加哥大学深受机能主义的影响。机能主义代表人物之一詹姆斯·安吉尔（James Rowland Angell）也说过心理学要研究行为。但机能主义者把意识和行为都看作人适应环境的手段。按机能主义的哲学依据实用主义来说，检验意识适应性的唯一标准只能是行为的适应性。所以，考察了行为就无须考察意识；反之，若不考察行为则无法考察意识的适应性。因此，彻底的机能主义就必须承认，可以丢开意识去考察行为，但不能丢开行为去考察意识。

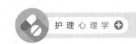

华生宣称心理学家应该像物理学家那样去使用意识，即只把它看作关于客观事物的经验，而不看作关于心理活动的经验，从而否定了冯特所指的直接经验和间接经验的区别，把心理学家所研究的意识和物理学家所研究的客观事物等同起来。拉什利·卡尔·斯宾塞（Lashley Karl Spencer）明确指出这是新实在论的观点，并极表赞赏。

华生认为心理学研究行为的任务在于查明刺激与反应之间的规律性关系。这样就能根据刺激推知反应，根据反应推知刺激，达到预测和控制行为的目的。行为主义者在研究方法上摒弃内省，主张采用客观观察法、条件反射法、言语报告法和测验法。这是他们在研究对象上否认意识的必然结论。

华生一方面反对内省，另一方面又不能不利用只有内省才能提供的一些素材。于是他把内省从前门赶出去，又以"言语报告"的名义从后门请进来。这样就把言语的两种作用混淆了。言语固然和动作一样是对客观刺激的反应，但也可用来陈述自己的心理，这种陈述其实就是内省。

行为主义心理学在方法论上深受进化论问世以来的动物心理学的影响。动物不会做内省报告，所以只能根据它对刺激的反应来推测其心理。这样就使早期的动物心理学染上浓厚的拟人论色彩。摩根提出要尽量克服拟人论，经过勒布的进一步努力，直至桑代克，均未能彻底解决这一问题。

但从根本上看，华生与巴甫洛夫完全不同。华生否认神经中枢在动物行为中的特殊重要性，认为它仅能起联络作用。巴甫洛夫则把身体外周器官活动与神经中枢活动的关系看作投影关系，考察外周器官的活动，目的在于了解神经中枢的活动。另外，巴甫洛夫不否认意识，而且非常强调人和动物在心理上的本质差别。华生认为除极少数的简单反射外，一切复杂行为都取决于环境影响，而这种影响是通过条件反射实现的。因此他把巴甫洛夫式的条件反射当作行为主义的"枢石"。华生夸口说，给他一些健康婴儿，让他在可以完全控制的环境里去培育，他能使任何一个婴儿变成任何一种人物。他在婴儿的情绪行为上做了实验，使婴儿的爱、惧通过条件反射的改变而改变。他后来侈谈要建立行为主义的实验伦理学。

华生行为主义心理学的影响在20世纪20年代达到最高峰。一些基本观点和研究方法渗透到很多人文科学中去，从而出现了"行为科学"的名称。直至今天，其涉及的领域仍在不断扩大。它们尽管不全以行为主义为指导观点，但名称的起源则不能不归之于行为主义。华生的环境决定论观点影响美国心理学长达30年。他的预测和控制行为的观点促进了应用心理学的发展。

美国心理学界公认，自行为主义心理学问世后，在很长一个时期，美国心理学家多是实际上的行为主义者。认知心理学兴起后，虽然意识重新被重视，但认知心理学在方法上也尽量通过观察客观行为来研究主观经验。

华生过分简化的S-R公式不能解释行为最显著的特点，即选择性和适应性。20世纪30年代以后，他的一些后继人在操作主义的指引下试图克服这一致命缺点，从而形成多种形式的新行为主义。如果说华生废除意识的主张，由于使心理学丢掉主题而渐被抛弃，那么方法论的行为主义则在美国借操作主义的巧辩而延续。

（四）班杜拉的社会观察学习理论

社会观察学习理论由美国心理学家阿尔伯特·班杜拉（Albert Bandura）提出，它的内容是个体在现实生活情景中的学习，形成和发展了个体的个性特点和才能。班杜拉认为，人类大量行为的获得不是通过条件作用的途径进行的。他宣称模仿学习是人类学习的主要途径。个体通过观察他人所表现出的行为及其结果，不必事事亲力亲为，就能学到复杂的行为反应。观察和模仿学习普遍地存在于不同年龄和不同文化背景的学习者中，是人类间接经验学习的一种重要形式。

班杜拉把观察和模仿学习具体分为4个过程。

（1）注意过程，集中观察所要模仿的行为示范，是观察和模仿学习的基础。

（2）保持过程，把观察得到的信息进行编码并储存在记忆中的活动。

（3）运动再现过程，通过自己的运动结合再现被模仿的行为。

（4）动机确立过程，多数有目的的模仿行为都需某种动机力量的支持。观察、记忆和重现，如果没有动机推动和支持，有可能什么都不发生。

社会观察学习理论认为，人类行为主要是通过直接或间接观察他人的行为及其后果，然后再进行模仿而获得。这是在社会实践中不知不觉被人们接受的一种更为高级的学习形式。

（五）分析评价

1. 贡献

行为主义理论认为人类的个性可以被理解成一系列习得性行为的综合。人类的异常行为多在日常生活经历中，尤其是在心理创伤体验中，通过学习并经条件反射固定下来的，既然异常行为和正常行为一样，是通过学习获得的，那么也可以通过学习而矫正，进而达到治疗的目的。

行为主义理论把发展视为以奖励、惩罚和模仿为基础的学习，人的正常或病态行为都可以通过学习而获得和形成。行为治疗技术实际上是一些获得、消除和改变行为的学习过程。

经典条件反射理论已成为行为治疗中系统脱敏疗法的理论根据，通过建立条件反射性的松弛反应，以帮助患者克服"习得性"的紧张行为反应症状。

操作性条件反射理论应用广泛，可以解释个体吸烟、依赖性等不良行为的形成机制。

2. 局限

行为主义学派的各种理论没有考虑动物和人类学习的本质区别，其实验结果不能全面解释人类的复杂行为，也忽略了人的认识作用。

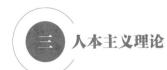

三 人本主义理论

人本主义心理学是20世纪50—60年代在美国兴起的一种心理学思潮，其主要代表人物是卡尔·兰塞姆·罗杰斯（Carl Ranson Rogers）和亚伯拉罕·马斯洛（Abraham H.Maslow）。自我实现论是人本主义心理学的核心。人本主义心理学反对将人的心理低俗化、动物化的倾向，故又被

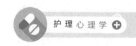

称为心理学中的第三思潮。

人本主义的学习与教学观深刻地影响了世界范围内的教育改革，是与程序教学运动、学科结构运动齐名的 20 世纪三大教学运动之一。人本主义既反对将患者作为研究对象，把人看作本能牺牲品的精神分析学派，也反对把人看作动物，排斥道德、伦理和价值观念的行为主义学派。

🔖 知识链接

人本主义心理学之父——卡尔·兰塞姆·罗杰斯

美国心理学家卡尔·兰塞姆·罗杰斯（图 1-7），1902 年 1 月 8 日生于美国伊利诺斯的奥克派克，人本主义心理学的理论家和发起者、心理治疗家，被心理学史家誉为"人本主义心理学之父"。1919 年考入威斯康星大学，选读农业，后转修宗教，于 1924 年获威斯康星大学文学学士学位，1928 年获文科硕士学位，1931 年获哲学博士学位。1940 年他成为俄亥俄州立大学心理学教授。1942 年，他的《咨询与心理治疗：实践中的新概念》一书问世。罗杰斯曾任 1946—1947 年美国心理学会主席、1949—1950 年美国临床和变态心理学会主席、美国应用心理学会第一任主席。

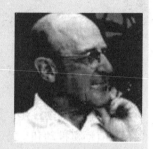

图 1-7　卡尔·兰塞姆·罗杰斯

在 1927 年以来的半个多世纪中，罗杰斯主要从事心理咨询和心理治疗的实践和研究。罗杰斯的突出贡献在于创立了一种人本主义心理治疗体系，其流行程度仅次于弗洛伊德的精神分析法。他的主要著作有《来访者中心疗法》《论人的成长》《一种存在方式》《咨询与心理治疗：实践中的新概念》《患者中心治疗：它的实践、含义和理论》等。1987 年罗杰斯去世，享年 85 岁。

人本主义理论认为心理学应着重研究人的价值和人格发展，既反对弗洛伊德的精神分析把意识经验还原为基本驱力或防御机制，又反对行为主义把意识看作行为的副现象，并认为它们都把人的心理现象异化，而没有揭示人的完整的心理活动和行为现象的实质。其主要理论是罗杰斯的人本主义理论（self theory）和马斯洛的需要层次理论（hierarchy theory of needs）。人本主义理论主张研究对人类进步富有意义的问题，关心人的价值和尊严，反对忽视时代条件和社会环境对人的先天潜能的制约和影响；主张心理学的研究应以正常人为对象，研究那些真正属于正常人心理活动的各个层面的问题，特别是人的价值和潜能的发展。因此，人本主义心理学被称为心理学的第三势力，它强调人在充分发展自我潜力时，努力满足自我的各种需要，从而建立完善的自我，同时追求理想的自我，最终达到自我实现。

（一）罗杰斯的人本主义理论

1. 自然人性论

人本主义理论是根植于自然人性论的基础之上的。罗杰斯认为，人是自然实体而非社会实体。人性来自自然，自然人性即人的本性。凡是有机体都具有一定的内在倾向，即以有助于维持和增强机体的方式来发展自我的潜能，并强调人的基本需要都是由人的潜在能量决定的。

但是，罗杰斯也认为，自然的人性不同于动物的自然属性。人具有不同于动物本能的似本能（instinctoid）需要，并认为生理的、安全的、尊重的、归属的、自我实现的需要就是人类的似本能，它们是天赋的基本需要。在此基础上，人本主义心理学家进一步认为，似本能的需要就是人性，它们是善良的或中性的。恶不是人性固有的，而是由人的基本需要受挫引起的，或是由不良的文化环境造成的。

2．自我实现人格论

罗杰斯认为每个人生来都具有自我实现的趋向，崇尚自我实现和自我完善。人的成长源于个体自我实现的需要，自我实现的需要是人格形成发展、扩充成熟的驱动力。自我实现的需要就是"一个人能够成为什么，他就必须成为什么，他必须忠于自己的本性"。正是由于人有自我实现的需要，才使得有机体的潜能得以实现、保持和增强。人格的形成就是源于人性的这种自我的压力，人格发展的关键在于形成和发展正确的自我概念。而自我的正常发展必须具备两个基本条件：无条件的尊重和自尊。其中，无条件的尊重是自尊产生的基础，因为只有别人对自己有好感（尊重），自己才会对自己有好感（自尊）。如果自我正常发展的条件得以满足，那么个体就能依据真实的自我而行动，就能真正实现自我的潜能，成为自我实现者或称功能完善者、心理健康者。人本主义心理学家认为，自我实现者能以开放的态度对待经验，他的自我概念与整个经验结构是和谐一致的，他能体验到一种无条件的自尊，并能与他人和谐相处。

3．患者中心疗法

罗杰斯强调人的主观性是在心理咨询与治疗过程中要注意的一个基本特性——"来访者中心"。罗杰斯认为，人基本上是诚实、善良、可信赖的，这些是与生俱来的，而"恶"是由于防御的结果而并非出自本性。每个人都具有自我概念、实现倾向、自我实现的潜能。

罗杰斯提出了以人为中心的心理治疗，相信个体中蕴藏着实现倾向的强大动力，相信积极的成长力量，相信人有能力调整和控制自己，相信人是能够发现其自我概念中的问题的，会评价自我经验对自我实现的作用，使自我概念适应于新的经验，朝着自我实现的方向迈进。

"患者中心疗法"的基本做法是鼓励患者自己叙述问题、自己解决问题。治疗者在治疗过程中，不为患者解释过去压抑于潜意识中的经验与欲望，也不对患者的自我报告加以评价，只是适当地重复患者的话，帮助他厘清自己的思路，使患者自己逐步克服他的自我概念的不协调，接受和澄清当前的态度和行为，达到自我治疗的效果。而要有效运用"患者中心疗法"，使患者潜在的自我得到实现，必须具备3个基本条件。①无条件的积极关注：治疗者对患者应表现出真诚的热情、尊重、关心、喜欢和接纳，即使当患者叙述某些可耻的感受时，也不表示冷漠或鄙视，即"无条件尊重"。②真诚一致：治疗者的想法与他对患者的态度和行为应该是一致的，不能虚伪做作。③移情性理解：治疗者要深入了解患者体验到的感情和想法，设身处地地了解和体会患者的内心世界。

（二）马斯洛的需求层次理论

马斯洛的需求层次理论把需求由低到高依次分成生理需求、安全需求、归属与爱的需求、尊重的需求和自我实现的需求5类（图1-8）。

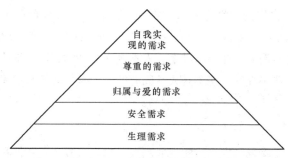

图1-8 马斯洛的需求层次

1．基本含义

（1）生理需求。生理需求是人类维持自身生存最基本的要求，包括饥、渴、衣、住、性等方面的要求。如果这些需求得不到满足，人类的生存就成了问题。在这个意义上说，生理需求是推动人们行动最强大的动力。马斯洛认为，只有这些最基本的需求满足到维持生存所必需的程度后，其他的需求才能成为新的激励因素，而到了此时，这些已相对满足的需求也就不再成为激励因素了。

（2）安全需求。安全需求是人类要求保障自身安全、摆脱失业和丧失财产威胁、避免职业病的侵袭、接触严酷的监督等方面的需求。马斯洛认为，整个有机体是一个追求安全的机制，人的感受器官、效应器官、智能和其他能量主要是寻求安全的工具，甚至可以把科学和人生观都看成满足安全需求的一部分。当然，一旦这种需求相对满足后，也就不再成为激励因素了。

（3）归属与爱的需求。归属与爱的需求包括两个方面的内容。一是友爱的需求，即人人都需要伙伴之间、同事之间的关系融洽或保持友谊和忠诚；人人都希望得到爱情，希望爱别人，也渴望接受别人的爱。二是归属的需求，即人都有一种归属于一个群体的感情，希望成为群体中的一员，并相互关心和照顾。感情上的需求比生理上的需求来得细致，它和一个人的生理特性、经历、教育、宗教信仰都有关系。

（4）尊重的需求。人人都希望自己有稳定的社会地位，都要求个人的能力和成就得到社会的承认。尊重的需求又可分为内部尊重和外部尊重。内部尊重是指一个人希望在各种情境中有实力、能胜任、充满信心、能独立自主。总之，内部尊重就是人的自尊。外部尊重是指一个人希望有地位、有威信，受到别人的尊重、信赖和高度评价。马斯洛认为，尊重需求得到满足，能使人对自己充满信心，对社会满腔热情，体验到自己活着的用处和价值。

（5）自我实现的需求。自我实现的需求是最高层次的需求，是指实现个人理想、抱负，发挥个人的能力到最大限度，完成与自己的能力相称的一切事情的需求。也就是说，人必须干称职的工作，这样才会感到快乐。马斯洛提出，为满足自我实现需求所采取的途径因人而异。自我实现需求是努力实现自己的潜力，使自己越来越成为自己所期望的人物。

2．基本观点

（1）5种需求像阶梯一样从低到高，按层次逐级递升，但这种次序不是完全固定的，可以变化，也有种种例外情况。

（2）一般来说，某一层次的需求相对满足了，就会向高一层次发展，追求更高一个层次的需求就成为驱动行为的动力。相应的，获得基本满足的需求就不再是一种激励的力量。

（3）5种需求可以分为两级，其中生理需求、安全需求、归属与爱的需求都属于低一级的需求，通过外部条件就可以满足；而尊重的需求和自我实现的需求是高级需求，通过内部因素才能满足，而且一个人对尊重和自我实现的需求是无止境的。同一时期，一个人可能有几种需求，但每一时期总有一种需求占支配地位，对行为起决定性作用。任何一种需求都不会因为更高层次需求的发展而消失。各层次的需求相互依赖和重叠，高层次的需求发展后，低层次的需求仍然存在，只是对行为影响的程度有所减小。

（4）马斯洛和其他行为科学家都认为，一个国家多数人的需求层次结构，是同这个国家的经济发展水平、科技发展水平、文化和人民受教育的程度直接相关的。在不发达国家，生理需求和安全需求占主导的人数比例较大，而高级需求占主导的人数比例较小；在发达国家，则刚好相反。

（三）分析评价

1. 贡献

罗杰斯认为，个体成长受阻是因为他在成长的过程中遭受的是"条件性积极关注"，迫使他歪曲自己真实的感觉，并不自觉地将这些本属于父母或他人的价值观念内化，变成自我人格结构的一部分，以至渐渐地出现"自我意识"不良及"现实自我"与"理想自我"的差距，这往往是心理疾病的根源，由此而创立了人本主义疗法。对自我体验、自我导向的信任也使以人为中心的思想扩展到教育、培训、团体机构发展、人际甚至国际冲突的解决等方面。

人本主义理论提出以健康人作为研究对象，对于医学心理学研究有重大意义，掀起了以人的发展为中心的人本主义心理学运动。在研究对象、内容、方法和心理治疗等方面独树一帜，建构了一个新的心理学理论体系。人本主义心理学主要理论之一的自我论对"自我"的研究有价值，该理论既通俗易懂又有较强的实用性。"来访者中心疗法"是一种创举，促进了以人为本的心理治疗的发展。

2. 局限

人本主义理论错误地理解人的本质，把人看成人性的人，而不是社会关系的总和，因而对人内心世界的主要描述，常常是从个人主义和利己主义出发的。

人本主义理论对人具有自我完善功能的假设未予证明。人本主义理论过分强调人性自然因素的作用，忽视社会环境和实践人性中的决定性意义，具有个人本位主义倾向；过分强调主观经验的重要性，缺乏有力的实验分析与佐证；强调意识经验而否定潜意识；强调心理障碍的原因是自我失调而无视传统的心理疾病。

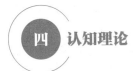

认知理论是20世纪60年代在美国兴起的一种心理学理论。20世纪50年代美国临床心理学家阿尔伯特·艾利斯（Albert Ellis）创立了情绪ABC理论。1967年美国心理学家乌尔里克·奈瑟（Ulric Neisser）综合了许多不同领域内相互渗透的观点撰写了《认知心理学》，该书

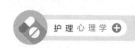

的出版标志着认知心理学成为心理学领域的又一个理论学派，正式登上了心理学的历史舞台。

🔗 知识链接

合理情绪疗法的创始人——阿尔伯特·艾利斯

美国临床心理学家阿尔伯特·艾利斯（图1-9），是合理情绪疗法的创始人和发展者，1913年生于匹兹堡，1934年毕业于纽约城市学院，兼任3所大学的心理学教授。情绪ABC理论是艾利斯首创的一种心理治疗理论和方法。他的代表作有《治疗中的情绪和理性》《人本主义的心理治疗：合理情绪方法》。艾利斯在老年时还很活跃，他不断地给予合理情绪治疗家指导。

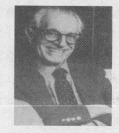

图1-9　阿尔伯特·艾利斯

（一）情绪认知理论

情绪认知理论认为，情绪的产生是直接受认知调节的，思维、情绪和行为几乎是同时的，没有不伴随思维的情绪，也没有无情绪的思维，认知和情感似乎总是交织在一起的。

1. 阿诺德的"评定—兴奋"学说

美国心理学家阿诺德（M.R. Arnold）在20世纪50年代提出了情绪的"评定—兴奋"学说。这种理论认为，刺激情景并不直接决定情绪的性质，从刺激出现到情绪的产生，要经过对刺激的估量和评价，情绪产生的基本过程是刺激情景—评估—情绪。

阿诺德认为，情绪的产生是大脑皮质和皮下组织协同活动的结果，大脑皮质的兴奋是产生情绪行为最重要的条件。作为引起情绪的外界刺激作用于感受器，产生神经冲动，通过内导神经上送至丘脑，更换神经元后，再送到大脑皮质，在大脑皮质上刺激情景得到评估，形成一种特殊的态度。这种态度通过外导神经将皮质的冲动传至丘脑的交感神经，将兴奋发放到血管或内脏，所产生的变化使其获得感觉。这种从外周来的反馈信息，在大脑皮质中被估价，使纯粹的认识经验转化为被感受到的情绪。这就是"评定—兴奋"学说。

2. 沙赫特的两因素情绪理论

美国心理学家沙赫特（S. Schachter）和辛格（J. Singer）提出，对于特定的情绪来说，有两个因素是必不可少的。第一，个体必须体验到高度的生理唤醒；第二，个体必须对生理状态的变化进行认知性的唤醒。

人对生理反应的认知和了解决定了最后的情绪体验，情绪状态是由认知过程（期望）、生理状态和环境因素在大脑皮质中整合的结果。环境中的刺激因素，通过感受器向大脑皮质输入外界信息；生理因素通过内部器官、骨骼肌的活动，向大脑输入生理状态变化的信息；认知过程是对过去经验的回忆和对当前情景的评估，来自这3个方面的信息经过大脑皮质的整合作用，产生某种情绪体验，称为情绪唤醒模型。这个工作系统包括3个亚系统。

第一个亚系统：对来自环境输入信息的知觉分析。

第二个亚系统：在长期生活经验中建立起来的对外部影响的内部模式，包括对过去、现在和未来的期望。

第三个亚系统：现实情景的知觉分析与基于过去经验的认知加工间的比较系统，称为认知比较器，带有庞大的生化系统和神经系统的激活机构，并与效应器相联系。

这个情绪唤醒模型的核心部分是认知，通过认知比较器把当前的现实刺激与存储在记忆中的过去经验进行比较。当知觉分析与认知加工间出现不匹配时，认知比较器就产生信息，动员一系列的生化和神经机制，释放化学物质，改变大脑的神经激活状态，使身体适应当前情景的要求，这时情绪就被唤醒了。

3. 拉扎勒斯的"认知—评价"理论

美国心理学家拉扎勒斯在20世纪70年代提出"认知—评价"理论，成为该领域非常有影响的理论。"认知—评价"理论认为情绪是人和环境相互作用的产物，在情绪活动中，人不仅接受环境中的刺激事件对自己的影响，同时要调节自己对刺激的反应。情绪活动必须有认知活动的指导，只有这样，人们才可以了解环境中刺激事件的意义，才可能选择适当的、有价值的动作组合，即动作反应。情绪是个体对环境事件感觉到有害或有益的反应。在情绪活动中，人们需要不断地评价刺激事件与自身的关系。具体来讲，评价有3个层次：初评价、次评价和再评价。

初评价是指人确认刺激事件与自己是否有利害关系，以及这种关系的程度。次评价是指人对自己反应行为的调节和控制，主要涉及人们能否控制刺激事件，以及控制的程度，也就是一种控制判断。再评价是指人对自己的情绪和行为反应的有效性和适宜性评价，实际上是一种反馈性行为。

（二）情绪 ABC 理论

情绪ABC理论是20世纪50年代由美国临床心理学家阿尔伯特·艾利斯所创立。日常生活中的各种刺激事件（activating events）是否引起某种情绪和行为后果（consequences），关键在于个体的认知评价和信念（beliefs）。

情绪ABC理论是合理情绪疗法的核心理论，是非理性思维导致情绪障碍和神经症的主要理论。情绪ABC理论认为，人的情绪不是由某一诱发事件引起，而是由经历了这一事件的人对其的解释和评价所引起。在情绪ABC理论中，A代表诱发事件；B代表个体对事件的看法、解释及评价；C代表个体的情绪反应和行为结果（图1-10）。

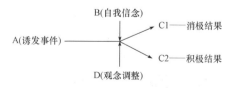

图 1-10　艾利斯的情绪 ABC 理论

情绪ABC理论指出，诱发性事件A只是引起情绪及行为反应的间接原因；人们对诱发性事件所持的信念、看法、解释。B才是引起人的情绪及行为反应更直接的起因。也就是说，由于所持的信念不同，同样的一件事情发生在不同的两个人身上会导致截然不同的情绪反应。正

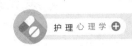
是人们对事物的看法、想法决定了人的情绪及行为反应。在这些看法和想法背后，有着人们对一类事物的不同信念。合理信念会引起人们对事物适当、适度的情绪和行为反应。当人们坚持某些不合理的信念，长期处于不良情绪状态之中时，最终将导致情绪障碍的产生。韦斯勒（Wessler）等心理学家总结出不合理信念的 3 个主要特征，即绝对化要求、过分概括化和糟糕至极。艾利斯的情绪 ABC 理论后来又进一步发展，增加了 D 和 E 两个部分。D 指治疗（disputing），E 指最后达到的效果（effects）。可以运用 D 来影响 B，使认知的偏差得到纠正，对异常行为的转归起着重要的影响，这也是对情绪 ABC 理论的重要补充。

（三）分析评价

认知理论借助通信工程、信息论、计算机科学及语言学的概念来解释人的认知过程。用信息加工的观点和术语说明人的认知过程，揭示人的认知特点，为心理咨询和治疗开辟了另一条途径，对医学心理学影响比较大。

认知理论为有关人类情绪和行为问题的产生提供了理论解释，在该理论基础上形成的多种认知疗法，以及结合行为治疗方法的认知行为治疗模式，已成为现代重要的心理干预方法之一。

 五　心理生理学理论

心理生理学理论以生物学的方法探索心理过程和心身相关的规律，其研究对象主要是心理现象的生理机制，也可以说是研究在大脑中产生心理活动的物质过程，这一学科的研究主要集中在神经系统的有关结构和功能，内分泌系统的作用，感知、思维、情感、记忆、睡眠、本能、动机等心理活动和行为的生理机制。代表人物有美国的心理生理学家沃尔特·布雷德福·坎农（Walter Bradford Cannon）、加拿大生理学家汉斯·塞里（Hans Selye）、美国心理学家沃尔夫（H.G.Wolff）等。

> 🔗 **知识链接**
>
> ### 美国心理生理学家——沃尔特·布雷德福·坎农
>
>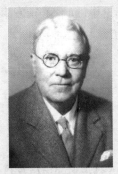
>
> 图 1-11　美国心理生理学家沃尔特·布雷德福·坎农
>
> 沃尔特·布雷德福·坎农（图 1-11），美国心理生理学家。1871 年坎农出生于威斯康星州，1892 年入哈佛大学，1896 年入哈佛大学医学院，1906 年成为哈佛大学生理学教授，

1914 年当选为国家科学院院士，1945 年逝于新罕布什尔州。他对情绪的研究十分著名，他的情绪理论被称为"坎农—巴德"学说。

心理生理学理论一方面研究各种心理行为因素对机体生理功能的影响，另一方面多层次综合研究心身作用的生理机制。许多证据表明心身作用既与外周神经系统、免疫系统和心血管系统的活动有关，更依赖于中枢神经系统的调控作用。目前心理生理学家强调比较系统全面地研究，即以整体和系统的研究方式，将研究视野扩大到从宏观的社会因素到个体不同的心理，贯彻各系统、各器官乃至分子细胞水平的躯体活动，并将其结果整合起来。

（一）坎巴两氏情绪学说

20 世纪 30 年代，美国生理心理学家坎农通过实验证明，情绪不能用生理变化的知觉来解释，他认为控制情绪的是中枢神经而非周围神经系统。坎农根据以下事实提出了情绪的丘脑学说。

（1）切去脑皮质（丘脑保留）的动物表现过分的愤怒反应，丘脑切除后，其反应消失。

（2）丘脑单侧的伤害，增加来自身体该侧面的情绪成分。

（3）人类出现影响丘脑一边的瘤，则影响单侧的情绪表现。

（4）轻度的麻醉引起脑皮质对下级中枢控制的短暂减弱或疾病引起的永久损害，发出自由而时常持久的流泪与哭的表情。

坎农认为当丘脑神经过程被激发时，专业性质的情绪才附加到简单的感觉上。他认为丘脑是情绪的控制中心。来自外界刺激而产生的知觉被传送到丘脑，丘脑对其进行加工后传送到皮质产生情绪体验，同时丘脑又通过激活内脏和骨骼肌产生外围的一切生理变化。坎农的学说是 1927 年提出的，其中一部分工作由其学生巴德（P. Bard）完成，故又称"坎巴两氏情绪学说"。

（二）塞里的应激适应学说

应激适应学说是 20 世纪 30 年代由加拿大生理学家汉斯·塞里（Hans Selye）提出的一个概括疾病发生、发展一般规律的学说。

应激适应学说认为应激是机体对外界刺激的一种全身性应变反应，即个体在出乎意料的紧张情况下产生的情绪状态，是对某种意外的环境刺激做出的适应性反应。

产生应激状态的原因：已有的知识经验与当前所面临的事件产生的新要求不一致，新异情境的要求是过去所未经历过的；或当个体已有的经验不足以使其对付当前的境遇时，也会产生无能为力的压力感和紧张感等应激反应。

压力的完全解脱意味着死亡。正常时，这种应变反应有利于体内的调整和适应，也能够被机体所忍受。但在特殊情况下，如刺激过强或过久，则可导致心身功能失常，甚至死亡。

个体面对任何性质的威胁，体内都会产生相同的反应群，称之为全身适应综合征（General Adaptation Syndrome，GAS）。这些反应群一般通过神经内分泌途径产生（图 1-12）。

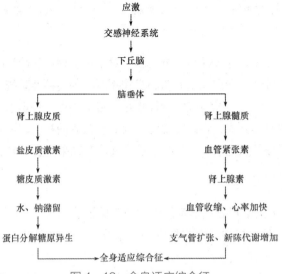

图 1-12　全身适应综合征

塞里把应激物看作刺激，这些刺激将导致"一般适应性综合征"的反应。这就是说，人们可以根据是否有这种综合征来假定某人是否处于一种紧张状态。

对压力原所产生的局部反应称为局部适应综合征（Local Adaptation Syndrome，LAS）。这些反应经常发生在某一器官或区域，如局部炎症、组织修复等。

GAS和LAS可分为以下 3 个阶段。

第一阶段：警报反应期。其标志是个体通过进入惊厥状态而对信号做出反应。在应激初期，它表现为一般的交感神经兴奋，如心率加快、体温降低、血糖及胃酸暂时性增加等。短暂的刺激消失后，惊厥状态也随之消失。

第二阶段：抵抗期。其标志是个体试图去制止应激物的影响。这一阶段为机体抵制或逃避应激物做准备。如果引起刺激的情境持续存在，有机体可动员其他保护机制以抵消持续的紧张。下丘脑—垂体—肾上腺系统促进抗体增长并提高代谢水平。这一阶段若持续过久会导致糖贮存过度消耗，内分泌腺的过度活动会给某些器官带来物理性损伤，如溃疡、胸腺和淋巴结退化等。

第三阶段：衰竭期。其标志是在连续的紧张状态下有机体可能表现出危险，具体表现是血压升高、肾上腺素加强、心跳加快、红细胞增多、消化过程减缓等。有些个体因紧张状态总不消除，有机体的适应性贮存将全部耗尽，进入"枯竭状态"，组织遭到破坏，甚至死亡。

（三）沃尔夫的心理应激理论

20 世纪 30 年代美国心理学家沃尔夫通过对胃瘘患者的观察发现，在精神愉快时，黏膜血管充盈、胃液分泌适量；在愤怒、仇恨时，黏膜充血，胃液分泌增加；但在忧郁自责、孤独时，黏膜苍白、血管收缩、胃液分泌减少、运动抑制。他认为这些生理和病理变化是心身疾病结构性改变的前驱。他支持不同的心理刺激能激发全身性非特异性心理应激反应的理论。他以精心设计的科学实验去研究心理因素和情绪对健康和疾病的影响，并以数据形式表示研究中所观察到的变化。他采用流行病学的方法证实社会因素和心理因素对健康和疾病影响的可靠性，还提出情绪对生理活动的作用受遗传性器官罹患性和个性特征的影响。

（四）分析评价

1. 贡献

应激适应学说是 20 世纪 30 年代由加拿大生理学家汉斯·塞里提出的一个概括疾病发生、发展一般规律的学说。近年来，应激这个概念在心理学（如社会心理学、工业心理学、医学心理学等）和社会科学各个领域中得到了广泛的应用。

心理生物学研究的特点是采用严格的实验设计、客观的测量手段和可靠的数理统计，准确地揭示心身之间的某些本质联系。由于技术的先进性，心理生物学的研究也更加具有前沿性。心理生物学越来越丰富的研究成果及其相应的理论和方法，有助于阐明多种疾病，特别是心身疾病的发病机制，并为其诊断、治疗、康复和预防提供科学依据。

2. 局限

心理生物学研究有着一定的局限性，用心理生物学的研究结果解释人的复杂的心理现象和心身关系。为了避免将人的心理活动完全归为生物和生理的现象，为了避免用比较低级和局部的规律来解释高级和复杂的心身现象，必须注意结合使用其他心理学方法。

💬 本章小结

护理心理学的基本理论主要有精神分析理论、行为主义理论、人本主义理论、认知理论、心理生理学理论。精神分析理论的代表人物是弗洛伊德和荣格，主要有潜意识理论、人格结构理论、性本能理论、释梦理论；行为主义理论是 20 世纪 20 年代由美国心理学家华生在苏联生理学家巴甫洛夫经典条件反射理论的基础上所创立的，主要有巴甫洛夫的经典条件反射理论、斯金纳的操作性条件反射理论、华生的行为主义理论、班杜拉的社会观察学习理论；人本主义理论的主要代表人物是罗杰斯和马斯洛，其主要有罗杰斯的人本主义理论、马斯洛的需求层次理论；认知理论的代表人物是美国心理学家奈瑟、美国临床心理学家艾利斯，主要有情绪认知理论、情绪ABC理论；心理生理学理论的代表人物有美国的心理生理学家坎农、加拿大生理学家塞里、美国心理学家沃尔夫，主要有坎巴两氏情绪学说、塞里的应激适应学说、沃尔夫的心理应激理论。

📝 思考与练习

一、选择题

1. 世界上首创心理学实验室的学者是（　　　）。

A. 冯特　　　　　　B. 华生　　　　　　C. 弗洛伊德　　　　D. 卡特尔

2. 1977 年提出医学模式转变的学者是（　　　）。

A. 马斯洛　　　　　B. 冯特　　　　　　C. 恩格尔　　　　　D. 华生

3. 所谓医学的模式是指（　　　）。

A. 临床医学、预防医学和康复医学　　　　B. 内科、外科、妇科和儿科

C. 人对健康的基本观点和对策　　　　　　D. 祖国传统医学和西方现代医学

4. 精神分析理论的代表人物是（　　　）。

A. 弗洛伊德　　　　B. 艾利斯　　　　　C. 马斯洛　　　　　D. 华生

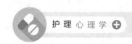

5. 经典条件反射理论的代表人物是（　　　）。

A. 巴甫洛夫　　　　B. 艾利斯　　　　　C. 马斯洛　　　　D. 弗洛伊德

6. 人本主义理论的代表人物是（　　　）。

A. 罗杰斯　　　　　B. 艾利斯　　　　　C. 马斯洛　　　　D. 弗洛伊德

7. 借助会谈、问卷或各种调查表了解一组人的某些心理行为特点的研究方法是（　　　）。

A. 观察法　　　　　B. 调查法　　　　　C. 测验法　　　　D. 实验法

二、名词解释

1. 心理学

2. 护理心理学

三、简答题

1. 护理心理学的研究对象有哪些？

2. 护理心理学的主要任务有哪些？

3. 护理心理学的研究方法主要有哪些？

4. 马斯洛需要层次理论的内容有哪些？

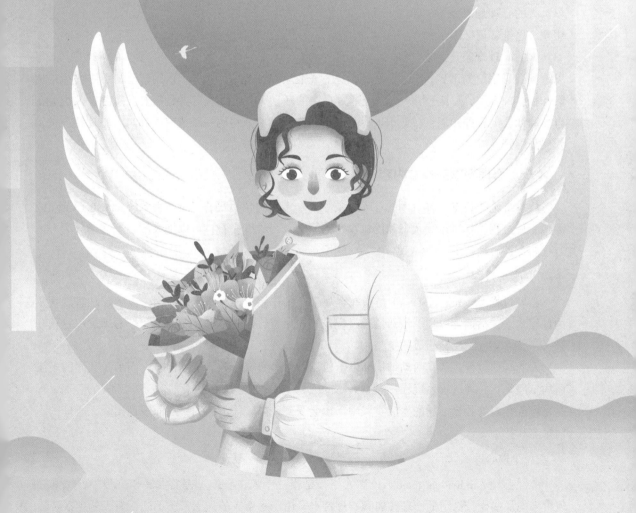

第二章

心理学基础知识

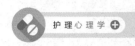
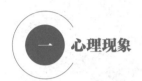
第一节　心理现象

一　心理现象

人的心理现象是指人的心理活动经常表现出来的各种形式、形态或状态，如感觉、知觉、想象、思维、记忆、情感、意志、气质、性格等。

人的心理现象是最复杂、最奇妙的现象，恩格斯曾把它誉为"地球上最美的花朵"。人可以看到五彩缤纷的世界，倾听优美的音乐，记忆异常丰富的知识；能运用自己的思维去探索自然和社会的奥秘；人有七情六欲，能通过自主的活动来满足自己的各种需要。总之，人类关于自然和社会的各种知识，在认识世界、改造世界方面所取得的一切成就，都与人心理的存在及发展分不开。

（一）心理现象的基本内容

从系统论的观点来看，人的心理现象是一个多层次相关联的复杂的大系统。从心理活动的动态变化过程、相对持续状态和比较稳定特征这 3 个维度来看，可以把人的心理活动分为心理过程和个性心理两个方面。

1.心理过程

心理过程（mental process）是指在客观事物的作用下，在一定的时间内人脑反映客观现实的过程。它包括认知过程、情绪情感过程及意志过程，即知、情、意，这 3 个心理过程是相互联系、相互促进、相辅相成的统一体。

人的心理过程，从其活动结构和发生机制来看，具有人类的共同性，它们都受共同的规律制约。但是，心理过程表现在每一个具体的人身上，又不会完全一样，这是因为人的心理过程总是体现在人的各自不同的生活实践中，也会受到差异规律的制约，从而表现出个人心理的不同倾向和特点。

2.个性心理

个性心理（individual mind）也称人格，是指一个人在心理过程的发展和进程中，经常表现出来的那些比较稳定的心理倾向和心理特点。由于每个人的先天素质不同，后天的生活环境和所受教育不同，以及各自所从事的实际活动不同，许多共性的心理现象在每个具体个体身上发生时就会表现出具体人的特点，"人心不同，各如其面"，就是个性心理。

人们在能力、气质和性格等方面表现出来的这些差异，心理学统称为个性心理特点。个性倾向性和个性心理特点有机地、综合地体现在一个人的身上，也就构成了一个人完整的个性心理，简称个性。

人的心理过程和个性心理既有区别又有联系，两者不可分割。一方面，个性心理是通过心理过程形成的；另一方面，已形成的个性心理又制约心理过程的进行，在心理活动过程中得到表现。对两者的区别分析研究是为了深入了解人的各种心理现象；将两者结合起来研究，则是为了掌握人的心理全貌。根据以上对人的心理活动系统的描述，我们可以对人的心理现象进行分类（图2-1）。

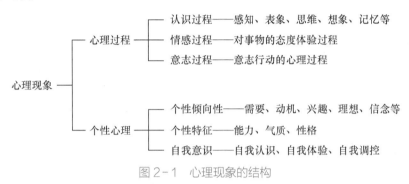

图2-1 心理现象的结构

以上对心理现象的分类，只为便于读者了解和掌握。在实际生活中，人们所表现出的各种心理现象都是密切联系、相互影响的，具有高度的整合性。

总之，心理过程和个性心理的相互制约关系，从整体上反映着人的心理活动的共同规律和差异规律的辩证统一。心理学就是要研究和揭示这些心理现象及其规律。

（二）心理现象的发生与发展

世界是物质的，反应性是一切物质都具有的普遍属性。物质的一般反应性是无机物之间的一种以物理和化学反应为特征的简单、被动的反应形式，如岩石风化或被水冲刷成沙砾是物理的反应形式，铁受潮生锈是化学的反应形式。

随着生命物质的出现，物质的反应形式由一般反应性发展到生命物质的反应形式，即刺激感应性，是生命有机体对环境中具有生物学意义的刺激做出的反应，反应结果是使自身得到保存和繁衍。如葵花向阳就是感应性的表现。原始单细胞动物，如变形虫，遇到可食性物质，就会做出朝向、摄食、消化的反应；对有害物质则做出逃避反应，这也是感应性的表现。刺激感应性的出现是物质反应形式的一个飞跃，是低等生物所特有的反应形式，是一种复杂的、主动的以趋利避害为特征的反应形式，为心理现象的产生提供了前提条件。

随着动物的不断进化，动物体逐渐产生了神经细胞和神经系统。随着外界条件的不断变化，动物在本能行为的基础上逐渐产生了条件反射的能力（后天学习的能力）。具有条件反射能力的动物，就意味着已经摆脱了遗传、本能的局限，开始有了后天学习的能力，有了动物的心理。随着中枢神经系统由低级向高级的演化，动物心理的发展经历了以下3个阶段。

1. 感觉阶段

感觉阶段是无脊椎动物的心理阶段。如蜜蜂头部已经有神经节，可以对外界事物的个别属

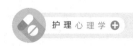

性反应，并以感觉来控制行为，应付外界环境变化。

2．知觉阶段

知觉阶段是脊椎动物的心理阶段。爬行动物和鸟类的中枢神经系统已经发展成了脑，有了一定的综合能力，能够知觉事物的整体。如鸽子已经有前脑，有了较强的空间知觉和运动知觉能力，能够运用知觉调节运动方向，控制多变的飞行行为；哺乳动物大脑半球的面积越来越大，大脑的分析综合能力，即心理活动能力有了进一步的发展。

3．思维萌芽阶段

动物演化到高级哺乳动物，出现了思维的萌芽——动作思维。如黑猩猩已经有了发达的大脑皮质，能够进行高级的分析综合，反映事物之间的因果关系。黑猩猩能用嚼碎的树叶当作"海绵"去吸取树洞中的积水来解渴；能用"手"去掉树枝的小枝杈和叶子，制成木棍（工具）插入白蚁洞中粘出白蚁吃。海豚的"智慧"越来越引起人们的注意，海豚经过训练可以"跳高""直立""导航"和"海里救人"。高级动物虽然具备了一定的思维和解决问题的能力，但与人类相比，其思维能力仍带有明显的幼稚性，思维仍处于以动作和表象为基础的具体思维阶段，而不能进行以概念为基础的抽象思维。

人的心理是由脑产生的最高级的反映形式，是动物的脑和动物的心理长期发展进化的结果。人的心理发展，与人的社会环境和社会实践活动密切相关。人在劳动实践中产生了高级的结构，即复杂的大脑新皮质，产生了言语器官，在心理功能上产生了抽象思维能力和语言能力，产生了人的意识。这就使人成了"万物之灵"，成了地球的"主人"。

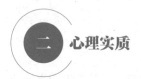 **二　心理实质**

在探讨心理实质的过程中，辩证唯物主义认为，心理是脑的功能，脑是心理的器官；心理是客观现实在脑中的反映，客观现实是心理产生的源泉，实践活动是心理发生、发展的基础。

（一）脑是心理的器官，心理是脑的功能

1．种系脑的进化角度

从动物进化过程中可以看到，有了神经系统才有了心理活动，脑越发达，心理活动越复杂。种系脑的进化与心理发展水平有密切关系。脑重指数是脑重与体重的比值，比脑重更能客观地反映脑与心理发展水平的关系。研究结果表明，人类的脑重指数远远大于其他动物（表2-1），人类脑的进化比其他种系脑的进化都要高，因此人类才体现出"万物之灵"的智慧。

表2-1　不同物种脑指数比较

物　种	脑指数
鼠	0.40
猫	1.01

物　种	脑指数
罗猴	2.09
猩猩	2.48
人	6.30

2. 个体脑的成熟角度

个体心理的发展是随着大脑结构和功能的成熟而发展和完善的。新生儿脑重约370g（为成人的10%~25%），脑重量轻、大脑皮质薄、脑沟回浅，心理活动的水平非常低，随后中枢神经细胞迅速成熟，脑的重量也明显增加。出生9个月后的婴儿平均脑重达660g（为成人的1/3），此时，他们与父母之间已开始建立起言语、情绪、行为等较复杂的心理联系（图2-2）。2~3岁的幼儿脑重达900~1 000g（为成人的75%），幼儿的行动有了随意性，除了正常的情绪反应外，开始产生较为复杂的情感体验。7岁时脑重已接近1 300g（为成人的9/10），此时心理发展趋于成熟，自我意识得到发展，形象思维开始向逻辑思维发展，想象更丰富，情感体验比较深刻。12岁儿童脑重约1 400g（接近成人），此时心理发展已经成熟，逻辑思维开始占主导地位。这种人脑的逐渐成熟与心理活动逐渐发展和完善的对应关系，说明心理发展依赖于脑的成熟度。

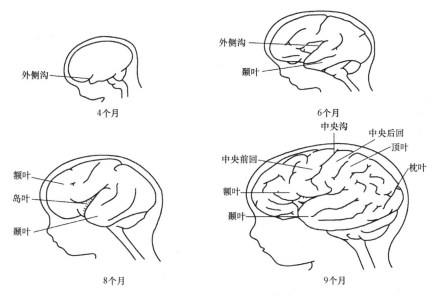

图2-2　新生儿的大脑成熟

3. 生理心理学的研究角度

多年来，通过脑科学的研究，以及动物实验和临床实践的观察，发现脑的结构与生理功能对心理和行为活动产生重要影响。动物实验证明，切除或破坏脑的一定部位会引起动物的某些正常行为丧失或发生变化。如切除脑边缘系统的一部分，可以使猴子变得容易被驯服；损坏脑的膈区可以使大白鼠产生暴怒状态，称为怒膈。大脑皮质分4叶：额叶、颞叶、顶叶、枕叶。

大脑5大功能区包括视觉区、听觉区、躯体感觉区、躯体运动区、言语区（图2-3）。脑损伤或病变会引起患者心理机能的丧失。当人脑由于外伤或疾病遭受破坏时，他的心理活动会部分或完全丧失。如果某一脑区受损，心理活动就不能正常进行。临床发现，大脑皮质（神经细胞层）的枕叶（视觉区）遭破坏，即大脑左右半球的后部受损，人就会变成盲人；大脑皮质的额叶（运动区），即大脑左右半球的前部受损，人就不能用言语调节行动；大脑皮质的顶叶（感觉区），即大脑顶部受损，人就会变成植物人。运动语言中枢损伤时，患者会产生失语症；听觉语言中枢受损时，患者会听不懂别人话说的意义。这种脑的部位与某种心理活动的对应研究表明，心理现象是神经系统的属性。大脑是心理活动的物质基础。脑是心理的器官，心理是脑的功能，如同肺是呼吸的器官，呼吸是肺的功能一样。

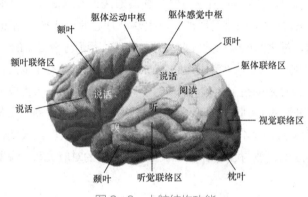

图2-3　大脑结构功能

（二）心理是对客观现实的反映

1. 客观现实是心理的源泉

心理反映的内容来自客观现实。客观现实是心理的源泉，脑是加工厂，感觉是原材料采购员，心理是产品。

心理是以高度发达的大脑为物质基础的，但客观现实才是心理产生的源泉，没有客观事物的刺激作用，大脑不会产生任何心理现象。正是由于客观事物的多样性，才有心理的多样性和复杂性。

客观现实是指人的心理以外的一切客观存在，包括自然环境和社会环境。例如，人能感知到的河流、山川、树木等，是人对自然界客观事物存在状态的反映；那些神话故事、科幻小说中虚构的各种形象，尽管超脱现实，但构成它们的原始素材还是来源于生活的客观世界。

2. 人的心理是对客观现实主观的、能动的反映

客观现实是具有物质实在性的具体事物，而心理是人脑对客观现实的主观映象，是一种精神现象。心理对客观事物的反映都是由每一个具体的人进行的，而人的知识经验、思想观点等个体特点会影响一个人对客观事物的反映。比如，同样是面对夕阳，在唐代诗人李商隐的笔下是"夕阳无限好，只是近黄昏"，带有悲观的色彩；而在唐代诗人白居易的笔下是"夕照红于烧，晴空碧胜蓝"，给人一种绚烂多姿、清新旷远的感觉。对同一棵树，林学家分辨它是针叶或阔叶，画家考虑它的画面和线条，作家会联想白杨礼赞或松树风格。

同时，脑对客观现实的反映不是像镜子一样机械被动的反映，而是一种积极能动的反映。

人脑在反映客观现实的过程中，还会经过抽象的思维和概括，揭示事物的本质和规律，进行各种发明与创造，不断推进自然科学和人类社会文明向前发展。例如，爱迪生发明的电灯、贝尔发明的电话等。

3. 社会生活实践是人类心理产生的基础

人的一切心理活动都是在认识和改造客观现实的实践活动中形成和发展起来的，没有人的社会生活实践就没有人的心理。也就是说，正是人的社会生活实践促进了个体心理的发展与完善。如果个体出生不久就脱离了人类社会生活，即使他具有正常人脑的组织结构，也不可能产生正常人的心理。每一个人的心理反映他个人的全部生活历程。人的心理基础是人的社会生活实践。由此可见，社会生活实践对人的心理发展起着极为重要的作用，这种作用在人生的早期更为突出。

第二节　心理过程

人类的心理现象包括心理过程和个性心理两个相互联系的方面。心理过程又包括认知过程、情绪情感过程和意志过程，简称知、情、意。三者相互联系、相互制约，反映了个体心理活动的共同性。

一 认知过程

认知过程（cognitive process）是人们获取知识或应用知识的过程，也就是信息加工的过程。它包括感觉、知觉、记忆、遗忘、思维、想象、注意等心理活动。

（一）感觉

1. 感觉的概念

感觉（sensation）是人脑对直接作用于感觉器官的客观事物个别属性的反映，如看到某种颜色、听到某种声音、尝到某种味道等，这些色、声、味就是事物的个别属性。同时，感觉也反映机体所发生的变化，如个体的运动、内脏器官的活动情况等。

2. 感觉的产生

感觉是通过感觉器官觉察声音、光线、气味等不同形式的能量信息，如眼睛看光线、耳朵听声音等。感觉的作用在于收集信息并将收集到的信息提供给大脑做进一步的分析处理。虽然不同感觉收集的信息不同，但其产生的基本条件和过程却是相同的。

首先，刺激物必须是某种感觉器官的适宜刺激物。刺激物必须达到一定的相对强度，才能激活感觉器官的神经细胞。如在安静的教室中可以听清彼此的轻声谈话，而在嘈杂的闹市或炮火纷飞的战场，大声喊话有时也很难被听清。其次，人本身必须具有完善的分析器。分析器是人感受和分析一定刺激的整个神经系统，主要由三部分组成：①感受器，即接受刺激的感官，将感觉器官接受的各种适宜刺激，转化成神经冲动；②传入神经，其功能是将神经冲动传入中枢，初步加工；③神经中枢，包括大脑皮质及皮下代表区，信息到达神经中枢后，受到详细的分析、综合，就产生了对外界刺激的觉察、分辨、确认等一系列心理活动，进而形成各种感觉。最后，脑干网状结构对觉醒状态的维持。人在觉醒状态下，可以通过感觉器官产生多种刺激；而人在睡眠情况下，多数神经中枢处于抑制状态，相应的感觉现象也就不会出现了。

3. 感觉的意义

人对客观事物的认识是从感觉开始的。感觉虽然是一种最简单的心理现象，但又是一切较高级、较复杂心理现象的基础。人的知觉、记忆、思维等复杂的认识活动，必须借助感觉提供的原始资料才能得以展开；情绪体验、个性形成，也必须依靠人对环境和身体内部状态的感觉。人类依靠多种感觉从周围环境获得必要的信息，是保证机体正常生存所必需的条件。因此，没有感觉，一切较复杂、较高级的心理现象就无从产生。

🔗 **知识链接**

感觉剥夺实验

1954年，心理学家贝克斯顿（W.H.Bexton）等在加拿大的麦克吉尔大学进行了首例感觉剥夺实验研究。他们在付给大学生每天20美元的报酬后，让大学生待在缺乏刺激的隔音室里，戴上护目镜，剥夺其视觉；戴上手套，剥夺其触觉；用空气调节装置的单调嗡嗡声代替其听觉；静静地躺在舒适的帆布床上（图2-4）。

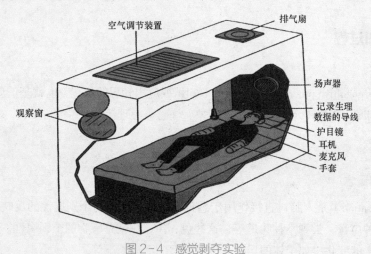

图2-4 感觉剥夺实验

实验结果表明，很少有人能在这种环境中生活一周。在实验期间，被试者都出现了不同程度的心理紊乱现象，有的注意力不能集中，有的思维不能连贯、条理不清，有的觉得时间特别长，有的记忆力减退，有的反应迟钝，有的烦躁不安、情绪不稳定，有的精细活动能力减弱，有的甚至出现了严重的压抑、恐惧及幻觉等。实验结束后短时间内，被试者仍存在各种心理功能紊乱的情况。

4. 感觉的种类

人们通过不同的感觉器官来获得外界或自身的各种信息。根据信息的来源不同，感觉可以分为两大类：外部感觉（视觉、听觉、嗅觉、味觉、肤觉）和内部感觉（平衡觉、机体觉、运动觉）（表2-2）。

表2-2 感觉的种类

感觉名称		感 受 器		适宜刺激
外部感觉	视觉	眼球视网膜上的视细胞		光（电磁波刺激）
	听觉	内耳耳蜗柯蒂器中的毛细胞		声（机械刺激）
	嗅觉	鼻腔上部黏膜中的嗅细胞		气体（挥发性物质）
	味觉	舌头味蕾中的味细胞		液体（水溶性物质）
	肤觉 温觉	皮肤、黏膜中的神经末梢	温点	热（电磁波刺激）
	冷觉		冷点	冷（电磁波刺激）
	触觉		压点	压力（机械刺激）
	痛觉		痛点	伤害性刺激
内部感觉	平衡觉	内耳前庭管中的毛细胞		身体的位置变化和运动
	运动觉	肌、腱、关节中的神经末梢		身体的位置变化和运动
	机体觉	内脏器官壁上的神经末梢		机械刺激、化学刺激

5. 感受性和感觉阈限

（1）感受性和感觉阈限的概念。

①感受性：感觉是由刺激物直接作用于感觉器官引起的，但并不是作用于感觉器官的任何强度的刺激都能引起个体感觉，过弱的刺激，如落在皮肤上的尘埃，我们是觉察不到的。达到一定强度的刺激才能被我们觉察到。感觉器官这种对适宜刺激的感觉能力称为感受性。

每个人对事物的感觉能力是不同的，如护士给患者打针，有的患者感到很疼，有的患者却只有微弱的感觉。感受性在个体之间普遍存在差异。

②感觉阈限：感受性的大小用感觉阈限来度量。所谓感觉阈限，就是指引起某种感觉并能持续一定时间的刺激量。一般来说，阈限值越小，表明感受性越大；阈限值越大，则表明感受性越小。感受性与感觉阈限之间在数量上成反比关系。

（2）感受性的分类。每种感觉都有两种感受性和感觉阈限——绝对感受性与绝对阈限，差别感受性与差别阈限。

感觉的产生需要刺激达到一定的强度。绝对感受性就是指能够觉察出最小刺激量的感觉能力，而刚能引起感觉的最小刺激量称为绝对阈限。用公式表示为：$E=1/R$，E为绝对感受性，R为绝对感觉阈限。在适当的条件下，人的绝对阈限是很低的。例如，在空气完全透明的条件下，人能看见1 000 m远的烛光。当然，不同个体的绝对感受性有相当大的差异，如老人与儿童、患者与健康的人等的绝对感受性的差异较大。

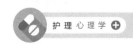

引起我们产生感觉的刺激物，如果其刺激量发生了变化，并不是所有的变化都能被我们觉察出来。例如，在原有 200 支烛光的基础上再加上 1 支烛光，我们觉察不出光的强度有所变化，一定要增加 2 支或更多数量的烛光，我们才能觉察出前后两种光在强度上的差别，即刺激必须增加或减少到一定的数量，才能引起差别感觉。能觉察出的两个刺激的最小差别量称为差别阈限或最小可觉差。对这一最小差别量或最小可觉差的感觉能力，叫差别感受性。差别感觉阈限与差别感受性之间也成反比例关系。人的差别感觉阈限越大，差别感受性越低；差别感觉阈限越小，则差别感受性越高。

感受性和感觉阈限的研究，对疾病的诊断及治疗工作具有重要意义。医生了解、掌握患者的感受性水平及其发展情况，对疾病的防治具有积极作用。

6. 感觉的特征

（1）感觉适应。感觉适应（sensory adaptation）是指同一刺激物持续作用于同一感受器，从而使感受性提高或降低的现象。如人从亮处进入暗室，由什么都看不见到慢慢看清楚周围的环境，这是暗适应，是视觉感受性提高了。反之，若在暗室里待久了，突然到强光照射的地方，最初很耀眼，看不清外界的东西，稍后才能逐步看清，这是对光适应，是视觉感受性降低了。触压觉、嗅觉适应现象也很明显，如棉大衣久穿在身上不觉其重，"人芝兰之室，久而不闻其香，入鲍鱼之肆，久而不闻其臭"都是感觉适应现象。

（2）感觉对比。感觉对比（sensory contrast）是指同一感觉器官在不同刺激物的作用下，感受性在强度和性质上发生变化的现象。对比可分为同时对比和继时对比。同时对比是指两种刺激同时作用于同一器官，从而使感受性发生变化的现象（图2-5）。两种感觉先后发生所形成的对比称继时对比，如刚刚吃过山楂再吃苹果，觉得苹果很甜；若刚刚吃过甘蔗再吃苹果，会觉得苹果很酸；吃完苦药后再喝白开水会觉得水是甜的。

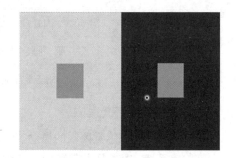

图2-5　感觉对比

（3）联觉。当某种感官受到刺激时出现另一感官的感觉或表象称为联觉。颜色感觉最容易引起联觉。红、橙、黄等色类似太阳、火光的颜色，能引起人温暖的感觉，因而被称为暖色，同时又使空间在感觉上变小；蓝、青、绿、紫等色类似蓝天、海水、树林的颜色，往往引起寒冷、凉快的感觉，被称为冷色，同时又能使空间在感觉上变大。音乐家常会发生视听联觉，在声音作用下大脑中产生某种视觉形象。不同的色调也会引起不同的心理效应。例如，红色给人以兴奋、愉快的感受；黑色给人以神秘、悲哀的感受；白色给人以严肃、纯洁的感受；浅蓝、浅绿色给人以轻松、平静的感受。最常见的是听联觉，如轻音乐给人以轻快、幽静的感受；噪声给人以烦躁、紧张的感受。临床上应用颜色、声音的这种联觉来治疗疾病，分别称为"颜色疗法"和"音乐疗法"。在建筑设计、环境布置上要考虑色觉的联觉作用。根据联觉现象，近年来人们创造出了"彩色音乐"，把声音形象转化为彩色形象。

（4）后像。在刺激作用停止后，感觉在短暂的时间内仍不消失的现象叫后像。后像在视觉中表现得特别明显。如夜晚将火把以一定速度做划圈动作，就出现一个火圈；电风扇转动时，几个叶片看上去像一个圆盘。这些就是视觉后像作用的结果。

（5）感觉补偿。感觉补偿（sensory compensation）是指由于某种感觉缺乏或功能不全，会促进其他感觉的感受性提高，以取得弥补作用。

🔗 **知识链接**

盲人将明眼人带回家

纽约曾发生过这样一件事：20世纪50年代的一天傍晚，由于发电厂机器出了故障，造成全城停电数小时。顿时，城市被黑暗笼罩，上班的人下班后不能回家，外出办事的人也回不了家。整个城市处于混乱之中，人们的心情非常焦急、恐惧、烦躁。后来50位盲人自发组织起来，将明眼人带回了家。

（6）感受性的发展。人的感受性能在个体实践活动中得到提高与发展，特别是通过某种职业活动或某种特殊训练，可提高到普通人不能达到的水平。例如，普通人能区分6~7种黑色色调，而从事染色工作的人员却可以区分40~60种。音乐家的听音能力、画家的色彩辨别力及空间知觉能力比普通人要发达，这些都是长期实践的结果。经过职业的训练，某些人对某种感觉的感受性明显高于普通人，如有经验的护士可以从婴儿的不同哭声中判断其身体的不适。

（二）知觉

1．知觉的概念

知觉（perception）是人脑对直接作用于感觉器官的客观事物整体属性的反映。感觉和知觉是两种不同而又不可分割的心理过程。感觉是知觉的基础，没有感觉对事物个别属性的反映，人们也不可能获得对客观事物整体的反映。例如，在百花园中看到红花，通过视觉辨出花的颜色，通过嗅觉闻到花的香味，通过触觉摸到花的柔软。用眼、鼻、手感受到红花的各种个别属性，在综合这些个别属性的基础上产生了对"红花"这一整体属性的认识，这就是知觉。

2．知觉的种类

根据知觉反映的对象和特点，可分为3类。

（1）空间知觉。空间知觉是个体对物体距离、形状、大小、方位和深度等空间特性的反映。

（2）时间知觉。时间知觉是个体对客观事物时间的延续性和顺序性的反映，即对事物运动过程中的时间长短和次序先后的知觉。如通过昼夜的更换、季节的变化来估计时间。

（3）运动知觉。运动知觉是个体对物体的空间移动速度的反映，包括人们乘车、乘船及骑车、行走时的体验。

3．知觉的特性

（1）整体性。知觉的对象有许多个别属性，人们在感知对象时，并不把知觉对象感知为个别的、孤立的部分，而总是在过去经验的基础上，把对象的各个部分、各种属性结合起来，知觉为一个整体，这就是知觉的整体性（图2-6）。

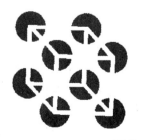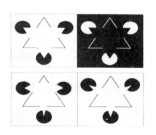

图2-6　知觉的整体性

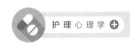

（2）选择性。在多种多样的事物中，人们总是根据当前的需要，有选择地把某一事物作为知觉的对象，而把对象周围的事物作为知觉的背景，这就是知觉的选择性。知觉的选择性与对象的特点有关，如运动的、鲜艳的、刺激性强的等，还与个人的兴趣、需要、经验有关，这些都会成为影响人们知觉选择性的因素。例如，"樵夫进山只见柴草，猎人进山只见禽兽"。知觉对象与背景的关系不是一成不变的，在一定条件或情境有变化时，两者之间是可以互相转化的。如图2-7（a）既可被知觉为头裹纱巾的老妪，又可被知觉为侧向的少女；图2-7（b）既可以被知觉为黑色背景上的白花瓶，又可以被知觉为白色背景上的两个黑色侧面人像。

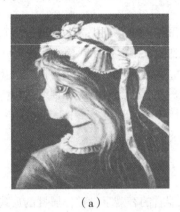 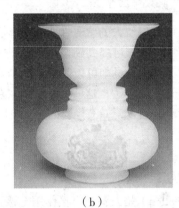

（a）　　　　　　　　　　　（b）

图2-7　知觉的选择性

（3）理解性。当个体在感知当前事物时，总是根据已有的知识经验来理解和解释，并用概念的形式把它表示出来，这就是知觉的理解性。人的知识经验不同，知觉的理解性也不同。如通过一张X光片，专业医师能很快发现病灶所在部位，而一般人却很难做到这一点。

（4）恒常性。当知觉的条件在一定范围内改变时，知觉的映象仍然保持相对不变，这就是知觉的恒常性。它包括大小恒常性、形状恒常性。如从不同角度看物体，虽然它在视网膜上映象不同，但是总能认知为一种形状（图2-8）。这是由于知觉事物时，生活中的知识和经验参与知觉过程的结果。

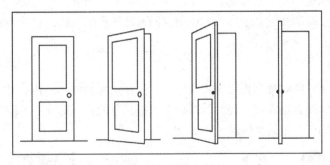

图2-8　知觉的恒常性

4. 错觉

错觉（illusion）是在外界刺激作用下产生的，对客观事物不正确的知觉。各种感知觉中都存在着错觉现象，其中视错觉表现最明显，如缪勒—莱伊尔错觉和横竖错觉（图2-9）。人的主观因素，如经验、情绪、年龄等对错觉形成也有重要影响。

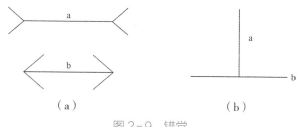

图2-9 错觉

（三）记忆

1. 记忆的概念

记忆（memory）是过去的经验在大脑中的反映。从信息加工的视角看，记忆就是人脑对所输入的信息进行编码、储存和提取的过程。人的大脑是一个记忆的宝库，人经历过的事物，思考过的问题，体验过的情绪和情感，练习过的动作，都可以成为人们记忆的内容。

2. 记忆的分类

（1）按记忆的内容分类。

①形象记忆。形象记忆是以感知过的事物形象为内容的记忆。这些具体形象，可以是视觉的、听觉的、嗅觉的、味觉的或触觉的形象，如看过的电影、听过的音乐等。

②逻辑记忆。逻辑记忆是以概念、公式、判断、推理等逻辑思维过程为内容的记忆。这种记忆不是事物的具体形象，而是以语言或符号的形式表现出事物的意义、本质和规律，是人类特有的记忆形式。

📎 **知识链接**

闪光灯效应

闪光灯效应指对引人震撼的事件，容易使人留下深刻的记忆。在多年前，曾有心理学家在美国第十六任总统被刺身亡后的33年，以179位中年以上的人为对象，调查他是否还记得林肯遇刺的时间、地点及凶手姓名等历史事件。结果发现，回答完全正确者，居然有127人。在闪光灯效应影响之下所产生的深刻记忆，称为闪光灯记忆。闪光灯记忆所记的，多半是与个人有关的重要事件。

③情绪记忆。情绪记忆是以体验过的情绪、情感为内容的记忆。对体验过的喜悦或悲痛情绪的记忆，如回忆起收到大学入学录取通知书时的兴奋情绪。

④运动记忆。运动记忆是以自己做过的运动或学习过的操作为内容的记忆，如骑自行车、游泳、铺床、输液等。

（2）按记忆信息保持时间的长短分类。

①瞬时记忆。瞬时记忆也称感觉记忆，其特点是信息以感觉形式保持；保持时间短，为 $0.25 \sim 2s$ ；形象鲜明，信息储存量大、容易消失。如果这些信息被及时加工，则进入短时记忆，否则就会被遗忘。

②短时记忆。短时记忆指信息保持时间较短的记忆，其特点是信息以知觉形式保持；保持时间大约为 $1min$ ；信息储存量有限，为 7 ± 2 个信息单位。短时记忆的信息经过复习和加工可

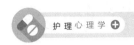

进入长时记忆。

③长时记忆。长时记忆指信息经过充分加工后，在头脑中保持很长时间的记忆。其特点是信息是以储存的形式保持；保持时间长，可保持几天、几个月、几年，甚至终生难忘。长时记忆的信息储存量大，是以意义的方式对信息进行编码的。

瞬时记忆、短时记忆和长时记忆的区分只是相对的，它们之间相互联系、相互影响，构成了完整的记忆系统（图2-10）。

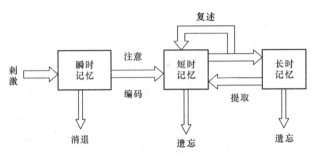

图2-10　三种记忆系统的关系

3. 记忆的基本过程

记忆是一个复杂的心理过程，在发生的时序上是先记而后忆。"记"包括识记和保持，"忆"则指再认或回忆。因此，整个记忆过程包括识记、保持、再现3个基本环节。

（1）识记。识记（memorizing）就是识别和记住事物，从而积累知识经验的过程，是记忆的初始环节。从信息加工理论的观点来看，识记是信息输入和编码的过程。识记是记忆活动的开端，是其他环节的前提和基础。

①根据有无明确的目的，可将识记分为无意识记和有意识记。无意识记（involuntary memorizing）指没有预定目的，不需要经过意志努力的识记，也称不随意识记。它具有很大的选择性，与人的需要、兴趣相联系的事物容易记住。如参加过的有兴趣的活动，做过的重大实验等就比较容易记住。有意识记（voluntary memorizing）指有预定目的，运用一定的方法，需要付出一定的意志努力的识记。如人们看书、查找资料等都是有意识记。这种识记方法使人的记忆内容和信息更全面、更完整、更系统、更实用。

②根据识记材料的性质及对材料是否理解，可将识记分为机械识记和意义识记。机械识记（rotre memorizing）是根据事物的外部联系，主要依靠机械地重复进行的识记。识记材料无内在的联系，若学习者不理解材料的意义往往采用机械识记。如识记历史年代、电话号码、人名和地名等。意义识记是在对材料理解的基础上，根据材料的内在联系进行的识记。实验证明，在识记的速度、全面性、精确性和巩固性等方面，意义识记比机械识记效果好。

从记忆的总体效果上看，有意识记的效果优于无意识记，意义识记的效果优于机械识记，但它们并非相互排斥和绝对对立，而是相互依存和相互补充的。影响识记效果的因素有识记的目的和任务、识记材料的性质和数量及识记的方法等。

（2）保持。保持（retention）就是把识记过的事物在头脑中进行储存、巩固的过程。保持是记忆的中心环节，也是实现再认和回忆的重要保证，没有保持就没有记忆。实验证明，保持并不是一成不变的，识记过的内容在保持中发生变化的原因，主要受主体原有的知识经验、兴趣爱好、情绪状态、任务要求和创造性等主观因素的影响。保持是记忆的第二环节，是实现回忆的必要前提。

保持是一个动态的过程。识记过的材料在头脑中的保持并不是固定不变的，而是随种种因素不断发展变化，这种变化既体现在数量上，又表现在质量上。在量的方面，保持量一般随时间推移而下降。在质的方面，则可能有以下几种变化：第一，内容简略和概括，不重要的细节趋于消失；第二，内容变得更加完整，更加合理和更有意义；第三，内容变得更具体，或者更为夸张与突出。英国心理学家巴特莱特（F.G. Bartlett）做了如下实验：拿一张画给第一个人看，看后画下来，再把复制品给第二个人看，看后画下来，再把第二个人的复制品拿给第三个人看，看后画下来，这样依次做下去，到第十八个人时，结果使图形从一只鸟变成了一只猫，记忆图形发生了质的变化。

（3）再现。再现就是人从头脑中提取信息的过程，记忆好坏是通过再现表现出来的，它有两种基本形式，即再认和回忆。

①再认（recognition）是曾经感知过的事物，当它再度出现时，能确认这是曾感知过的事物。

🔗 知识链接

舌尖现象

人们在日常生活中，有时明知是一个常用的单字，应急时到了笔下就是写不出来；有时遇见熟悉的朋友，话到嘴边，居然忘了对方的名字。此类尴尬经验，称为舌尖现象。认知心理学家对舌尖现象的解释是，个体在学习中对刺激给予编码处理时，同时将之编成形码、声码、意码，并将3种代码置于长期记忆的不同部位，分别加以储存。当原刺激物出现时，如解码顺利，3种代码一齐取出，自然对刺激物的形象、名称、意义三者，在反应上不致有错误。如一时之间3种代码联结困难，只能解出形码与意码，自然就叫不出对方的姓名了。

②回忆（recall）是当识记过的事物不在面前时能在头脑中重现。根据回忆时的目的是否明确和是否需要意志努力，可以把回忆分为无意回忆和有意回忆。凡是没有预定的目的也不需要意志努力的回忆叫无意回忆，如"触景生情""每逢佳节倍思亲"等都是无意回忆。如"冥思苦想""搜肠刮肚"，以及复习、考试时的回忆等都是有意回忆。再认与回忆没有本质的区别，但再认比回忆要容易，能再认的不一定能回忆，能回忆的一定能再认。

🔗 知识链接

增强记忆的方法

（1）注意集中。不可一心二用。
（2）兴趣浓厚。对学习材料产生浓厚的兴趣。
（3）理解记忆。理解是记忆的基础，不能仅靠死记硬背。
（4）过度学习。对学习材料在记忆的基础上，再多记几遍。
（5）及时复习。对刚学过的知识，趁热打铁及时温习巩固。
（6）经常回忆。不断进行尝试回忆，可使记忆错误得到纠正，遗漏得到弥补。
（7）视听结合。同时利用语言功能和视、听觉器官的功能来强化记忆。

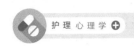

（8）多种手段。如分类记忆、特点记忆、语言记忆、争论记忆、联想记忆、趣味记忆、图表记忆、缩短记忆、编提纲、做笔记、做纸卡片等。

（四）遗忘

1. 遗忘的概念

遗忘（forget）是对识记过的事物在一定条件下，不能再认和回忆或是错误地再认和回忆。遗忘是一种生理现象，虽然给人们带来不少烦恼，但是现代心理学认为，遗忘并不全是坏事，它对人的精神健康和生活愉快具有一定积极意义。

2. 遗忘的规律

心理学研究证明，遗忘是有规律的。德国心理学家艾宾浩斯最早用实验的方法对遗忘现象做了比较系统的研究。

根据艾宾浩斯的实验结果绘成的曲线图，称为艾宾浩斯遗忘曲线（图2-11），图中竖轴表示学习中记住的知识数量，横轴表示时间（天数），曲线表示记忆量变化的规律。从曲线图中可以看出，遗忘的进程是不均衡的，在识记的最初阶段遗忘速度很快，以后逐步减慢，稳定在一个水平上，呈现出先快后慢的趋势，这就是人们常说的遗忘规律。

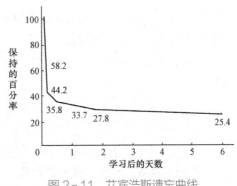

图2-11　艾宾浩斯遗忘曲线

（五）思维

1. 思维的概念

思维（thinking）是人脑对客观事物间接和概括的反映。思维和感知觉、记忆一样都是人脑对客观现实的反映，但思维是通过间接的、概括的方式，反映的是事物的本质属性、内在联系和发展规律，是认识过程的高级阶段。

2. 思维的特征

（1）间接性。个体对客观事物的反映不是直接的，而是通过其他事物或已有的经验为媒介来认识客观事物，如护士通过观察患者的面色、神志、体温、脉搏、呼吸、血压等，间接了解患者的病情和发展趋势。

（2）概括性。概括性是指在大量感性材料的基础上，把一类事物共同的、本质的特征和事物的内在联系和规律抽取出来加以概括。如护士通过对同一种疾病的多个患者的护理，逐渐总结出某种疾病的最优化护理措施等。

3. 思维的分类

（1）根据思维要解决的问题分类。①动作思维，是以实际动作来解决直观具体问题的思维过程。如护士为解决输液过程中液体不滴的问题，先检查输液局部有无肿胀，再检查针头有无移位或堵塞。这样一步步通过实际动作，运用已有的知识经验发现问题、解决问题。②形象思维,是利用头脑中的具体形象来解决问题的思维过程。成人在理解抽象概念、解决复杂问题时,往往需要具体形象思维的帮助,艺术家进行创作时更多依赖这种思维。③抽象思维,是运用概念以判断、推理等形式进行的思维。如护士制订护理计划时,须将医学、心理学的知识和护理理论相结合进行思考,拟出各项护理措施和评价方法。

(2)根据思维探索答案的方向分类。①聚合式思维,是把问题提供的各种信息聚合起来,得出一个确定的或最佳的答案。如医生在给患者看病时,根据患者的各种症状、体征及实验室检查结果等对患者的疾病做出正确的诊断。②发散式思维,是根据已有的信息,从不同角度、不同方向思考,寻求多种答案的一种展开性思维方式。如一例复杂的病例,护士在做护理诊断时思考的角度越多,护理诊断就越全面。

4. 思维的过程

人类思维活动是复杂的心理活动过程,是通过分析与综合、分类与比较、抽象与概括等活动来实现的。

(1)分析与综合。分析是个体把客观事物的整体分解为若干个别属性的思维过程。综合是个体把客观事物的若干个别属性结合起来形成整体的思维过程。分析与综合是同一思维过程的两个方面。如急性炎症就综合了红、肿、热、痛、功能障碍5个方面的特征,而皮肤红肿、硬结及化脓是脓肿的特征。

(2)分类与比较。分类是按事物的不同属性进行区别归类。比较是把各种事物或同一事物的不同部分、个别方面或个别特点加以对比,以确定它们之间的异同及关系。通过比较才能将事物鉴别分类,分类是比较的前提,比较是分类的基础。如稽留热与弛张热是两种高热的类型,而稽留热温差一日之内不超过1℃,弛张热则在1℃以上。温差是不同发热疾病的表现,是鉴别发热疾病的依据之一。

(3)抽象与概括。抽象是抽出同类事物的本质特征,舍弃非本质特征的思维过程。概括是把同类事物的特征加以综合推广到同类其他事物上的思维过程。通过对具体事物的分析、综合、比较,会获得一些感性认识;通过抽象与概括,上升到理性认识,得出事物的本质特征及其规律性的认识,并将其推广到同类事物上,使认识不断深入、完善。如凡是表现出"红、肿、热、痛和功能障碍"就是炎症。

5. 影响问题解决的因素

(1)迁移。迁移是指已掌握的知识经验和技能对学习新知识、新技能和解决新问题的影响。一种知识、技能的掌握,促进另一种知识、技能的掌握称为正迁移。反之,则是负迁移。如毛笔字写得好的人,钢笔字往往也会写得不错。

(2)定势。定势是由先前的活动而造成的一种对活动的特殊的心理准备状态,在解决新问题时带有一定的倾向性和习惯性。这种倾向性对解决问题既有积极作用,也有消极作用。如9点连线图,要求笔不离纸、不能倒退、连续画4条直线把9个点全部连起来(图2-12)。

(3)刺激的排列组合形式。刺激的排列组合形式在几何作业和日常生活中经常见到,刺激的空间排列组合不同,可以促进或阻碍问题的解决(图2-13)。

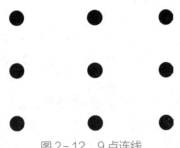

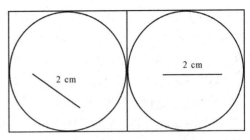

图2-12　9点连线　　　　　　　　　图2-13　求圆的外切正方形的面积

（4）功能固着。人们习惯看到某一种物品的常用功能和用途，而难以看出此物品的其他功能和用途，这就是功能固着。如砖的主要功能是建筑功能，但是还可以利用它来做武器、画笔、重锤等。在解决问题时功能固着往往影响灵活性和变通能力的发挥，对创造性解决问题是一个很大的障碍。

知识链接

杜克的实验

德国心理学家杜克曾设计过这样一个实验，用以验证功能固着对解决问题的影响。实验的主题是变通，用纸盒改作烛台。实验材料有一个开口的纸盒，盒内装有图钉，还有一盒火柴与一支蜡烛。受试者要解决的问题是：如何使蜡烛像壁灯一样固定在墙上。将受试者分为两组，对一组提供材料时，将图钉、火柴与蜡烛分别装在盒里，目的是使其原有功能受到限制；对另一组提供材料时，则将3种材料都散放在桌面上，目的是使其脱离"装盒"的心理限制。实验结果发现，虽然两组都能将问题解决，但第一组用了较长的时间，说明功能固着对解决问题的效果有一定影响。

6．思维品质

良好的思维品质主要表现在以下5个方面。

（1）广阔性。广阔性是指思维的广度，在思维过程中能全面分析问题，顾全大局。既看到事物的整体，又看到各个细节；既看到正面，又看到反面。

（2）深刻性。深刻性是指思维深度，在思维过程中善于透过问题的现象而深入问题的本质。及时发现问题，抓住问题的关键，恰如其分地解决问题。如发现高血压患者出现手足麻木、动作迟钝的症状，就应该想到患者有脑栓塞的可能，应立即把握处理的时机，使患者转危为安。

（3）独立性。独立性是指思考问题的独立程度，在思维过程中善于独立思考问题，不依赖于他人，提出个人见解，富有开拓和创新精神。护士需要根据时间、地点、对象的不同做好每一件工作，护理工作是一个创造性劳动过程。

（4）逻辑性。逻辑性是指思维逻辑的严密程度，在思维过程中条理清楚、层次分明、概念准确、判断有据、论证有理、始终如一。

（5）灵活性。灵活性是指思维的灵活程度，即从实际出发，善于根据事物的发展变化机智地解决问题。如护士在处理急救问题时，分秒必争，发现患者病情突然恶化尤需当机立断，这是灵活的思维品质。

（六）想象

1. 想象的概念

想象（imagination）是人脑对已有表象进行加工改造，形成新形象的过程。想象是在表象的基础上形成的，但想象不同于表象。表象是指感知过的事物不在眼前时在头脑中再现出来的形象。想象的特点是形象性和创造性，即通过想象创造一个新形象。这种形象可以是没有直接感知过的事物的形象，也可以是现实生活中并不存在的事物的形象。如科学幻想故事《星球大战》《未来世界》等，都是通过人的想象反映遥远未来的世界形象。

2. 想象的分类

根据产生想象时有无目的性，可把想象分为无意想象和有意想象。

（1）无意想象。无意想象是指没有预定目的、不由自主地产生的想象。它是一种自发的、简单的、缺乏自我意识控制的心理现象。例如，触景生情、浮想联翩、把蓝天上朵朵白云看成某种景象或动物等。梦是无意想象的一个极端例子，是一种无目的、不由自主的奇异想象。

（2）有意想象。有意想象是根据一定目的自觉进行的想象。根据创造水平和新颖程度，有意想象可分为以下3种。

①再造想象。根据词语、文字描述或图形、模型的示意，在头脑中形成相应的事物新形象的过程。如医学院校学生依据解剖挂图想象实体的情况。

②创造想象。不依据现成的描述而是根据一定的目的和任务，在头脑中独立地创造出新形象的过程，具有首创性、独立性、新颖性的特点。它比再造想象复杂而困难，需要对已有的感性材料进行深入的分析、综合、加工改造，在头脑中进行创造性思维，如文学创作、科学发明等。

③幻想。幻想是一种与生活愿望相联系并指向未来的想象，是创造想象的一种特殊形式。幻想有积极幻想和消极幻想之分。积极幻想又称理想，是符合客观规律的，并可能实现的幻想。消极幻想又称空想，是完全脱离现实生活，违背事物发展规律，并且毫无实现可能的幻想。

（七）注意

1. 注意的概念

注意（attention）是心理活动对一定对象的指向和集中。指向性是指心理活动选择性地反映某个对象，同时离开其他对象；集中性是指在选择对象的同时将心理活动稳定在所选择的对象上。

注意并不是一个独立的心理过程，而是伴随其他认识活动出现的一种心理状态，贯穿于心理活动的始终。任何心理活动开始必须以注意为起点。注意在人的实践活动中起着很重要的作用。

2. 注意的分类

根据有无目的性和意志努力的程度不同，可把注意分为3种。

（1）无意注意。无意注意是指事先没有预定目的，也无意志努力的注意。如安静的教室，突然有人推门而入，大家会不约而同地把视线朝向他。这种外界刺激直接作用下产生的注意就是无意注意。

（2）有意注意。有意注意是指有预定目的，需要付出一定意志努力才能维持的注意。它受意识的调节和支配，服从主体需要，具有积极主动性，如医生进行手术、学生进行考试等所保持的注意就是有意注意。

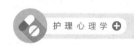

（3）有意后注意。有意后注意是指有预定目的，但无须意志努力的注意，又称随意后注意，一般是在有意注意的基础上发展起来的。如初学自行车时需高度集中注意全身投入，熟练后则像走路一样自然。有意后注意是一种高级类型的注意，具有高度的稳定性，对完成长期任务有积极意义。

3.注意的品质

（1）注意的广度。注意的广度又称注意的范围，是指单位时间内注意到事物的数量的品质。注意的广度与知觉对象的特点、个体的知识经验、活动任务、情绪与兴趣状态有关。实践证明：物体越集中或越有序地排列，注意广度就越大；杂乱无章的物体则使注意广度缩小。对越不熟悉的事物，注意广度就越小，而对越熟悉的事物，注意广度就越大。如我们看中文小说可以一目十行，而看外文小说时注意范围就小得多。

（2）注意的稳定性。注意的稳定性又称注意的持久性，是指注意集中于某一事物持续的时间的品质。如医护人员集中注意手术 5~6 h，就是注意稳定性的表现。和注意的稳定性相反的是注意的分散，即平常所说的分心。人们所处的环境中常有许多刺激可引起无意注意，注意力从原来注意的对象转移到不该注意的对象而干扰了人们的有意注意。

（3）注意的分配。注意的分配是指在同一时间内，把注意指向不同的对象或活动的品质。例如，医生一面倾听患者诉说病情，一面对患者进行观察和体格检查等。注意分配的能力可以通过训练提高，作为一名综合素质强的护士应学会"眼观六路、耳听八方"。注意分配的基本条件是，所从事的活动中必须有一些活动是非常熟练的，甚至达到了自动化的程度。

（4）注意的转移。注意的转移是指由于任务的变化，注意由一种对象转移到另一种对象的品质。注意的转移的速度和质量，取决于前后两种活动的性质和个体对这两种活动的态度。注意的转移与分散不同，注意的转移是有目的、主动地进行，而注意的分散是无目的、被动地进行。例如，护士配药时，患者病情突然发生变化，这时护士必须随情况变化快速转移注意，立即投入抢救。

📎 知识链接

电视等电子产品对儿童注意力的影响

现在的儿童是在电视机等电子产品旁成长的一代，各种各样电视节目的"过度刺激"对他们会有怎样的影响呢？心理学家通过各种实验发现，过多观看电视会缩小儿童的注意范围，降低儿童的阅读能力。电视节目节奏过快是导致注意范围缩小的主要原因，"摄影机和焦距不停地变化使得收看者的注视点每秒都在改变，久而久之注意的范围便会缩小"。一位有影响的学前教育家科恩认为：那些周围环境中充满狂乱节奏和速度的儿童，也就是易受干扰的儿童，对他们来说，集中注意是一个严峻的考验。

 情绪情感过程

人在认识世界和改造世界的过程中，对于客观事物并不是无动于衷、冷漠无情的，而总要抱有某种态度，对这些态度的内心体验就是情绪和情感。

（一）情绪与情感的概念

情绪（emotion）与情感（feeling）是人对客观事物是否满足自己的需要而产生的态度体验。人在认知世界和改造世界时，对周围的事物、他人和自己的行为，常常抱着不同的态度，有着不同的体验。一些现象令人愉快，另一些现象令人悲哀；一些现象使人愤怒，另一些现象使人恐惧。愉快、悲哀、愤怒和恐惧等，都是常见的情绪和情感体验。

（二）情绪与情感的区别

情绪与情感是既有区别又有联系的两个概念。两者的联系主要表现在：一方面，情感离不开情绪，稳定的情感是在情绪的基础上形成的，同时又通过情绪反应得以表达，离开情绪的情感是不存在的；另一方面，情绪也离不开情感，情绪变化往往反映内在的情感，在情绪发生的过程中常常深含着情感。两者的区别主要表现在以下几点（表2-3）。

（1）从发生的角度看，情绪是人和动物均具备的，带有本能的特点；但情感则是人类特有的心理现象，是个体在社会生活中逐渐发展起来的。

（2）从需要的角度看，情绪是与机体的生理需要相联系的，如人们对水、空气、运动等的需要所产生的较低级的、简单的体验；而情感是与人的社会性需要相联系的，如道德感、理智感等引起的高级、复杂的体验。

（3）从反映的角度看，情绪具有情境性、激动性和暂时性的特点，往往随着情境的改变而改变；而情感则具有较大的稳定性、深刻性和持久性，是人对事物稳定态度的反映。

（4）从外部的表现看，情绪较为强烈，冲动性较大，具有明显的外部表现；而情感一般较微弱，较少冲动，外部表现不明显。

表 2-3　情绪与情感的区别

	情　绪	情　感
发生角度	是人和动物均具备的	是人类特有的心理现象
需要角度	与机体的生理需要相联系	与人的社会性需要相联系
反映角度	情境性、激动性、暂时性	稳定性、深刻性、持久性
外部表现	强烈，冲动性较大，具有明显的外部表现	微弱，较少冲动，外部表现不明显

情绪与情感的差别是相对的，在现实生活中具体到人身上，它们常常是交织在一起的，所以从本质上看两者是一致的。

（三）情绪与情感的功能

1. 信号功能

情绪与情感是人对客观事物的体验，这种体验往往会通过表情动作表达出来，从而在人与人之间传递信息、沟通思想，这就是情绪和情感的信号功能。特别是在言语不通的情况下，凭借表情双方也可以互相了解，达到交往的目的。

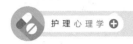

2．感染功能

人的情绪与情感具有感染性。人们之间感情的沟通正是由于情绪和情感的易感性功能，才能以情动情、以情感人。文学、艺术等无不是以情感人、以情动人、以情育人。

3．调节功能

情绪与情感可以调节人的生理状态和心理状态，帮助人适应不断变化着的环境。如当人们面临危险时，就会产生应激的情绪，使人体在生理上发生一系列的变化，产生较多的能量，应付当前的危险。情绪与情感在一定程度上调节着人们的工作、学习和生活。

（四）情绪的分类

1．按情绪的内容分类

（1）基本情绪。基本情绪是人和动物所共有的，与生俱来的。每一种基本情绪都有其独立的生理反应、内心体验和外部表现。一般认为快乐、愤怒、恐惧和悲哀是基本情绪的4种基本形式。

（2）复合情绪。复合情绪是由基本情绪派生而来的，构成了多种复杂的情绪状态。如由愤怒、厌恶和轻蔑组合起来的复合情绪可形成敌意。

2．按情绪的状态分类

（1）心境。心境（mood）是一种微弱而持久的情绪状态。它构成了人的心理活动的背景。当一个人出现愉快心境的时候，无论遇到什么事情都会感到愉快；当一个人处在苦闷心境的时候，无论遇到什么事情都会感到闷闷不乐。这就是心境。

心境具有弥漫性的特点。所谓弥漫性，是指心境并不是对某一特定事物的情绪体验，而是某一种特定情绪发生后并不马上消失，还要保留一段时间。在此时间内，人把这种特定情绪投射到其他事物上面，使这些事物都带上先前的情绪性质和特点。

心境对人的工作、学习和健康有很大影响。积极的心境有助于工作和学习，能促进人的主观能动性的发挥，提高人的活动效率，并且有益于人的健康。消极的心境使人意志消沉，降低人的活动效率，妨碍工作和学习，有害于人的健康。因此，要善于调节和控制自己的心境，形成和保持积极、良好的心境。

（2）激情。激情（intensive emotion）是一种强烈而短暂的情绪状态。如暴怒、恐惧、绝望、狂喜等，都属于这种情绪体验。在激情状态下，主体往往伴随明显的生理和外部表情变化，如心跳加快、血压升高、呼吸急促、大发雷霆、暴跳如雷等。

激情通常是由对个人有重大意义的事情引起的，如重大成功、惨遭失败等都是对当事人有巨大意义的能引起激情状态的强烈刺激。

从心理卫生学的角度来看，激情对健康是有害的，它不仅能致病，也能致死。因此，要善于控制激情。采用注意转移法可以减轻激情暴发的程度。

（3）应激。应激（stress）是由出乎意料的紧急情况所引起的急速而高度紧张的情绪状态。在应激状态下，整个机体的激活水平高涨，使人的肌张力、血压、内分泌、心率、呼吸系统发生明显的变化。身体各部分功能的改变，使个体发生不同的心理和行为变化。

在应激状态中，人可能有两种行为反应，一种是行为紊乱、忙中出错、不能准确地采取符合当时目的的行动。同时，由于意识的自觉性降低，也会出现思维混乱、分析判断能力减弱、感知和记忆下降、注意力的分配与转移困难等情况。另一种是虽然身心紧张，但精力旺盛，思维敏捷，活动量增强，从而能更好地利用过去的经验和生理激活状态，急中生智，摆脱困难，化险为夷。

（五）情感的种类

1. 道德感

道德感（moral feeling）是人们运用一定的道德标准评价自身或他人言行时所产生的情感体验。如果自身的言行符合道德标准，就会产生幸福感、自豪感和欣慰感；如果自身的言行不符合道德标准，就会感到不安、内疚、自责。同样，当他人的言行符合道德标准时，便产生满意和肯定的体验，如爱慕、敬佩、赞赏等；当他人的言行不符合道德标准时，便产生不满和否定的体验，如厌恶、反感、鄙视、憎恨等。

道德感是和道德认识、道德行为紧密相连的，是品德结构的重要组成部分。道德感对人的言行有巨大的推动、控制和调节作用，是一个重要的自我监督力量。

2. 理智感

理智感（rational feeling）是个体在智力活动过程中所产生的情感体验。例如，人们在探索新事物时的好奇心和求知欲，对矛盾事物的怀疑感和惊讶感，判断证据不足时的不安感，问题解决时的喜悦感和快慰感，对科学的热爱，对真理的追求，对偏见、迷信和谬误的痛恨等，都属于理智感。

理智感在人的智力活动中起着极为重要的作用，是推动人们认识事物的动力，也是推动人们探索、追求真理的强大动力。

3. 审美感

审美感（aesthetic feeling）是根据一定的审美标准评价事物时所产生的情感体验。美感是由现实生活中美的客观事物所引起的。美丽的自然景观，如桂林山水、昆明石林、北京故宫、苏州园林等引起人们的自然美感；美好的社会现象，如纯朴善良、见义勇为等引起人们的社会美感；美妙的艺术作品，如绘画、音乐、文学等引起人们的艺术美感。

美感与道德感有密切关系，因为不仅对美与丑的评价鉴赏能使人产生美感，而且对善恶的评价也能引起人的审美感受和体验。美感是人们欣赏美、展示美与创造美的动力。

（六）情绪与情感的机体变化

情绪与情感发生时，通常会引起机体自身的一系列变化，这些变化表现为内部的生理变化和外部的表情变化两方面。

1. 机体内部的生理变化

（1）呼吸的变化：在某些情绪状态下，呼吸的频率、深浅、快慢等都会发生变化（表2-4）。

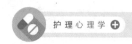

表2-4　不同情绪状态下的呼吸比较

情绪类型	高 兴	悲 伤	恐 惧	愤 怒
呼吸次数（每分钟）	17	9	64	40
呼吸特点	均匀、平缓	间歇较长	振幅变化没有规律	深度增加

（2）循环系统的变化：在不同的情绪状态下，血液循环系统的变化也是很明显的。平静状态下，人的心跳正常、血管为舒张状态；在愤怒恐惧时，人的心跳加速、血管收缩、血压升高、血糖增加。

（3）内、外分泌腺的变化：情绪变化会引起内、外分泌腺的分泌变化。实验表明焦虑不安者血液中肾上腺素增多，人在悲伤时往往会流泪，焦急或恐惧时会冒汗，愤怒者血液中去甲肾上腺素增加。此外，注射或口服某种激素，也会引起相应的情绪状态。如注射肾上腺素，会引起呼吸急促，血压、血糖升高，血管舒张，容易发怒。

（4）皮肤电的变化：在不同的情绪状态下，由于皮肤内血管收缩的变化和汗腺分泌的变化，能够引起皮肤电阻的变化，从而导致皮肤电的电流变化。

🔖 知识链接

声带震动测谎法

传统测谎器是采用情绪状态下个人无法控制其生理变化的原理。使用时，在受试者身上安置一些仪器，如此会使引起情绪状态的原因复杂化，除了是否说谎的因素外，还增加了仪器使人紧张的因素。为了克服这一缺点，科学家设计了一种新的仪器，叫作声压分析器。其原理与传统测谎器相同，但只分析当事人的声音，不必使用其他仪器，甚至不必当事人在现场，采用电话录音，也可加以分析。将当事人对不同问题的答话录音带，置于声压分析器中，以平常语速1/4的速度慢速播放，并分析他声音的波形。如果当事人说谎，就会因声带紧张，使波形发生改变，以此研判当事人有无说谎。

2．机体外部的表情变化

与情绪状态相联系的身体外部变化被称为表情。

（1）面部表情。面部表情是指通过眼部、颜面和口部肌肉的变化来表现各种情绪状态。它最能精细地显示不同性质的情绪，因此面部表情是鉴别情绪的主要标志，如眉开眼笑、眉飞色舞、咬牙切齿、瞠目结舌等。

（2）体态表情。体态表情是指情绪发生时身体各部分呈现的姿态，通常也称"体态"。如欢乐时手舞足蹈、捧腹大笑，慌张时手足无措，紧张时坐立不安等。

（3）言语表情。言语表情是指情绪产生时语音、语调、节奏、语速等的变化，是人类特有的表达情绪的手段。如愤怒时声音高尖且有颤抖，痛苦时语调缓慢而深沉。有时，同样一句话，通过不同的语调所表达出来的情绪是不一样的。

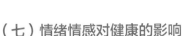

（七）情绪情感对健康的影响

1．积极乐观的情绪可促进疾病的痊愈

积极的情绪对人体的健康有良好的作用，可以使有机体的能源动员起来，血糖增加，呼吸、脉搏加快。同时，积极的情绪能提高人的脑力活动的效率和耐久力，使人体内各器官系统的活动处于高水平的协调一致。

2．消极情绪会造成机体疾病的易感性

从情绪因素引起的一系列生理变化来看，情绪活动在相当大的程度上决定着人体的新陈代谢过程和全身各器官系统的功能状态，成为维持人体心身健康的一个关键性要素。

3．消极情绪可以加速疾病的恶化

消极情绪经常反复出现，会引起长期的、过度的神经紧张，加速疾病的发展。临床上常见的心肌梗死、消化性溃疡、脑血管意外等疾病，都可能由于情绪紧张过度而引发。这些症状成为情绪紧张的诱因，而情绪变化则进一步加重原有的症状，从而形成恶性循环，使疾病恶化，甚至使患者死亡。

三　意志过程

（一）意志的概念

意志（will）是人们自觉地确定目的，并根据目的调节和支配行动，克服困难去实现预定目的的心理过程。意志是人类特有的现象，是人类意识能动性的集中表现。意志总是和人的行动相联系，并对人的行动起调节和控制作用。

（二）意志的特征

1．有明确的目的性

自觉的确定目的是人的意志的首要特征。人与动物不同，动物虽有活动，它的动作甚至还相当精巧，但它不可能意识到自己行动的目的和后果。而人与动物的根本区别之一，就是人在从事某种活动之前，活动的目的就以观念的形式存在于人脑之中，并能动地调节、支配着人的行为。离开了自觉的目的，意志便失去了存在的前提，就没有意志可言。意志行动的目的越明确、越高尚、越远大，意志水平就越高，行为的盲目性和冲动性也就越小。

2．与克服困难相联系

克服困难是意志的核心价值所在。目的的确立与实现，通常会遇到各种困难，克服困难的过程就是意志的过程。一个人能够克服的困难越大，表明这个人的意志越坚强；反之表明这个人意志薄弱。因此，人在活动中克服困难的情况，是衡量其意志强弱的标志之一。

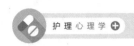

3．以随意动作为基础

人的行动都是由动作组成的，动作分为不随意动作和随意动作两种。不随意动作是指不受意识支配的不由自主的运动，如眨眼、吞咽、咳嗽等。随意动作是在不随意动作的基础上，通过有目的的练习形成的，受人的意志调节和控制，具有一定的目的性。随意动作是意志行动的必要条件。

（三）意志的品质

意志品质是个人的比较稳定的意志特点。由于生活实践和所受教育的不同，人们的意志品质既有共同性，也存在着差异。

1．自觉性

自觉性是指对行动的目的和意义有充分的认识，并能随时控制自己的行动，使之符合于正确目的的心理品质。有自觉性的人，目的明确，行动坚决，能够果断地采取决定。

盲目性和独断性是缺乏自觉性的表现。盲目性是轻易接受外界影响，不假思索地听从别人的意见和暗示，轻易改变行动目的，缺乏原则性。独断性则是既未掌握客观规律，又不听从别人的忠告，一意孤行，直至碰壁。人们既不能盲从，也不能独断专行，一定要按规定办事。

2．果断性

果断性是指一个人善于适时而合理采取并执行措施的意志品质。意志的果断性表现在当需要立即行动时，能当机立断，毫不犹豫；当不需要立即行动或情况发生变化时，又能立即停止执行或改变自己的决定。果断性以自觉性为前提，以大胆勇敢和深思熟虑为条件。

🔗 知识链接

饥饿的大鱼为何一动不动

一位心理学家做了这样一个实验。他制作了一个很大的水池，用一块大玻璃将水池分隔为两半。然后，把一条饥饿的大鱼放入水池中的一边，把一群小鱼放入水池的另一边。饥肠辘辘的大鱼看见玻璃另一边的小鱼就拼命地蹿过去，结果重重地撞在玻璃上。大鱼没有吃到小鱼，但是它不死心，又一次一次地撞过去，结果一次又一次地撞在厚厚的玻璃上，撞得"鼻青脸肿"。最后它彻底泄气了，一动不动地躲到了水池的一角。这时，心理学家将水池中的玻璃抽掉，以为大鱼会趁势游来饱餐一顿。可是奇怪的事情发生了，大鱼仍然待在水池的角落里一动不动。

与果断性相反的品质是优柔寡断和鲁莽。优柔寡断表现为犹豫不决、顾虑重重。鲁莽的特点是做事前对事情不加思考，也不做周密的计划，只是凭一时冲动鲁莽从事。

3．自制性

自制性是指善于控制和调节自己的情绪和言行的意志品质。具有自制性的人，一方面善于督促自己去执行已经采取的具有充分根据的决定，另一方面也善于抑制与自己的目的相违背的情绪和行为。自制性是坚强意志的重要标志，与自制性相反的品质是任性和怯懦。前者是对自己的情绪和言行不加约束，随心所欲，放任自己；后者则是在行动上畏缩不前，遇到情况惊慌失措，不能自控。

4．坚韧性

坚韧性是指在行动中，百折不挠地克服困难，为实现预定目的坚持到底的意志品质。坚韧性集中表现为善于克服困难，善于从失败中吸取教训，不屈不挠，不达目的誓不罢休，善于抵御不符合目的的种种主客观诱因的干扰。坚韧性与顽固性有根本的区别。顽固性是既不懂客观规律，又不能正确估量自己，执迷不悟，一意孤行，我行我素。掌握不住自己，也就谈不上什么意志行为。

第三节　个性心理

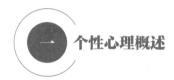

一　个性心理概述

"人心不同，各如其面"，说明了每个人都有自己的心理特点，这些独特个性心理是现实生活中个人心理倾向的总和，具有许多属性。通过对个性心理的结构、个性心理的倾向性和个性心理的特征等知识的了解，学会更好地改善和塑造自我，培养良好的个性心理品质。

（一）概念

个性心理（individual mind）又称个性或人格，"个性"一词来源于拉丁语"persona"，原指演员戴的假面具，后引申为能独立思考、有自己行为特征的人，即真正的人本身，也可译成人格。现代心理学沿袭了"persona"的意义，把一个人在人生舞台上所扮演角色的种种行为和心理活动都看作个性的表现。个性心理是指个体有别于他人的整个心理面貌。个性心理是人类心理的重要组成部分，不仅使人们的心理活动和行为表现出各自不同的特点，而且还是人们各种心理活动和行为的动力源泉。现代心理学一般把个性心理定义为一个人的整个精神面貌，即一个人在一定社会条件下形成的、具有一定倾向的、比较稳定的心理特征的总和。

（二）个性心理的特性

1．生物性

人的个性心理是在先天的自然、遗传素质的基础上，通过后天的学习、教育与环境的作用逐渐形成的。个性心理带有自身的生物学烙印，人的生物属性是个性心理形成的基础，影响个性心理发展的道路和方式。因此，个性心理首先具有生物性，人们与生俱来的感知器官、运动器官、神经系统和大脑在结构上与功能上的一系列特点，是个性心理形成的物质基础与前提条件。例如，一个智力低下的人不可能具备完好的个性心理；一个神经活动强而不平衡的人，就

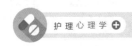

比较容易形成勇敢、刚毅的人格特点，而要形成细致、体贴的个性心理特点就比较困难；相反，一个神经活动较弱的人，就比较容易形成细致、体贴的个性心理特点，而要形成勇敢、刚毅的个性心理特点就比较困难。

2．社会性

个性心理并不仅是生物的产物，如果只有人的生物属性而脱离人类社会实践活动，不可能形成人的个性心理。个性心理总是要深刻地受到社会各个因素的影响。个性心理在个体生活过程中逐渐形成，在很大程度上受社会文化、教育教养内容和方式的影响。生物因素只给个性心理发展提供可能性，社会因素才使这种可能性转化为现实，如果离开了人类的社会生活，人的正常心理就无法形成和发展。

3．稳定性

个性心理的稳定性是指个体的个性心理特征具有跨时间和空间的一致性，其特点是强调内在、本质的自我具有持久性，它对人的行为的影响是一贯的，是不受时间和地点限制的。个性心理是一个人在成长过程中受家庭、社会潜移默化的影响，受学校教育的熏陶，以及个人在实践活动中长时间逐渐塑造而形成的。它一旦形成，就比较稳定，即所谓"江山易改，本性难移"，说的就是个性心理的稳定性。人在行为中暂时的偶然表现不能代表他的个性心理。例如，一个处事稳重的人，偶然表现出轻率的举动，并不能说他具有轻率的性格特征。只有一贯的、在绝大多数情况下都得以表现的心理现象才是个性心理的反映。

4．可塑性

个性心理的可塑性是指个体随着社会生活条件的变化和一个人的发展和成熟，他的个性心理不是一成不变的，而是随个性心理的成熟逐渐加强。因为现实生活非常复杂，随着社会现实和生活条件、教育条件的变化，年龄的增长，主观的努力等，个性心理也可能发生某种程度的改变。特别是在生活中经过重大事件或挫折，往往会给个性心理造成很大的影响，发生一些变化，这就是个性心理的可塑性。例如，一个平时很乐观的人，可能因一次重大的打击而变得郁郁寡欢；一个很温和的人，如果他从原来的环境来到一个充满压力的环境中生活，他就会变成一个急躁的人，会经常发脾气。这就是个性心理的变化。当然，个性心理变化比较缓慢，不可能立竿见影。

5．独特性

个性心理的独特性是指人与人之间的心理和行为是各不相同的，强调的是个体差异。一个人的个性心理是在遗传、环境、教育等先天和后天因素的相互作用下形成的。不同的遗传、生存环境及教育环境，形成了各自独特的心理特点。每个人的遗传素质不同，又在不同的环境条件下成长起来，所以每个人都有自己的独特特点。个体间心理方面的差异不仅表现在人们是否具有某些方面的特征，而且也表现在同一特征的不同水平上。

6．共同性

个性心理的共同性是指生活在同一群体、阶层或民族的人们在一定的群体环境、生活环境、自然环境中形成的共同的典型的心理特点。如美国人随和开朗，喜欢冒险；德国人谨慎多思；法国人浪漫；中国人勤劳勇敢。

7. 整体性

个性心理的整体性是指构成某个体个性心理的各种心理特征彼此交织、相互影响而成为一个有机的整体。个性心理虽有多种成分和特质，如能力、气质、性格、需要、动机、价值观、行为习惯等，但它们并不是孤立存在的，而是密切联系、相互制约而组成一个整体，体现在一个人的行为之中，让个体呈现出带有个人整体倾向的精神面貌。人的行为不仅是某个特定部分运作的结果，而且总是与其他部分紧密联系、协调一致地进行活动。

一个正常的人总是能及时地调整人格中的各种矛盾，使人的心理和行为保持一致。如果没有这种一致性，人们就会长期处于对立的动机、价值观、信念的斗争中，人的心理活动就会出现无序的状态，这就是人格分裂。

8. 功能性

环境刺激是通过个性心理来显现个体的应对性行为的，所以，一个人的行为总会带上他的个性心理色彩。同样，面对挫折时，坚强的人不会灰心，怯懦的人则会一蹶不振。所以，个性心理决定一个人的行为方式，甚至能决定一个人的成败，即所谓"性格决定命运"。

（三）个性心理的成因

个性心理在形成、发展、改造及完善的过程中，主要受以下3个方面因素的影响。

1. 生物因素

遗传、激素和气质等生理因素是个性心理形成和发展的自然前提，为个性心理的形成与发展提供可能性和遗传潜势。

2. 环境因素

环境因素按性质可分为自然环境和社会环境。其中在个性心理的形成和发展上起决定性作用的是文化背景、家庭影响、教育状况、社会生活实践等社会环境因素。社会性是人类的本质属性，人类的心理及行为也在社会生活中习得。

3. 自我意识

自我意识的形成和发展在个性心理的形成中起着巨大的作用。一个人的自我意识一旦确立，就具有了对人、对事的立场和观点，能对自己目前的状态及未来发展状态做出解释和判断，并主动采取措施，调控自己、改造自己，在个性心理的形成和发展上体现出积极主动性。

（四）个性心理的结构

个性心理是一个复杂的、多层次的统一体结构系统，包括个性心理倾向（动力结构）、个性心理特征（特征结构）和自我意识（调控结构）3个子系统。

1. 个性心理倾向

个性心理倾向（personality inclination）是指人对客观环境的态度和行为积极性的特征，是个性心理中的动力结构，即个性心理的动力，是个性心理结构中最活跃的因素，是决定社会个体发展方向的潜在力量，是人们进行活动的基本动力，也是个性心理结构中的核心因素。它主要包括需要、动机、兴趣、信念与世界观、自我意识等心理成分。这些成分并不是孤立的，而

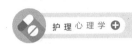

是相互联系、相互影响、相互制约的。在个性心理倾向中，需要是个性心理积极的源泉，只有在需要的推动下，个性心理才能形成与发展；动机、兴趣都是需要的表现形式；信念、世界观居最高层次，决定着一个人总的思想倾向和整个的心理面貌；自我意识对人的个性心理发展具有重要的调节作用。个性心理倾向被认为是以个人的需要为基础的动力系统。个性心理倾向受先天因素的影响较少，主要是在后天的社会化过程中形成的。

2. 个性心理特征

个性心理特征（psychological characteristic of personality）是指一个人身上经常地、稳定地表现出来的心理特点。个性心理特征是在个性心理结构中，经常、稳定、具有决定意义的成分，是个性心理中的特征结构，是个体心理差异性的集中表征，它表明一个人的典型心理活动和行为，影响着人的言行举止，反映一个人的基本精神面貌，集中体现一个人的心理活动的独特性。

个性心理特征主要包括能力、气质和性格，即处理事务的水平、方式和方向。能力是个性心理的水平特征，气质是个性心理的动力特征，性格是个性心理特征中最核心的成分。个性心理特征形成相对较早，在不同程度上受先天生理因素的影响，构成个性心理结构中比较稳定的成分。

3. 自我意识

自我意识（self-consciousness）是指个体对自己在思想、情感、行为及人际关系等方面的认识、态度和评价，对自身心理活动和行为的控制和调整。意识是人类大脑特有的功能，是人的心理与动物的心理的根本区别。当人将注意力聚焦于自身的时候，就产生了自我意识。自我意识也称自我监控系统，包括自我认识、自我体验、自我调控3个方面。

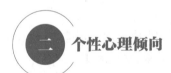

个性心理倾向是推动人进行活动的动力系统，是个性结构中最活跃的因素，决定着人对周围世界认识和态度的选择和趋向，决定人追求什么。它包括需要、动机、兴趣等。

（一）需要

1. 需要的概念

需要（need）是指个体在生活中感到某种欠缺而力求获得满足的一种内心状态，是人脑对生理和社会需求的反映。需要是有机体内部的不平衡状态，这种不平衡状态包括生理的不平衡和心理的不平衡。例如，血糖下降会产生饥饿求食的需要，寂寞孤独会产生交往的需要。

2. 需要的作用

（1）需要是个体活动积极性的源泉：人的各种活动都是在需要的推动下进行的。需要激发人去行动，使人朝向一定的方向，追求一定的对象，以求得自身的满足。需要越强烈、越迫切，它的推动力也就越大。例如，父母望子成龙会促使孩子积极向上。

（2）需要是个体认识过程的内部动力：人们为了满足需要必须对有关事物进行观察和思

考。需要调节和控制个体认识过程的倾向，其对情绪和情感的影响非常大。人对客观事物产生情绪和情感，是以客观事物能否满足人的需要为中介的。

3.需要的种类

需要是多种多样的，根据需要产生的角度，可分为自然需要和社会需要；根据需要满足的对象，可分为物质需要和精神需要。

（1）自然需要和社会需要：自然需要又称生理需要，主要包括饮食、呼吸、防御、睡眠、排泄及运动、休息、配偶等需要，它是人和动物共有的，自然需要主要由机体内部某些生理的不平衡状态引起，对机体维持生命、延续种族有重要意义；社会需要是指人类在社会生活中形成的，为了维护在社会中的存在和发展而产生的需要，主要包括劳动的需要、交往的需要、成就的需要、赞美的需要、求知的需要等，社会需要反映了人类社会生活的要求，对维系人类社会生活、推动社会进步有重要的作用。

（2）物质需要和精神需要：物质需要指向社会的物质产品，通过占有这些物质产品而获得满足，例如，对生产资料的需要，对生活用品的需要，对学习条件的需要，对交通和医疗的需要等；精神需要指向社会的各种精神产品，通过占有这些精神产品而获得满足，例如，对文学艺术的需要，认识事物的需要，欣赏美的需要，阅读报纸、杂志，以及观看电影、电视的需要等。

（二）动机

我们常说，行为之后必有原因，这里所说的原因就是动机。动机与需要是紧密联系的。如果说需要是人的活动的基本动力的源泉，那么，动机就是推动这种活动的直接力量。

1.动机的概念

动机（motivation）是激发和维持人们进行活动，并引导活动朝向某一目标的内部心理过程或内在动力。人的各种各样的活动都是在一定动机的支配下进行的，人可能意识到自己的动机，也可能意识不到自己的动机，但没有这种内部动力，人就不会有各种各样的活动。

2.动机产生的条件

动机的产生取决于两个条件：主体需要和客观诱因。

（1）主体需要。主体需要是动机产生的内在条件。如果说人的需要是个体行为积极性的源泉，那么，人的动机就是这种源泉的具体表现。动机在需要的基础上产生，离开需要的动机是不存在的。

（2）客观诱因。客观诱因是动机产生的外在条件。所谓诱因是指能够激起有机体的定向行为并能满足某种需要的刺激。诱因可分为正诱因和负诱因。正诱因是使个体趋向、接受从而满足某种需要的刺激；负诱因是使个体逃离、摆脱从而满足某种需要的刺激。例如，对小孩来说，食物是正诱因，斥责是负诱因。

3.动机的功能

（1）激发功能。动机能激发机体产生某种活动。动机是在需要的基础上产生的。需要使机体内部产生了一种不平衡的状态，当意识到这种不平衡，就会以意向、愿望的形式表现出来，由此激发个体采取一定行动。例如，饥择食，渴择饮，择食、择饮的活动是由饥、渴的动机激

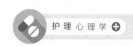

发起来的；一个学生想要掌握计算机的操作技术，他就会在这个动机驱动下，产生相应的行为。

（2）指向功能。在动机的支配下，人的行为将指向一定的目标。例如，在学习动机的支配下，人们可能去图书馆；在休息动机的支配下，人们可能去电影院；在成就动机的支配下，人们会放弃舒适的生活条件而到艰苦的地方去工作。动机不同，活动的方向和追求的目标也不同。

（3）调整功能。当活动开始以后，人们是否坚持进行这种活动，同样受到动机的支配和调节。当活动指向某个目标时，个体相应的动机就获得强化，活动就会持续下去，在遇到困难时能予以克服；否则，活动将被调整。

4．动机的种类

动机对活动的影响和作用有不同的方面，由此可对动机进行不同的分类。

（1）根据动机的引发原因，可分为内在动机和外在动机。

①内在动机是由活动本身产生的快乐和满足所引起的，不需要外在条件的参与。外在动机是由活动外部因素引起的。内在动机的强度大，时间持续长。

②外在动机持续时间短，往往带有一定的强制性。事实上，内在动机和外在动机两者缺一不可，必须结合起来才能对个人行为产生更大的推动作用。

（2）根据动机在活动中所起的作用不同，可分为主导性动机与辅助性动机。

①主导性动机是指在活动中作用较为强烈、稳定、处于支配地位的动机。主导性动机通常对活动具有决定作用。

②辅助性动机是指在活动中作用较弱、较不稳定、处于辅助性地位的动机。辅助性动机起到加强主导性动机，坚持主导性动机所指引的方向的作用。事实表明，只有主导性动机与辅助性动机的关系较为一致时，活动动力才会加强；彼此冲突，活动动力就会减弱。

（3）根据动机的起源，可分为生理性动机和社会性动机。

①生理性动机起源于人的生理需要，具有先天性，是以有机体的生理需要为基础的，例如饥饿、干渴、睡眠等动机。人的生理性动机也受社会生活条件所制约。

②社会性动机又称心理性动机，起源于社会性需要，如交往动机、学习动机、成就动机等。社会性动机具有持久性的特征，是后天习得的。

（4）根据动机行为与目标远近的关系，可分为近景动机和远景动机。

①近景动机是指与近期目标相联系的动机。

②远景动机是指与长远目标相联系的动机。如一些人参加大型的歌唱比赛，有的人是为了把比赛时的每一首歌唱好，有的人是为了找个好的唱片公司签约。前者为近景动机，后者为远景动机。远景动机和近景动机具有相对性，在一定条件下，两者可以相互转化。远景目标可分解为许多近景目标，近景目标要服从远景目标，体现远景目标。"千里之行，始于足下"，是对近景动机与远景动机辩证关系的描述。

🔗 知识链接

目标对动机的影响

美国心理学家奈特·邓（Knight Dunlap）和瑞莫斯通过实验发现，如果被试者认清学习的目标，那么就会产生强烈的学习动机。选择10名大学一年级学生组成实验组，并告诉他们如果要成为大学同学会会员，必须经过磨炼和测验。命令他们5天之内，不能沐浴理发；被强迫吃生猪肝；每天只能睡2h，其间要做苦工或做徒步旅行；并给予各种侮辱及困扰。第5天的深夜，告诉他们每人要接受7次计算测验，每次5min，测验的成绩将决定同学会的会员资格。另外，选取50名大学三年级学生组成对照组，进行同样次数和时间的计算测验，但不告以测验的目的，测验前也未受任何屈辱或困扰。结果发现，实验组成绩几乎是对照组的3倍。很显然，前者预先认清了学习目标，而后者只是盲目工作而已。

5. 动机的冲突

在现实生活中，由于人们有多种需要，于是就会形成多种动机。如果这些动机并存，但不能同时满足，特别是几种动机在最终目标上相互矛盾或相互对立时，这些动机就会产生冲突。常见的动机冲突有以下几种。

（1）双趋冲突。双趋冲突（approach-approach conflict）是指两个目标具有相同的吸引力，产生同等强度的动机，但由于条件限制，个体只能选择其中之一而要放弃另一个时所引起的动机冲突，即所谓"鱼与熊掌不可兼得"。例如，晚上既想看书，又想去参加晚会。

（2）双避冲突。双避冲突（avoidance-avoidance conflict）是指两个事物同时对个体形成威胁或厌恶，产生同等强度的逃避动机，但迫于环境和条件，个体只能接受一个才能避开另一个所造成的动机冲突。如处于"前有埋伏，后有追兵"境遇时的心理动机冲突；对一位必须在手术与药物治疗间做出选择的患者，他既恐惧手术的危险又担心药物的毒副作用，因而陷入双避冲突之中。

（3）趋避冲突。趋避冲突（approach-avoidance conflict）是指某一事物对个体的需要具有利与弊的双重意义时，会使人产生截然相反的动机。一方面是好而趋之，另一方面又恶而避之，如"想吃鱼又怕腥"；一个患者希望做手术能治好自己的病，但又害怕手术的风险和痛苦，这种矛盾心理就形成了动机的趋避冲突。

（4）多重趋避冲突。多重趋避冲突（double approach-avoidance conflict）是指同时有两个或两个以上的目标，存在两种或多种选择，但每种选择既可能有吸引力，又可能会带来不利，使人左顾右盼，难以抉择。

（三）兴趣

兴趣在人的生活中有着重要的意义，健康而广泛的兴趣使人能体会到生活的丰富和乐趣，深入而巩固的兴趣能成为事业成功的动力。

1. 兴趣的概念

兴趣（interest）是人们探究某种事物或从事某种活动的心理倾向；它表现为人们对某种事物的选择性态度和肯定的情绪体验。它是以认识和探索外界事物的需要为基础的。当个体对某一客体发生兴趣时，能调动积极的心理活动，表现为主动地去关注和感知与这一客体有关的事物，以求对客体的深刻理解、掌握和研究。例如，一个学生对心理学有兴趣，他就会钻研心理学书籍，并乐在其中。

2. 兴趣的分类

兴趣一般分为直接兴趣和间接兴趣。

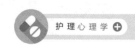

（1）直接兴趣。直接兴趣是人们对活动本身发生的兴趣；它往往是由于活动过程引人入胜而产生。例如，学生对一堂生动的课、一场电影、一首歌曲等的兴趣就是直接兴趣。又如，喜欢足球的人看球赛时如痴如醉，并深入其中。

（2）间接兴趣。间接兴趣是人们对活动结果发生的兴趣。由于认识到完成某项活动的结果具有重要意义，人们会对它产生间接兴趣。例如，有的学生对某些课程提不起任何兴趣，甚至感到乏味，但意识到学好这些课程对将来服务于社会有重要作用，因此刻苦学习，并对此产生兴趣。本身不喜欢看足球的人，因为爱国的关系，在本国足球队与别国比赛时，十分关心比赛的比分和输赢。间接兴趣具有较稳定的特点，在一定条件下也可以转化为直接兴趣。

直接兴趣和间接兴趣在活动中都是不可缺少的。如果没有直接兴趣，活动将变得枯燥无味；如果没有间接兴趣，活动便不可能长久地坚持下去。只有直接兴趣和间接兴趣相结合，才能充分发挥一个人的积极性。

3．兴趣的品质

（1）兴趣的倾向性。兴趣的倾向性是指一个人对什么事物发生兴趣。人与人之间在兴趣的倾向性方面差异很大，如有的人对文学感兴趣，有的人对数学感兴趣，有的人对音乐感兴趣等。兴趣的倾向性有高尚和低级之分。

（2）兴趣的广阔性。兴趣的广阔性是指一个人兴趣范围的大小或丰富的程度，也可称为兴趣的广度。兴趣的广度具有明显的个别差异。有的人人兴趣十分狭窄，对什么都没热情，也不感兴趣；而有的人兴趣十分广阔。如莱昂纳多·达·芬奇（Leonardo da Vinci）不仅是大画家，而且还是大数学家、力学家和工程师；阿尔伯特·爱因斯坦（Albert Einstein）也是如此，他是伟大的物理学家，但又非常喜欢音乐，小提琴拉得好，钢琴也弹得很出色，甚至还能撰写文学评论。

（3）兴趣的稳定性。兴趣的稳定性又称兴趣的持久性，是指中心兴趣持续的时间或稳定的程度。兴趣稳定而且能保持长久，才能推动人们去深入钻研他们感兴趣的事物，从而取得成功。从这一品质考察，有的人兴趣是持久而稳定的，这种人一旦对某种事物或活动产生兴趣，就能始终保持且长期不变，还会一步一步地深入下去，达到迷恋的程度；而有的人兴趣极不稳定，经常会对某种事物产生兴趣，但又不能持久，朝三暮四，见异思迁，往往一事无成。这种暂时的兴趣纵使很强烈，对实践活动的推动作用也不大。可见，在兴趣的稳定性方面也存在很大的个别差异。

（4）兴趣的效能性。兴趣的效能性是指个体兴趣推动活动的力量，兴趣对人的行动的动力作用有积极和消极两种，凡是对社会的进步和个人身心发展起推动作用的，就是具有积极效能的兴趣；凡是对社会的进步和个人身心发展起阻碍作用的，就是具有消极效能的兴趣。同样，人们兴趣的效能性是有很大的个别差异的。有的人兴趣是主动的、积极的；有的人兴趣是消极的、被动的。如有的学生对上网很有兴趣，但主要用于玩游戏或聊天，影响了正常的学习和生活，这样的兴趣就是具有消极效能的兴趣。总之，高尚的兴趣具有积极的效能，低级的兴趣只有消极的效能。有效的兴趣才能促使人参与某项活动，从而获得知识经验、增长才干。

4．兴趣的功能

兴趣是推动人们认识事物和从事活动的强大动力，符合兴趣的事物能够大大调动人的积极性，使人愉快地投入这种认识和活动。另外，兴趣能集中注意力、加深思考、增强记忆。因此，兴趣还能够提高学习和工作的效率。

兴趣在人们的活动中的基本功能主要表现为定向与动力两方面。

（1）兴趣的定向功能。兴趣的定向功能是指一个人现在和将来要做的事情往往是由自己的兴趣来定向的；它可以奠定一个人事业的基础和发展的方向。如一个人从小喜欢探究小动物的生活习性，将来就可能去学习生物学或心理学，并作为终生研究的方向。著名的儿童心理学家让·皮亚杰（Jean Piaget）就是如此。

（2）兴趣的动力功能。兴趣的动力功能是指人的兴趣可以转化为动机，成为激励人们进行某种活动的推动力。查尔斯·罗伯特·达尔文（Charles Robert Darwin）曾在他的自传中介绍，就他在学校时期的性格来说，对他后来发生影响的，就是有强烈的兴趣，沉溺于他自己感兴趣的东西。可见，兴趣是活动的重要动力之一，也是活动成功的重要条件。如果一个人对某学科产生浓厚兴趣后，也会满怀乐趣、克服各种困难去钻研，甚至达到废寝忘食的状态。兴趣在人的学习、工作和一切活动中起着动力作用。

三　个性心理特征

所谓个性心理特征，就是个体在社会活动中表现出来的比较稳定的成分，包括能力、气质和性格。

（一）能力

1. 能力的概念

能力（ability）是指人们成功地完成某种活动所必需的心理特征。

能力有两层含义：其一指已经表现出来的实际能力，例如，会讲英语、能开汽车、可以做开胸手术等；其二指潜在能力，即尚未表现出来的心理能量，它是通过学习、训练后可能发展起来的能力。实际能力和潜在能力是不可分割的。潜在能力是一个抽象的概念，只是各种实际能力展现的可能性，只有在遗传与成熟的基础上，通过学习才可能变成实际能力。潜在能力是实际能力形成的基础，实际能力是潜在能力的展现。

能力总是和人的某种活动相联系并表现在活动中，只有从一个人所从事的某种活动中，才能看出他具有某种能力。能力影响活动的效果，能力的大小只有在活动中才能比较，倘若一个人不参加某种活动，就难以确定他具有什么能力。

能力是保证活动取得成功的基本条件，但不是唯一的条件。活动能否顺利进行，能否取得成功，往往还与人的个性心理特点、知识技能、工作态度、物质条件、健康状况及人际关系等因素有关。但是，在条件相同的情况下能力强的人比能力弱的人，更能使活动顺利进行，更容易取得成功。

2. 才能与天才

要顺利完成某种活动，仅凭一种能力是不够的，必须靠多种能力的结合。多种能力的有机

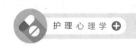

结合称为才能。说一个人有才能，即意味着他能将从事某项活动所必需的各种能力进行综合运用，因而取得很好的效果。才能常以活动的名称来命名，如音乐才能、管理才能、教学才能等。

如果完成各种活动所必备的各种能力得到最充分的发展和最完美的结合，并能创造性地、杰出地完成相应的活动，就表明这个人是能够从事这种活动的天才。天才就是高度发展的能力的最完美的结合。如数学天才就是由对有关材料的概括能力、把运算过程迅速"简化"的能力、正运算灵活过渡到逆运算的能力等几种高度发展的能力完美结合而成的。

3.能力的种类

（1）按结构可分为一般能力和特殊能力。

①一般能力是指在进行各种活动中必须具备的基本能力，又称普通能力。它保证人们有效地认识世界，也称智力。智力包括个体在认识活动中所必须具备的各种能力，如感知能力（观察力）、记忆能力、想象能力、思维能力和注意能力等。

②特殊能力又称专门能力，是指为某项专门活动所必备的能力，只在特殊活动领域内发生作用，是完成有关活动必不可少的能力。如音乐能力、绘画能力、数学能力和运动能力等。

一般能力和特殊能力密切地联系着。一般能力是各种特殊能力形成和发展的基础，为特殊能力的发展创造有利的条件；特殊能力的发展也会促进一般能力的发展。一般能力和特殊能力在活动中共同起作用。

（2）按功能可分为认知能力、操作能力和社交能力。

①认知能力是指接收、加工、储存和应用信息的能力。如知觉、记忆、注意力、思维和想象能力等，是人们成功地完成活动最重要的条件。

②操作能力是指操纵、制作和运动的能力。如劳动能力、艺术表现能力、实验操作能力、身体协调能力等。操作能力是在操作技能的基础上发展起来的，是顺利地掌握操作技能的重要条件。

③社交能力是指人们在社会交往活动中所表现出来的能力。如组织能力、管理能力、言语感染能力、亲和力等。社交能力包含着认知能力和操作能力。

（3）按创造程度可分为模仿能力和创造能力。

①模仿能力是指在活动中顺利地掌握前人所积累的知识、技能，并按现成的模式进行活动的能力。如练字时的临摹、照图学画等。

②创造能力是指在活动中创造出独特的、新颖的、有社会价值的产品的能力。它具有独特性、变通性、流畅性的特点。

模仿能力和创造能力相互联系、相互渗透。创造能力是在模仿能力的基础上发展起来的。如学唱歌的人总是先模仿别人的发声方法和唱歌时的感觉，再慢慢摸索属于自己的歌唱风格。

4.能力差异的发展规律

由于人的遗传素质、后天环境和所受教育及从事的实践活动不同，人与人之间在能力上存在差异，这些差异表现为能力发展水平的差异、能力类型的差异和能力表现早晚的差异。

（1）能力发展水平的差异。能力发展水平的差异是指人与人之间在能力发展水平上存在着明显的差异。能力发展水平的差异主要是指智力上的差异，表明人的能力发展有高有低。研究发现，就一般能力来看，在全世界人口中，智力水平基本呈正态分布，即智力极低或极高的人很少，绝大多数的人属于中等智力。美国心理学家推孟（L.M.Terman）和梅里尔（M.A.Merrill）抽取 2~18 岁的 2 904 个人进行测验得出智商分级情况（表 2-5），从表中可以看出，表两端的百分数都很小，而中间部分很大（图 2-14）。

表2-5 不同智商水平的人数分配百分数

智 商	百分比（%）	级 别
139 以上	1	非常优秀
120~139	11	优秀
110~119	18	中上
90~109	46	中智
80~89	15	中下
70~79	6	临界智力
70 以下	3	智力迟钝

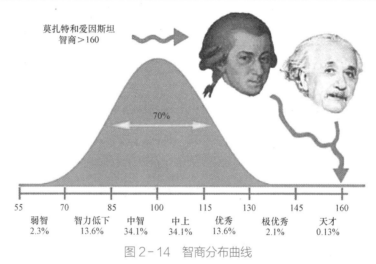

图2-14 智商分布曲线

（2）能力类型的差异。能力类型的差异是指构成能力的各种因素存在质的差异，主要表现在知觉、记忆、言语、想象、思维的类型和品质方面。如有的人擅长想象，有的人擅长记忆，而有的人语言能力比较拔尖。在特殊能力方面，同是音乐成绩优异的人，第一个可能具有强烈的曲调感和很高的听觉表象能力，但节奏感较弱；第二个可能具有很好的听觉表象能力和强烈的节奏感，但曲调感较弱；第三个可能具有强烈的曲调感和音乐节奏感，但听觉表象能力较弱。人的能力可以在感知觉、表象、记忆、言语、思维等方面表现出一定的差异，因而人们在能力方面既表现出各有所长，又表现出各有所短。

（3）能力表现早晚的差异。各种能力不仅在质或量的方面表现出明显的差异，而且能力表现的早晚也存在着明显的差异。有的人少年早慧，有的人中年成才，还有的人大器晚成。

①少年早慧。有的人能力发展较早，年轻时就显露出卓越的才华。根据历史记载，我国许多名人在幼年时期就显露才华。唐代诗人白居易 1 岁开始识字，5 岁开始作诗，9 岁已精通声

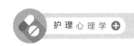

韵；李白"五岁诵六甲，十岁观百家"；杜甫"七龄思即壮，开口咏凤凰"；王勃 10 岁能赋，20 多岁就写出脍炙人口的《滕王阁序》；明末爱国诗人夏完淳 5 岁知五经，9 岁擅辞赋古文。近年来，全国各地更是涌现出一些早慧儿童，成为小画家、小音乐家、小文学家等。在中国科技大学，自 1978 年以来已招收多期少年班大学生，他们都是十四五岁就上了大学。

②中年成才。一般来说，最常见的是中年成才。中年是成长和创造发明的最佳年龄（表 2-6）。中年人年富力强、精力充沛，既有丰富的知识经验，又有较强的抽象思维能力和记忆能力，思维敏捷、较少保守、易于革新、勇于创造，是成才和创造发明的最好时机。有人对 301 位诺贝尔奖获得者做了统计，结果表明，30~45 岁是人的智力最佳年龄区。301 位诺贝尔奖获得者中有 75% 的人获诺贝尔奖时就处于这个最佳年龄区。当代世界上杰出的科学家取得成就的年龄峰值是 37 岁。

③大器晚成。这些人的才能表现较晚，大器晚成的人在古今中外不乏其例。姜子牙辅佐周武王，72 岁才任宰相；我国医学家和药学家李时珍在 61 岁时才写成巨著《本草纲目》；达尔文年轻时被认为智力低下，在 50 多岁才开始有研究成果，后来却成为进化论的创始人。造成这种现象的原因有很多，有的因所专攻的学术领域具有某种长期性，不能一蹴而就，需长期努力；有的因早期不够努力，后期加倍勤奋；有的因某种特殊能力显露较晚等。

表 2-6　不同学科的最佳创造年龄

学科	最佳创造的平均年龄（岁）	学科	最佳创造的平均年龄（岁）
化学	26~36	声乐	30~34
数学	30~34	歌剧	35~39
物理	30~34	诗歌	25~29
实用发明	30~34	小说	30~34
医学	30~39	哲学	35~39
植物学	30~34	绘画	32~36
心理学	30~39	雕刻	35~39
生理学	35~39		

创造有个最佳年龄阶段，但并不是说人在这个年龄阶段之外就不可能有所创造、发明了。随着社会的进步、科学的发展和教育质量的提高，创造的最佳年龄将向两端延伸。

5.影响能力形成与发展的因素

能力的形成与发展受多种因素的影响，既包括先天素质，也包括后天因素，主要指对先天素质产生影响作用的环境、教育和实践活动等。实际上，能力就是这些因素交织在一起相互作用的结果。

（1）先天素质的影响。先天素质是人们与生俱来的解剖生理特点，包括感觉器官、运动器官及神经系统和大脑的特点。它是能力形成和发展的自然前提和物质基础。没有这个基础，任何能力都无从产生，也不可能发展。听觉或视觉生来就失灵者，无法形成与发展音乐才能，也不能成为画家；早期脑损伤或发育不全的人，其智力发展也会受到严重影响。

（2）环境、教育和实践活动对能力形成与发展的影响。

①产前环境及营养状况的影响。胎儿生活在母体的环境中，这种环境对胎儿的生长发育及出生后智力的发展，都有重要的影响。许多研究表明，母亲怀孕期间服药、患病、大量吸烟、遭受过多的辐射、营养不良等，能造成染色体受损或影响胎儿细胞数量，使胎儿发育受到影响，甚至直接影响出生后婴儿的智力发展。

②早期环境的作用。在儿童成长的整个过程中，智力的发展速度是不均衡的，往往是先快后慢。美国著名的心理学家本杰明·布卢姆（Benjamin Bloom）对近千人进行追踪研究后，提出这样的假说，即 5 岁前是儿童智力发展最为迅速的时期。日本学者木村久一提出了智慧发展的递减规律，他认为，生下来就具有 100 分能力的人，如果一出生就得到最恰当的教育，那么就可以成为有 100 分能力的人；如果从 5 岁才得到最恰当的教育，那么就只能具有 80 分能力；若从 10 岁才开始教育，就只能成为有 60 分能力的人。可见发展能力要重视早期环境的作用。

③教育条件的影响。一个人朝什么方向发展，发展水平的高低、速度的快慢，主要取决于后天的教育条件。家庭环境、生活方式、家庭成员的职业、文化修养、兴趣、爱好及家长对孩子的教育方法与态度，对儿童能力的形成与发展有极大的影响。在教育条件中，学校教育在学生能力发展中起主导作用。学校教育是有计划、有组织、有目的地对学生施加影响，不仅可以使学生掌握知识和技能，而且在学习和训练的同时促进了其能力的发展。

④实践活动的影响。实践活动是人与客观现实相互作用的过程，是人所特有的积极主动的运动形式。前面提到的素质和环境、教育是能力形成的重要因素，但这些因素只有在实践活动中才能影响能力的形成与发展。因此，实践活动是能力形成与发展的必要条件。

⑤其他个性因素的影响。环境和教育是能力形成与发展的外部条件，外因必须通过内因起作用。一个人要想发展能力，除必须积极地投入实践中之外，还要充分发挥自身的主观能动性——积极的个性心理特征，即理想、兴趣及勤奋和不怕困难的意志力。

（二）气质

1. 气质的概念

气质（temperament）是心理活动表现在强度、速度、稳定性和灵活性等方面的一种稳定心理特征，是个人心理活动的动力特征。

气质是个人生来就具有的心理活动的动力特征，相当于日常生活中所说的脾气、秉性。气质主要表现为个人心理活动过程的速度和灵活性，如知觉的速度、思维的灵活度、注意集中时间的长短等；心理过程的强度，如情绪的强弱、努力的程度等；心理活动的指向性（倾向于外部事物或倾向于内部体验）。气质与性格、能力等其他个性心理特征相比，更具有稳定性。对气质概念的理解应注意以下 4 点。

第一，气质是个体心理活动和行为的外部动力特点，心理活动的动力特征主要是指在心理活动的强度（如情绪体验的强度、意志努力的程度等）、速度（如知觉的速度、思维的灵活程度等）、稳定性（如注意集中时间的长短）、指向性（如有人倾向于外部事物，有人倾向于内心世界）方面的特征。

第二，气质作为人的心理活动的动力特征，与人的心理活动的内容、动机无关，即气质特点一般不受个人活动的目的、动机和内容的影响，具有较强的稳定性。它能使人的心理活动染

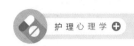

上特定的色彩，形成独特的风貌。例如，一个情绪稳定、内向的学生，在任何场合下，即使是很熟悉的环境、很热闹的场面、自己很感兴趣的活动，都会表现出较为稳重、不过分表现自己的特点。

第三，气质受先天生物学因素影响较大，即先天因素占主要地位。气质较多地受神经系统类型的影响。研究表明，人一生下来就表现出某些气质特征。在儿童生命最初几星期内，对刺激物的敏感度、新事物的反应等就有明显的差异。这些在气质上表现出的明显个性特征，显然不是由于后天生活条件所造成的，而是由于神经系统的先天特性造成的。有人曾研究了20对同卵双生子和异卵双生子，结果发现，同卵双生子在某些气质特征（如内向与外向）方面比异卵双生子表现出更大的相似性。

第四，气质具有一定的可塑性。气质虽然具有先天性，但并不意味着一成不变，在生活环境和教育条件的影响下、性格的掩盖下，气质可以得到相当程度的改造。例如，在集体生活的影响下，情绪容易激动的学生，可能变得较能控制自己；行为动作较为缓慢的学生，可能变得行动迅速。

2．气质的生理基础

俄国生理学家巴甫洛夫对高级神经活动类型与气质形成的生理机制做了较为科学的解释。巴甫洛夫根据神经过程的基本特性（强度、均衡性和灵活性）的不同结合，把人的高级神经活动分为4种类型，即兴奋型、活泼型、安静型和抑制型，这4种高级神经活动类型与传统划分的胆汁质、多血质、黏液质和抑郁质4种气质类型相互对应。

3．气质类型学说

根据气质在人身上的表现所划分的类型叫气质类型。它是在某一类人身上共有的或相似的特征有规律的结合。古今中外关于气质类型的学说有很多，如阴阳五行说、体液说、血型说、体型说、激素说、高级神经活动类型说等，其中影响较大的两种学说是体液说和高级神经活动类型说。

（1）体液说。公元前5世纪，古希腊医生希波克拉底（Hippocrates）提出了体液说。他认为人体内有4种液体，即生于脑的黏液、生于肝的黄胆汁、生于胃的黑胆汁、生于心脏的血液。这4种液体构成了人们不同的体质。之后古罗马医生克劳迪亚斯·盖伦（Claudius Galenus）对此理论进行整理并提出气质这一概念。他们认为某种气质类型的特点表现是因为该种液体在体内占据了优势，体内4种液体中，以黄胆汁占优势称为胆汁质；以血液占优势称为多血质；以黏液占优势称为黏液质；以黑胆汁占优势称为抑郁质。这显然是缺乏科学根据的，甚至是反科学的，但由于人们在日常生活中的确能观察到符合该学说提出的4种类型的外在气质表现，因此尽管他们学说的理论基础不正确，但因描述的现象基本符合事实，故此法一直沿用至今。

（2）高级神经活动类型说。20世纪初，巴甫洛夫创立了高级神经活动学说。他的学说较科学地解释了气质的生理基础，得到了广泛认可。巴甫洛夫指出高级神经活动有两个基本过程，即兴奋和抑制，它们有3个基本特性，即强度、灵活性、平衡性。强度是指神经细胞及整个神经系统工作的耐力，表现为接受刺激的强弱程度及神经细胞持久工作的能力；灵活性是指兴奋和抑制相互转化的难易程度，有灵活与不灵活之分；平衡性是指兴奋和抑制两种过程的力量是否均衡，有平衡和不平衡的差异。

巴甫洛夫依据大量实验确定，这3种特性能组合成4种基本的高级神经活动类型，即兴奋型、活泼型、安静型和抑制型。①兴奋型：神经活动强、不平衡。这种类型的兴奋过程强于抑制过程，是一种易兴奋、奔放不羁的类型。②活泼型：神经活动强、平衡、灵活。这种类型的兴奋和抑制都较强，两种过程较易转化，以反应灵活、外表活泼和迅速适应环境为特点。③安静型：神经活动强、平衡、不灵活。这种类型兴奋和抑制都较强，两种过程不易转化，特点是较容易形成条件反射，但不容易改造，是一种行动迟缓但坚毅的类型。④抑制型：神经活动弱。这种类型的兴奋和抑制过程都很弱，而且弱的抑制过程占优势。以胆小怕事，经不起冲击及消极防御为特征。

巴甫洛夫的高级神经活动类型可以看作气质类型的生理基础，气质是其在心理上的表现。这4种类型和希波克拉底对气质的分类有着较为一致的对应关系（表2-7）。巴甫洛夫指出，属于典型的某种气质的人较少，大多数人都是2种或者3种气质类型的混合。

表2-7　气质类型、特性与相应神经活动类型的关系

气质类型	高级神经活动类型	神经过程的特性			气质特性					
		强度	平衡性	灵活性	感受性	耐受性	敏捷性	可塑性	情绪兴奋性	指向性
胆汁质	兴奋型	强	不平衡	灵活	低	高	快	不稳定	高而强、抑制力差	外倾明显
多血质	活泼型	强	平衡	灵活	低	高	快	较高	高而不强	外倾
黏液质	安静型	强	平衡	不灵活	低	高	迟缓	稳定	低而体验强烈	内倾
抑郁质	抑制型	弱	不平衡	不灵活	高	低	慢	低	高而体验深	严重内倾

4.气质类型的外部表现

气质类型是指每一类人共同具有的各种气质特征的有规律的结合。4种基本气质类型在情绪和行为方式方面及智力活动方面有不同的典型表现。

（1）胆汁质。胆汁质的人反应速度快，具有较高的反应性与主动性，能忍受较强的刺激，能坚持长时间的工作而不知疲劳，显得精力旺盛、行为外向、直爽热情、情绪兴奋性高，但心境变化剧烈、脾气暴躁、难以自我克制。这类人情感和行为动作产生得迅速而且强烈，有极明显的外部表现；性情开朗、热情、坦率，但脾气暴躁，好争论；情感易于冲动但不持久；精力旺盛，经常以极大的热情从事工作，但有时缺乏耐心；思维具有一定的灵活性，但对问题的理解具有粗枝大叶、不求甚解的倾向；意志坚强、果断勇敢、注意稳定而集中但难以转移；行动利落而又敏捷，说话速度快且声音洪亮。

（2）多血质。多血质的人行动具有很高的反应性，行动敏捷，有高度的可塑性。这类人情感和行为动作发生得很快，变化得也快，但较为温和；易产生情感，但体验不深，善于结交朋

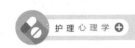

友，容易适应新的环境；语言具有表达力和感染力、姿态活泼、表情生动，有明显的外倾性特点；机智灵敏、思维灵活，但常表现出对问题不求甚解；注意与兴趣易于转移、情绪不稳定；在意志力方面缺乏忍耐性、毅力不强。

（3）黏液质。黏液质的人反应性低，反应速度慢，情绪兴奋性低但很平稳，举止平和、行为内向、头脑清醒、做事有条不紊、踏踏实实，但容易循规蹈矩；注意力容易集中，稳定性强，不善言谈，交际适度。情感和行为动作进行得迟缓、稳定、缺乏灵活性；这类人情绪不易发生，也不易外露，很少产生激情，遇到不愉快的事也不动声色；注意稳定、持久，但难以转移；思维灵活性较差，但比较细致，喜欢沉思；在意志力方面具有耐性，对自己的行为有较大的自制力；态度持重，沉默寡言，办事谨慎细致，从不鲁莽，但对新的工作较难适应，行为和情绪都表现出内倾性，可塑性差。

（4）抑郁质。抑郁质的人具有较高的感受性和较低的敏捷性，心理反应速度缓慢，动作迟钝，敏感机智，情感容易产生，而且体验相当深刻，隐晦而不外露，易多愁善感；往往富于想象，聪明且观察力敏锐，善于观察他人观察不到的细微事物，敏感性高，思维深刻；在意志方面常表现出胆小怕事、优柔寡断，受到挫折后常心神不安，但对力所能及的工作表现出坚忍的精神；不善交往，较为孤僻，具有明显的内倾性，做事认真仔细，动作迟缓，防御反应明显。

在现实生活中，并不是每个人的气质都能归入某一气质类型。除少数人具有某种气质类型的典型特征之外，大多数人都偏于中间型或混合型，也就是说，他们较多地具有某一气质类型的特点，同时又具有其他气质类型的一些特点。

5．气质对人的活动影响

气质在个体心理发展早期阶段表现明显，虽然随年龄增长而略有变化，但基本上是稳定的。气质贯穿在心理活动和行为方式之中，对人的各种实践活动都有一定程度的影响。

（1）气质本身没有好坏之分。任何气质类型都有其积极的方面，也都有其消极的方面。例如，胆汁质的人精力旺盛，热情豪爽，但脾气暴躁；多血质的人活泼敏捷，善于交往，但却难以全神贯注，缺乏耐心；黏液质的人做事有条不紊，认认真真，但却缺乏激情；抑郁质的人非常敏锐，却容易多疑多虑。气质对一个人来说没有选择的余地，重要的是了解自己，自觉地发扬自己气质中的积极方面，努力克服气质中的消极方面。任何气质类型的人都可以在事业上获得成功。

（2）气质本身不决定一个人活动的社会价值和成就的高低。气质虽然对性格与能力等个性有一定的作用，并对个体的活动有普遍影响，但气质本身不能决定人的社会价值与成就的高低。事实上，在社会活动家、科学家、作家等卓越的人物中，各种气质类型的典型代表都可见。任何一种气质类型的人都有可能发挥自己的才能，对社会作出贡献。

（3）气质影响人的活动方式与效率。在各种实践领域中，气质虽不起决定作用，但对人的工作方式有影响，并在一定程度上影响人的工作效率。因此在职业的选择上，考虑气质因素是十分重要的。

研究和实践表明，某些气质特征为一个人从事某种工作或职业，提供了可能性和有利条件。例如，黏液质、抑郁质的人容易适应持久细致的工作，而胆汁质、多血质的人则难以适应这类工作；多血质、胆汁质的人容易适应迅速灵活的工作，而黏液质、抑郁质的人就难以适应这类工作。

总之，气质与职业活动的关系表现在两方面：一方面要使自己的气质特征适应工作的客观要求；另一方面在选择人才和安排工作时，要考虑个人的气质特点。

6．气质与心理健康

许多有关心理健康的研究表明，不同的气质类型对人的心身健康有不同的影响。任何一种气质类型都有发展成不良心理的可能性，人们必须学会分析和认识自己气质特征中的长处和短处，善于驾驭气质，如能控制气质上的消极方面、发展积极的方面，就有利于形成良好的心理素质。

7．气质与护理工作

在临床实际工作中，观察分析患者的不同气质倾向对做好系统化整体护理工作十分必要。如对于同样的疾病痛苦，多血质的人可能面部表情非常丰富；胆汁质的人可能无所谓；黏液质的人可能忍耐无声；抑郁质的人则可能叫苦不迭、焦虑不安。通常多血质的人因其比较乐观健谈，对自身疾病的认识较客观，故而医患关系较易沟通，语言劝导往往能奏效。对胆汁质的人则应晓之以理、动之以情，稳定其情绪，宜用"以柔克刚"和"热心肠冷处理"的办法，切忌急躁。黏液质的人因情感不外露，且比较固执己见，对其要进行耐心细致的诱导，防止简单粗暴的说教。而对抑郁质的人，要防止怯懦、多疑、孤僻等消极心理的产生，从各方面给予关怀与帮助，言语要谨慎，杜绝医源性的不良暗示。

（三）性格

1．性格的概念

性格（character）是个体对客观现实稳定的态度及与之相适应的习惯化的行为方式。人的性格是在个体的社会实践活动中形成和发展起来的。一个人的性格不仅表现为他做什么，而且表现在他怎么做。比如，有的人工作勤恳认真，而有的人则敷衍了事；有的人待人接物慷慨热情，而有的人则吝啬冷漠。然而，并不是人对现实的任何一种态度都代表他的性格特征。同样，也不是任何一种行为方式都可以表明一个人的性格，只有习惯化了的行为方式，才能表明其性格特征。

2．性格的特征

性格是十分复杂的心理现象，包含各个侧面，具有不同的性格特征。这些性格特征在不同的人身上，形成了不同的模式。

（1）性格的态度特征。性格的态度特征是指个体如何处理社会各方面的关系的性格特征，即他对社会、对集体、对工作、对劳动、对他人及对待自己的态度的性格特征。人对社会、对集体、对他人、对自己的态度及对待学习、工作、劳动的态度是互相联系的。在多种性格特征中，对社会、对集体所表现出来的性格特征决定着人对其他事物的态度。

（2）性格的意志特征。性格的意志特征是指个体对自己的行为自觉地进行调节的特性。主要包括以下几个方面。①自觉性：对自己行动的目的和意义具有明确的认识，并且使自己的行动服从于自觉确定的目的，与此相反的性格特征，则为冲动性、盲目性、举止轻率等。②果断性：是指在紧急的情况下，能明辨是非、当机立断，做出正确的决定，与此相反的性格特征，则为武断或优柔寡断。③坚韧性：具有这种性格特征的人常常表现为不怕挫折与失败，坚持预

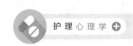

定的目的，百折不挠地克服一切困难与挫折。④自制性：表现在支配和控制自己行动方面的性格特征，如冷静、沉着等，与此相反的特征表现为任性、怯懦、易冲动等。

（3）性格的情绪特征。性格的情绪特征是指情绪活动的强度、稳定性、持久性和主导心境等方面的特征。有的人情绪很强烈、难以自控；有的人情绪比较微弱，活动受情绪影响较小；有的人情绪稳定，有的人的情绪容易起伏波动；有的人情绪比较持久，而有的人情绪很容易减弱或消退；有的人开朗、乐观，而有的人抑郁、消沉。

（4）性格的理智特征。性格的理智特征是指人们在认知过程中表现出来的认知特点和风格的个体差异，如表现认知活动中的独立性和依存性，独立性者能根据自己的任务和兴趣主动地进行观察，善于独立思考；依存性者则容易受到无关因素的干扰，愿意借用现成的答案。

3. 性格的类型

性格的类型是指一类人身上所共有的性格特征的独特结合。心理学家先后提出了多种分类方法，试图阐释一类人性格的主要特点及其实质，但由于性格结构的复杂性，还没有哪一种得到大家的一致认可。现将几种常见的分类方法介绍如下。

（1）理智型、情绪型、意志型。英国的亚历山大·培因（Alexander Bain）和法国的李波特（T.Ribot）根据理智、情绪和意志3种心理功能哪一种在性格中占优势，将人的性格分为理智型、情绪型、意志型。理智型的人通常以理智来评判周围发生的一切，并以理智调控自己的活动，很少受情绪的影响；情绪型的人重感情，情绪波动大，言行举止往往带有浓厚的情绪色彩，缺乏理智感；意志型的人行动目标明确，积极主动，果敢坚定，有较强的自制力。在生活中，属于这3种典型类型的只有少数，更多的是一些混合类型，如理智—意志型、情绪—意志型等。

（2）内向型和外向型。瑞士心理学家荣格根据心理活动的指向性将人的性格划分为内向型和外向型。内向型的心理活动指向内部世界，一般特点为处世谨慎、深思熟虑、交际面较窄、适应环境能力较差；外向型的人心理活动指向外部世界，一般特点为活泼开朗、热情大方、情绪外露、活动能力较强、容易适应环境的变化。

（3）依存型和独立型。美国心理学家赫尔曼·威特金（Herman Witkin）等根据人们认知方式的差异，表现在对外界环境的不同依赖程度，按个体独立性程度将人的性格分为依存型和独立型。依存型的人倾向于以外在参照物作为信息加工的依据，他们易受环境或附加物的干扰，缺乏主见，易被他人的意见所左右，在突发事件面前常常束手无策或惊慌失措；独立型的人倾向以自身作为参照系，不易受外界事物的干扰，具有独立判断事物、发现问题、解决问题的能力，紧急情况下沉着冷静，能充分发挥自己的才能。

（4）A型、B型和C型。根据人们在时间上的匆忙感、紧迫感和好胜心等特点可将性格分为A型、B型和C型。A型性格的特点是性情急躁、没有耐心；争强好胜、求胜心切、追求成就，有很强的事业心；动作敏捷；时间观念强；情绪容易波动；对人有戒心；缺少运动。B型性格的特点是性情随和、不喜欢与人争斗；生活方式悠闲自在、不争名利、对成败得失看得较淡、不太在意成就的大小，对工作生活较容易满足；工作生活从容不迫，有条有理；时间紧迫感不强。C型性格的特点是多愁善感、情绪压抑、性格内向，常常克制自己的情绪，在行为上表现为过分合作，生活和工作中没有主意和目标，屈从于权威。

有统计结果显示A型性格的人易患冠心病，发病率是B型性格的人的2倍，心肌梗死复发率是B型性格的人的5倍，C型性格的人患癌症的比例较高。

4．性格的成因

性格的形成和发展，反映一个人的整个生活历程。影响性格形成和发展的因素是多方面的，其中主要包括以下几个方面。

（1）遗传因素。个体性格的发生和发展有生物学的根源，高级神经活动类型上的差异、身高、体重、体形和外貌等生理上的特点，对性格的形成均具有影响。例如，有生理缺陷者容易被人讥笑或怜悯，往往易形成内倾的性格。

（2）家庭因素。家庭是社会的基本单位，是儿童最早接触的社会环境，是"人类性格形成的工厂"，它塑造了人们不同的性格特征。例如，家庭的经济收入水平、家长的职业、家庭结构的健全程度、家庭气氛、父母的教养态度、家庭子女的多少等都会对儿童性格的形成起重要的作用。在家庭的诸多因素中，父母的教养态度对儿童性格的形成具有深远的影响。

（3）社会文化因素。每个人都处在特定的社会文化环境中，社会文化对性格的影响具有重要意义。社会文化塑造了社会成员的性格特征，使其成员的性格结构朝着相似性的方向发展，这种相似性具有维系社会稳定的功能，又使得每个人能稳固地"嵌入"整个文化形态里。社会文化对性格的塑造作用，还表现在不同文化的民族有其固有的民族性格。

（4）学校教育。人的一生有相当长的时间是在学校度过的，课堂教学内容、班集体的气氛、师生之间的关系和教师管教方式等，对性格的形成和发展有着深刻影响。教师的言行会对学生的性格产生潜移默化的作用，教师品德高尚、思想进步、责任心强会对学生的性格产生积极而深刻的影响。

四 自我意识

（一）自我意识的概念

自我意识（self-consciousness）是指个体对自身及自身与客观世界关系的认识。自我意识是个性心理的核心，是衡量个性心理成熟与否的标准。自我意识是人的意识活动的一种形式，很大程度上取决于个体认为他人是如何"看"自己的。罗杰斯认为，自我意识比真实自我对个体的行为和个性心理有着更为重要的作用，因为它是个体自我知觉的体系与认识自己的方式。自我意识担负着人的内心世界及内心世界和客观世界之间的协调任务，是衡量个性心理成熟水平的标志。

（二）自我意识的特性

1．社会性

自我意识不是先天存在的，从人类的演化进程和个体的发展来看，自我意识是人类个体为了适应日渐复杂化的社会生活环境而产生、发展起来的。通过观察他人，接受他人的评价与反

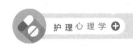

馈，并把这些内化、整合成自己的心理模式，也是社会化的过程。

2．能动性

自我意识的发生和发展是人的心理区别于动物心理的重要标志。人不仅能适应环境，还能掌握自己，改变外界环境。人能根据外界情况制订行动的计划，能评价自己的行动与别人的行动，从而调整人们之间的协作关系，进而更好地适应环境、改造环境。这些都是人的自我意识的能动性反映。

3．同一性

同一性是指一个人知道自己是长期的持续存在的，不管外界环境如何变化，不管自己有了什么新特点，都能认识到自己是同一个人。对自己本质的特点、自己的信仰及其他身心重要方面的认识和态度始终保持一致。同一性不稳定是自我意识不成熟的表现，如果已经建立起来的同一性发生混乱，就会出现心理障碍。

（三）自我意识的类型

自我意识可以按不同角度分为不同类型。

1．按意识活动形式分类

（1）自我认识。自我认识是自我意识的认知成分，是自我意识的首要成分，也是自我调节控制的心理基础。自我认识主要回答的是"我是个什么样的人"的问题。它包括自我感觉、自我观察、自我分析和自我评价等过程，在此基础上形成对自我的总体认识，也可称为自我概念。自我分析是在自我观察的基础上对自身状况的反思。自我评价是对自己能力、品德、行为等方面社会价值的评估，最能代表一个人自我认识的水平。

（2）自我体验。自我体验是自我意识在情绪和情感方面的表现，是人对自己情绪状态的体验。它主要回答的是"我能否悦纳自己"的问题。自尊、自信、自卑、自怜等情绪状态是自我体验的具体内容。自尊是指个体在社会比较过程中所获得的有关自我价值的积极的评价与体验。自信是认为自己的能力适合所承担的任务时的自我体验。自信与自尊都是和自我评价紧密联系在一起的。

（3）自我调控。自我调控是自我意识的意志成分，主要是指个体对自己的行为、活动和态度的调控，包括自我检查、自我监控、自我激励、自我控制、自我暗示等形式。正如意志活动受到认知和情感的影响，自我调控的实现也一样受到自我认识和自我体验的制约。自我调控是自我意识中直接作用于个体行为的环节，是一个人自我教育、自我发展的重要机制，是自我意识能动性的表现。

2．按意识活动内容分类

（1）物质自我。物质自我是个体对自己生理属性的认识，如个体对自己的相貌、身材、财产等的意识。对生理属性的自我意识是最早形成的，初生的婴儿不能把自己的躯体与外界环境区分开，随着与父母的交往，形成对自己躯体的认识，使个体能区别自我与非我。

（2）社会自我。社会自我是个体对自己社会属性的认识，包括个体对自己在各种社会关系中的各种角色、地位、权利、义务等的认识。

（3）心理自我。心理自我是个体对自己心理属性的认识，包括对自己的感知、记忆、思维、能力、气质、性格、动机等的认识。心理自我与社会自我是同时形成与发展的。

不同的表现形式和不同的心理内容，构成了一个人不同于其他人的独特的自我意识。

（四）自我意识的作用

自我意识的发展，使人与动物有了本质性的区别，使人由幼稚变得成熟，具有了真正的责任感和义务感。自我意识对人的发展作用具体表现为以下几点。

（1）提高了人的认识能力。人的认识不论是理性的还是感性的，都由于有了自我意识而变得更加自觉、更加有效，从而使人不仅关注客观世界，也关注主观世界。

（2）丰富了人的情感世界。自我意识的出现使人不仅具有一般的情绪反映，而且出现了一些新的情感世界，如羞涩感、苦闷、彷徨等与自我体验有关的情感世界。

（3）促进了人的意志的发展。自我意识的出现使人有了确定自我的能力，自我意识的调节更使人具有自我控制和自我监督的能力，从而促进了意志的发展。

❝ 本章小结

心理过程是指在客观事物的作用下，在一定的时间内人脑反映客观现实的过程。它包括认知过程、情绪情感过程及意志过程。认知过程包括感觉、知觉、记忆、遗忘、思维、想象和注意等心理活动。情绪与情感是人对客观事物是否满足自己的需要而产生的态度体验。情绪与情感的功能主要有信号功能、感染功能、调节功能。情绪按内容分为基本情绪和复合情绪，按状态分为心境、激情和应激，情感的种类有道德感、理智感、审美感。意志是人们自觉地确定目的，并根据目的的调节和支配行动，克服困难去实现预定目的的心理过程。意志的品质有自觉性、果断性、自制性、坚韧性。

个性心理又称个性或人格，是指个体在适应社会生活的成长过程中，经遗传与环境的交互作用而形成的、具有一定倾向的、比较稳定的心理特征的总和。个性心理的特性主要有生物性、社会性、稳定性、可塑性、独特性、共同性、整体性、功能性。个体的个性心理在形成、发展、改造及完善的过程中，主要受到生物、环境、自我意识3个方面因素的影响。个性心理的结构包括个性心理倾向（动力结构）、个性心理特征（特征结构）和自我意识（调控结构）3个子系统。个性心理倾向包括需要、动机、兴趣。个性心理特征包括能力、气质、性格。自我意识按意识活动形式分为自我认识、自我体验、自我调控。

📝 思考与练习

一、选择题

1. 最简单、最基本的心理现象是（　　　）。

A. 记忆　　　　　　　B. 感觉　　　　　　　C. 知觉　　　　　　　D. 思维

2. 在噪声的持续作用下，拔牙时不觉疼痛，这是（　　　）造成的。

A. 不同感觉相互作用　　　　　　　B. 同一感觉相互作用

C. 适应现象　　　　　　　　　　　D. 抑制作用

3. "全神贯注"是指（　　　）。

A. 记忆的随意性　　　B. 思维的严谨性　　　C. 注意的集中性　　　D. 想象的有意识性

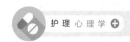

4. 一个外地患者住院后，思念亲人，流泪不止，表现出患者哪一需要未得到满足？（　　）

A. 生理需要　　　　B. 安全需要　　　　C. 归属与爱的需要　　D. 尊重需要

5. 相对情感而言，情绪具有的特点为（　　）。

A. 较稳定而持久　　B. 带有情境性　　　C. 具有深刻性　　　D. 易于控制

6. 从情感的范畴来看，求知欲是一种（　　）。

A. 责任感　　　　　B. 理智感　　　　　C. 集体感　　　　　D. 感情

7. 在能力形成和发展的因素中，（　　）最重要。

A. 遗传因素　　　　B. 教育因素　　　　C. 实践作用　　　　D. 主观努力

8. "鱼与熊掌不可兼得"属于（　　）。

A. 双趋冲突　　　　B. 双避冲突　　　　C. 趋避冲突　　　　D. 双重的趋避冲突

二、名词解释

1. 思维

2. 气质

3. 遗忘

4. 个性心理

5. 自我意识

三、简答题

1. 心理的实质是什么？

2. 常见的动机冲突有哪些？

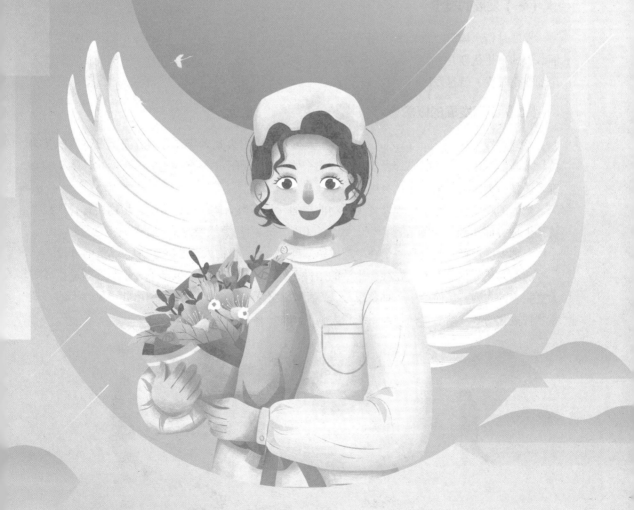

第三章

心理发展

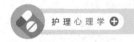

了解心理发展的条件；熟悉心理发展的特点；掌握心理健康的规律。

第一节 心理发展概述

一 心理发展的概念

（一）发展的概念

发展是指个体身心整体的连续、有序而又稳定的变化过程，表现在生理、心理和社会等方面。人的一生从婴儿到儿童，从儿童到青少年，再到成年和老年，经历着无穷的变化，这种人生的变化过程，就是发展。

（二）心理发展的概念

心理发展（changes of psychology）是指人类个体由出生到老年在心理方面所发生的积极的连续不断的变化。广义的心理发展是指人类个体从出生到死亡整个一生的心理变化。狭义的心理发展是指个体从出生到死亡有规律的心理变化。

个体的心理发展是以生理发育为生物前提的，只有当个体的机体组织、生物器官、神经系统等生理方面达到相应的成熟程度，才会有相应的心理现象或心理品质的产生和发展。因此，个体心理发展过程实质上是一个在生理成熟基础上，由"生物人"转变为"社会人"的过程。

从类人猿分化出人类，在社会生活的条件下，在劳动和语言的推动下，猿脑逐渐进化成更大更完善的人脑，从而产生了抽象思维，产生了人所特有的心理、意识。由此可见，人的心理是物种进化的必然结果，是神经系统和大脑的功能（图3-1）。

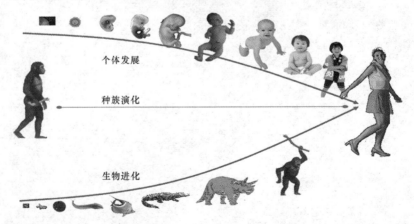

图3-1 人的发展与生命周期示意图

从个体心理的发生发展来看，心理与人脑的发育有密切联系。研究证明，新生儿的大脑虽然在结构上已经接近成人，但皮质较薄，沟回较浅，脑重较轻。人类的心理水平随其大脑皮质细胞机能的发展而提高，从感觉阶段发展到表象阶段，从形象思维阶段发展到抽象思维阶段。

德国发展心理学家保罗·巴尔特斯（Paul B. Baltes）提出了毕生发展观。心理发展贯穿人的一生；心理发展由生长和衰退两方面结合而成；不同心理机能发展的形态和变化速率也有差异，发展较早者，衰退也早，发展较迟者，衰退也晚；心理发展有很大的个体可塑性，即由于生活条件和经验的变化，个体心理发展也会出现发展形式的变化；影响心理发展的因素主要有成熟、社会历史文化、非规范事件，三者之间相互作用。个体心理发展变化的总趋势就是儿童期发展迅速，中年期有所减速但较为平稳，老年期走向衰退。

🔗 知识链接

保罗·巴尔特斯

德国发展心理学家保罗·巴尔特斯（图3-2），因其一生对发展理论、纵向方法论及成年期与老年期的智力发展等问题进行研究而著名。他于1967年在德国的萨尔布吕肯大学获得心理学哲学博士学位，随后有12年时间分别就职于美国的西弗吉尼亚大学、宾夕法尼亚州立大学和斯坦福大学行为科学高级研究所。1980年他返回德国，担任马克斯·普朗克人类发展与教育研究所所长。

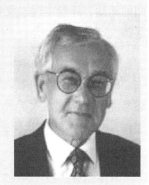

图3-2 德国发展心理学家保罗·巴尔特斯

心理发展是指个体从出生到死亡的有规律的心理变化。在个体的一生中，其心理过程和个性特点不断变化。但是，并不是所有的变化都可以叫作心理发展。例如，身体暂时有病或疲劳而引起的心理上的偶然变化，就不能称为心理发展，只有在个体身上发生的那种有规律的心理变化，才能称为心理发展。

心理发展的问题，自古以来就引起了人们的注意。但在19世纪末以前，有关的论述大都是哲学家和社会历史学家提出来的。这些论述主要围绕两个问题：①个体知识的起源问题，是生而知之还是学而知之？②个体道德的本性问题，是性本善还是性本恶？对这两个问题持不同观点的人们，还各自提出了与自己观点相应的教育方面的主张。19世纪末以来，心理学家对个体心理发展开始了科学研究。1882年，德国心理学家W.T.普雷耶根据对自己孩子的系统观察和实验的资料，出版了《儿童的心灵》一书。此书被认为是心理学史上第一部研究儿童心理发展的比较有系统的科学著作。个体心理发展在研究的初期，兴趣仅集中于儿童。第一次世界大战后，转向大量研究青年的心理发展，而第二次世界大战后，才逐渐研究成年人和老年人的心理发展。

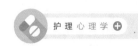

二 心理发展的理论

西方关于心理发展的理论很多，其中主要的有认知结构论、精神分析论、刺激反应论。

（一）心理发展认知结构论

瑞士当代心理学家让·皮亚杰（Jean Piaget）的理论认为，所有儿童的心理都以确定不移的顺序经过各认知阶段发展。他把儿童心理发展分为 4 个阶段。

1．感知运动阶段

感知运动阶段（出生至 2 岁）的婴儿只具有"感知运动性智慧"，开始协调感知觉和动作间的活动，还没出现表象和思维；婴儿开始能区分自己和物体，并进一步了解动作与效果的关系等。

2．前运算阶段

前运算阶段（2~7 岁）的儿童的表象和语言的信号性功能出现，儿童能用表象和语言来描述外部世界，这大大扩展了儿童的智慧活动能力。但这个阶段的儿童，还没有"守恒"和"可逆性"，且自我中心比较突出。

3．具体运算阶段

具体运算阶段（7~12 岁）的儿童有了具体运算能力，出现了"守恒"和"可逆性"。"运算"是皮亚杰的智力成长理论的核心概念。所谓运算，是指为了某种目的而变换信息的一种特殊的智力程序，而且它是可逆的。如我们为了求 64 而给 8 平方，还可以完成逆运算，即为了得到 8 而求 64 的平方根，这就是一种运算。但这个时期儿童的运算还不能离开具体事物或形象的帮助。

4．形式运算阶段

形式运算阶段（12~15 岁）的青少年已有形式运算能力，其心理水平已接近成人。所谓"形式运算"，是"使形式从内容解放出来"，思维超出了所感知的事实或事物的具体内容，而朝着非直接感知的或未来的事物的方向发展。如根据假设对各种命题进行推理，解决问题等。皮亚杰的研究和理论，受到世界许多国家的重视，影响很大。有很多人对他的研究在做重复验证工作，有的证实了他的一些结论，也有的得出了不同的结论。如关于儿童出现"守恒"和"可逆性"的年龄，就有许多争论。有人指出，皮亚杰的理论主要是从生物学的理论演绎而来，他对环境（包括社会、教育和语言）的作用估计不足。

（二）心理发展精神分析论

心理发展精神分析论是奥地利精神病学家弗洛伊德创立的理论。这种理论特别强调人的生物性本能，认为所有心理发展都是这种本能发生变化的结果，本能是人格的推动因素，是心理发展的动力。弗洛伊德声称，心理生活由 3 个不同的成分——伊特（本我）、自我和超我构成。婴儿最初是由无意识地、非理性地作用的本能冲动（伊特）支配的。伊特所遵循的是快乐原则。

随着儿童的成长，自我就从伊特中派生出来，自我由帮助儿童应付现实的理性思维、知觉和计划组成，它遵循的是现实原则。后来在内化社会道德规范基础上就发展出了超我，超我代表理想而非现实，它追求完美而非快乐心理。生活中这 3 个心理成分之间的冲突，使人产生焦虑。

弗洛伊德认为，由于上述心理结构的演化，个体在达到成熟的过程中就经历了许多特殊的阶段。他把身体的不同部位置于中心地位，以生物本能能量投入这些部位的顺序来划分阶段。如出生后的第一年，婴儿被说成处于口欲期，这时生物能量投入口唇活动，婴儿从口唇活动获得最大快乐；此后依次是肛门期、性蕾期、潜伏期、生殖期等。弗洛伊德认为，在儿童发展的一定阶段上，如果他们获得的快感太少，体验到不幸、挫折时，发展就可能被抑制而产生停滞，并导致不良特性的出现，如沮丧、悲观、吝啬、消极抵抗、自恋、傲慢等。心理发展精神分析论受到弗洛伊德的后继者的不断修正，著名的有爱利克·埃里克森（Erik H. Erikson）的观点。弗洛伊德的心理发展理论，提倡本能决定论，受到许多心理学家的批判。

（三）心理发展刺激反应论

心理发展刺激反应论是行为主义心理学家的一种理论。这种理论的主要代表人物早期是美国的华生。这种理论关注的是个体的外现行为，而不是他们的思维，也不是他们的情感和欲望（像弗洛伊德那样）。持这种观点的人认为，儿童的活动可以分析为看得见的刺激，看得见的反应，以及二者之间的关系；儿童的发展，不外乎行为的习得和改变，是经验的累积。刺激反应论强调的是环境和训练的力量，认为环境中的任何事件都可以成为激发儿童行为的刺激，并决定他们的行为。华生曾声称，"给我一打健全的婴儿，和可以用以培育他们的特殊世界，我就可以保证把他们训练成为我所选定的任何类型的特殊人物"；而斯金纳则按照强化原理，制成了教学机器，认为通过及时反馈，每一小步上的强化，就能使儿童学会正确的行为。刺激反应论认为，儿童的行为是经过学习而形成和改进的，儿童学习新的行为方式，主要通过两种途径。①条件反射形成：由于一定的行为受到了奖励，而其他行为受到了惩罚，儿童就学会了新的行为方式。②观察：儿童通过观察和模仿其他人的行为学会新的行为方式。他们认为，在儿童学习复杂的行为时，把教导、示范和奖惩结合起来是必要的。在刺激反应论中，没有谈到儿童发展的阶段，而且它也不强调向任何特定的目标前进，在这个理论中没有"理想的"成人。许多心理学家认为，刺激反应论强调对心理进行客观研究，这有一定的道理，但它否定意识、否定个体主动性的观点，则不能阐明不易归于条件反射或观察学习的信念及能力的发展变化，解决问题的创造性观念的出现等心理发展的事实。

在西方的心理发展理论中，除了上述 3 种主要观点外，还有强调行为的遗传基础的习性学观点，以及强调每一个体的独特性、自我、潜能、理想和信念的人本主义观点等。

三 心理发展的条件

制约人的心理发展的具体条件有很多，但大致可以分为两类：一类是遗传方面的条件，是指那些与遗传基因有关的机体内在的条件（包括生理成熟）；另一类是环境方面的条件，包括自然环境和社会环境。

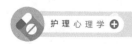

（一）遗传素质是个体心理发展的生物前提

1. 遗传素质

遗传是一种生物现象，是指生物通过亲代生殖细胞核内染色体上的基因把上代的生物性状和特征传递给下代。遗传素质（genetic quality）是指与生俱来的解剖生理特征，如机体的构造、形态、感官特征、神经系统的结构与功能等。基因是遗传物质的基本单位，每个染色体中有成千的基因，一个基因传递着一种遗传信息，基因的组成成分及其排列组合的特点构成遗传因素，其中对心理发展具有重要意义的是神经系统的结构和功能。

2. 生理成熟

个人身体的功能与结构有一个由遗传基因所控制的成熟与发展的过程。这种由基因制约发展过程的机制就是成熟。通俗地讲，生理成熟就是指机体生长发育的程度（图3-3）。

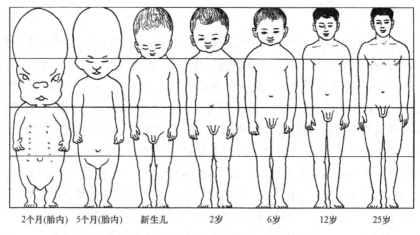

| 2个月(胎内) | 5个月(胎内) | 新生儿 | 2岁 | 6岁 | 12岁 | 25岁 |

图3-3　胎儿到成人身体各部分比例变化

发展与成长二者有所区别，成长是指个体生理上的变化，而发展则是指个体心理上的变化。然而，这两种变化有密切的关系。在个体的一生中，整个身体所有的系统、组织、器官的结构和功能，有一个生长、成熟、衰退的变化过程。个体生理上的成长，沿着由头至尾、由躯干至四肢的方向进行。个体的形态与身体各部分比例的改变有力地表明了这一点。身体是人的物质实体，脑是心理的器官。所以，生理上的特别是脑和神经系统的成长变化，对于心理的发展有重大影响。儿童脑的成长很快，脑量增长迅速。个体出生时，其脑量只有成人的1/4，9个月时为成人的1/2，到两周岁就已达到成人的3/4，而到7岁时则已达成人脑量的9/10了。个体生理成长为其心理发展提供了物质前提。随着儿童的身体特别是脑的成长，他们的学习、记忆、思维能力日益增进，其兴趣、态度等也在不断变化。

遗传素质及其所制约的生理成熟与发展，构成了个体心理发展的生物前提与基础。但是遗传素质与生理成熟不能离开环境条件而单独决定个体心理的发展，要想把这种可能性变成现实性，必须与环境相互作用。

（二）环境是个体心理发展的现实条件

人所生存的环境主要是一种不断发生变化的社会环境。人在这个特定的社会环境中通过参与社会活动、接受知识经验，使自己得到发展，从而成为健全的人、社会的人。社会环境对心理发展的影响主要通过以下几个途径实现。

1．家庭

家庭是个体接触最早的环境，对个体心理的发展起着潜移默化、耳濡目染的作用。个体的年龄越小，同家庭的关系越密切，受家庭环境的影响就越大。不同的家庭环境因素对个体心理发展的影响作用是不同的。家庭中的环境因素主要表现为家庭结构与人际关系、家庭主要成员的社会地位与社会关系、家庭对子女的期望水平和管教方法等因素，其中父母的教养方式和家庭气氛尤为重要。

2．学校

学校是有计划、有组织、有目的地向人们传授知识、技能、价值标准和社会规范的专门机构。当个体进入学校以后，学校环境的影响逐渐上升到首要地位。学校环境包括学校所拥有的教育思想倾向、校风、学校管理教育的方法、学校集体的活动与人际关系、领导与教师的模范作用等方面，在个体的心理发展中起着主导作用。

3．社会

社会是指在家庭和学校之外的整个社会系统，包括社会的生活方式、社会的政治制度和改革措施、社会意识形态和社会风气、民族的文化传统和风俗习惯，以及本地区的政治、经济、文化环境等。它们通过各种人际交往、信息传播手段对个体的心理发展产生影响。

（三）教育对个体心理发展起主导作用

心理发展与教育的相互关系，主要表现在受教育者智能和个性品质的发展两个方面。智能是指一个人的认识能力，表现在受教育者的学习、分析问题和解决问题的能力上，如认识客观事物的敏捷、正确、深刻和完善的程度，概括和抽象水平，以及应用知识解决问题的能力等。一个人的智能发展虽以脑的发展、成熟为自然条件，但主要的是在生活条件特别是在教育条件下实现的。教育在智能发展中起主导作用。在一个人个性发展上，教育的影响也是很重要的。受教育者个性品质的发展过程，也和智能发展过程一样，主要是在生活条件和教育影响下逐步实现的。

教育对心理发展的作用是比较复杂的。一方面，教育是一种教育者与受教育者的双边活动，教育者要激发受教育者的心理活动，使其积极主动地接受教育的影响；另一方面，受教育者之间存在着个别差异，教育者要考虑这些差异因材施教。总之，心理发展与教育的关系是十分密切的，它借助教育的内容、方法，教育者的言行，以及教育情境，激发和诱导受教育者的心理的发生、发展，以及形成各种能力和个性特征。

总的来说，遗传与环境对心理发展的相互作用可以理解为发展的可能性与发展的现实性之间的辩证关系。遗传奠定了心理发展的物质基础，确定了心理发展的可能性。但是，个体心理发展的方向、过程及所达到的水平等，更多地受到环境与教育条件的制约，环境和教育决定了心理发展的现实性。

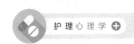

心理发展的规律

心理发展是有客观规律的，是通过量变而达到质变的过程；是从简单到复杂、从低级到高级、新事物否定旧事物的过程；是矛盾的对立面又统一又斗争的过程。个体心理发展表现出一些普遍性的特点，概括起来有以下几点。

（一）个体的心理发展相互联系和相互制约

心理的各个方面的发展是相互联系和相互制约的，如个体知觉的发展是记忆发展的前提，而记忆的发展又反过来影响知觉的发展。知觉为思维提供具体的直观材料，这是思维发展的基础，而思维的发展又完善了知觉，使之成为有目的的观察。

遗传与环境对心理发展来说都是不可缺少的条件，只是对于不同的心理机能、在不同的发展阶段所起的作用大小不同。两者并不是简单地相加与会合，而是在相互依赖、相互影响渗透、相互转化的过程中，共同决定着个体心理的发展。

（二）个体的心理发展有明显的个别差异

由于人们的环境和教育条件不同，遗传素质也有差异，在这两种因素的作用下，人与人的心理发展就表现出了不同，体现出了个体差异。人们所从事的活动也不一样，心理发展的速度和心理各个方面的发展情况也是因人而异的。这就造成了同一年龄阶段上的不同儿童心理上的差异。

（三）个体的心理发展由需要与现有水平之间的差异推动

个体心理的发展是在主体与客观环境的相互作用中，通过心理内部矛盾的转化而实现能动的过程，这个内部矛盾，就是在个体不断积极活动的过程中，社会和教育向个体提出的要求所引起的新的需要和个体已有的心理水平之间的矛盾。这个矛盾是个体心理不断向前发展的动力。

（四）个体的心理发展由量变到质变，表现出相应的连续性与阶段性

个体心理发展不是单纯由知识经验在数量上积累的结果，而是通过一系列矛盾的转化与质变而实现的一个从量变到质变的过程。当代表新质要素的量积累到一定程度时，就取代了旧质要素而成为优势的主导地位，这时量变的过程就发生了质的"飞跃"，引起心理的质变。心理发展是一个持续不断的过程，心理发展的连续性不仅体现在某一阶段新质要素逐渐积累的过程上，也体现在心理发展的前后阶段具有内在的必然联系上。每一个心理过程和个性特点都是由较低水平到较高水平。

（五）个体的心理发展由简到繁，具有一定的顺序性

个体心理发展过程不是任意的、偶然的、杂乱无章的，而是按照一定的顺序由低级向高级发展。比如，儿童心理的发展都是从感知到思维，思维的发展也总是先发展直觉行动思维，然后再发展具体形象思维，最后发展抽象逻辑思维。而且，心理发展的顺序是不可逆的。尽管在发展过程中，不同个体的心理发展速度有差别，但发展的顺序和发展的方向不会改变。心理发展有一定的顺序性，即整个心理的发展有一定的顺序，个别心理过程和个性特点的发展也有一定的顺序。

综上所述，个体心理的发展是在一定社会条件的影响下，在个体生理功能的制约下，个体通过心理内部矛盾的斗争和转化而有规律地向前演变的过程。

第二节 不同年龄阶段的心理发展

通常情况下，个体从出生、成熟到衰老，在每一个阶段都会具有由于成熟或学习等因素所引起的持续的、有规律的心理变化。

个体心理发展是一个由量变到质变、不断矛盾运动的发展过程。人的一生，在不同时期，呈现不同的矛盾，这些矛盾的产生和解决，不仅推动了心理发展，还形成了不同时期本质的心理特征，这些不同本质的心理特征就构成了心理发展的阶段性。根据各年龄阶段所表现的共同的、稳定的和本质的心理特征，可以把个体心理发展分为儿童期、少年期、青年期、中年期和老年期。

 儿童期心理发展

儿童期是指个体从出生到成熟这一时期，包括乳儿期、婴儿期、幼儿期和童年期。

（一）乳儿期

1. 动作方面

乳儿期（0~1岁）是动作发展最迅速的时期，以头部、躯体等部位的粗大动作为主。乳儿动作的发展常遵循一定的顺序和规律：一般先从整体不分化的动作向分化的动作发展；从头部的抬仰动作向躯体下面各部分直至脚的直立和行走动作的发展；从腿、臂等大肌肉向手及手指的小肌肉的发展。手的抓握动作也有一定的发展顺序：乳儿约在出生后3个月，出现手的不随意性的抚摩动作；约在5个月，由于手的抚摩动作的反复出现，形成了一种抚摩动作。乳儿这时开始把手作为认识事物的器官；约在半岁以后，手的动作有了进一步发展，乳儿能使自己的拇指与其余四指对立地抓握物体。

2. 言语方面

出生第一年是乳儿学习说话的准备期，从完全不能说话过渡到能够掌握一些简单的词进行

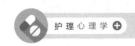

交流。乳儿的言语产生前有两个时期：第一个称为"咕咕期"，即 3 个月左右的婴儿，能发出咕咕的声音，但是还没有和人交往的意图；第二个称为"咿呀期"，大约到了半岁，乳儿已能牙牙学语，有点和人对答的味道。近年来中国有人调查，认为可将乳儿学语的阶段分得更细一点：乳儿出生第一年是言语发展的准备阶段，从出生到 3 个月是简单的发音阶段；4~8 个月为连续音节的发音阶段；9~12 个月是学话的萌芽阶段，能听懂简单的句子，能叫爸爸、妈妈等名词。

3. 感知觉方面

乳儿出生后各种感觉器官已经基本发育成熟，尤其对人说话的声音相当敏感，有了一定的知觉能力。婴儿出生后 3 周内常可看到双眼不协调地运动，出生 1 个月前后，双眼不协调活动消失，视觉集中现象出现。瑞士心理学家皮亚杰的研究表明：出生 6 个月后的乳儿出现对物体大小常恒性的知觉；约到 9 个月时，才出现物体形状常恒性知觉；约在 1 岁时才出现对客体永恒性的知觉。

4. 注意和记忆方面

乳儿的注意主要是不随意注意，注意极不稳定。记忆为不随意记忆，保持时间很短，只能认知几天前的对象。

5. 思维方面

乳儿的思维属于前言语思维，个性发展主要表现为气质类型的差异，只有自我感觉，尚无自我意识。

（二）婴儿期

婴儿期（1~3 岁）的思维是一种低级思维，具有直觉行动性。婴儿期是个体身心发展变化最大的时期。

1. 动作方面

婴儿能独立行走，能够上、下楼梯，跨越简单物体，双手活动准确，眼、手协调，已能进行日常生活活动。

2. 言语方面

言语的发展经过乳儿期言语一年的准备，就到了"最初掌握言语的时期"。婴儿期是口头语言发展的关键期，不过言语表达多具有情境性，缺少独白言语，多对话言语。

3. 感知觉方面

感知觉进一步发展，已能认识红、黄、蓝、绿等基本颜色，对混合色及色度不同的颜色还不能清楚地辨别。开始能辨别物体的不同属性，有了初步的空间知觉和时间知觉，但总体水平还比较低。

4. 注意和记忆方面

注意和记忆基本上都是不随意的，其发生都依赖于客体本身的形象性、生动性和新奇性。随着活动能力的增长，有意注意和有意识记都有所萌芽。

5. 思维和想象方面

婴儿期的思维是一种直观动作思维，一旦行动停止，思维也就不再进行。此期的想象正处于萌芽状态，想象的内容简单贫乏。

6. 情绪情感方面

情绪进一步分化，社会性情感逐渐增多，末期还有了责任感萌芽。但情绪表达还不稳定，容易受外界刺激物的影响，具有易变性、易冲动性、易受感染的特点。

7. 意志方面

2岁之后，婴儿出现意志的萌芽，但不能较长时间地控制自己，行动仍带有明显冲动性。

8. 个性方面

2.5~3岁的婴儿已能使用人称代词"我"来表达自己的生理状态和愿望，真正开始把自己看作是与别人不同的独立主体，产生了与成人不合作的行为。心理学上称这个时期为"第一反抗期"，一般在三四岁时可达到高峰。

（三）幼儿期

幼儿期（3~6岁），此时幼儿脑和神经系统发展已接近成人水平，大脑的调控功能逐步发展，心理的各方面也得到进一步的发展。

1. 动作方面

幼儿不但能做出各种稳定而又协调的动作，而且精细动作也更加准确。

2. 言语方面

这个时期的个体是一生中词汇量增长最快的时期。幼儿基本上掌握了各种语法结构，可以自由地与人交谈。言语表达逐渐由连贯性言语取代情境性言语，从对话言语发展为独白言语。

3. 感知觉方面

幼儿的感知觉进一步发展，已能分辨物体的颜色、形状等，并有意识地进行感知和观察，但不持久，并且易于转移。

4. 注意和记忆方面

注意仍然以不随意注意为主，但注意的范围扩大，稳定性增强，随意注意也逐步形成。此期无意记忆占优势，带有直观形象性和无意性，有意记忆开始发展，但容易发生现实与臆想相混淆的现象。

5. 思维和想象方面

思维活动已明显摆脱动作的束缚，学会在动作之前就能在头脑里进行思考，但仍离不开实物和实物的表象。幼儿的想象力十分活跃，但想象内容多为模仿，创造性较少。

6. 情绪情感方面

幼儿的情绪体验已相当丰富，但多以直观性情感为主，已开始有高级情感。情感仍不稳定，易受外界因素的影响。

7. 意志方面

幼儿的意志有了初步发展，能完成较近的目标，但总的来说还很差。

8. 个性方面

幼儿期的个性心理特征已初步形成，而且此期形成的个性心理特征和个性倾向性常常是一个人个性的核心成分或中坚结构。

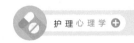

（四）童年期

童年期（6~12岁），儿童开始接受正规、系统的学校教育。在学校教育的影响下，儿童的心理发生了质的飞跃。

1．言语方面

此时的独白言语得到迅速发展，口头表达能力和书面表达能力都有了明显提高。到小学中后阶段，内部言语有明显的发展。

2．感知觉方面

儿童对颜色的感觉性大有提高，到童年末期，儿童的辨色能力已基本接近成人水平。刚入学的儿童对左右方位的辨别只能以自身为标准，在教学的影响下，不久便可以以客体为中心分辨左右。

3．注意和记忆方面

随意注意和不随意注意都有很大的发展。但整个小学期间，词的抽象记忆仍以具体事物为基础。

4．思维和想象方面

思维以具体形象思维为主要形式逐步过渡为以抽象逻辑思维为主要形式，但这种抽象逻辑思维仍以具体形象为支柱。想象内容日益丰富，想象力逐渐与现实结合成为理想。

5．情绪情感方面

情绪变化仍以较外露、易激动、不深刻、持续时间短为特点。随着年龄的增长，高级的社会情感得到较大的发展。

6．意志方面

儿童的意志逐渐增强，意志的自觉性、自制力都得到进一步发展。

7．个性方面

个性特质越来越固定，个性倾向性越来越鲜明，尤其是在志向兴趣的选择上和处理问题的方式、方法上都表现出了明显的个人特点。

 少年期心理发展

少年期（13~16岁）是指个体从不成熟到成熟的过渡时期，是一个半成熟、半幼稚、独立性和依赖性、自觉性和盲目性错综复杂的矛盾时期。在这个时期，少年的自我意识也有了很大的变化。

1．认知方面

少年由于自己身体的迅速发育，意识到自己已经长大，产生了强烈的"成人感"，出现了要求独立、自主的意志行动的愿望，特别不满成人对他们的处处管教，常因成人对他们的干涉，而产生执拗和反感的消极情绪。

2.个性方面

少年开始注意到自己内部的精神世界，渐渐产生了解自己和分析自己的心理品质的需要和兴趣。

3.情绪情感方面

少年评价自己的品质有很大的片面性和不稳定性，有时只看到自己的缺点，忘掉优点；有时又只看到自己的优点，抹杀缺点。因此，有时过分夸大自己的能力，产生自负感；有时又低估自己，产生自卑感，常处于自我评价的不稳定状态。

4.意志方面

少年独立感和成人感的出现，使他们力求摆脱对成年人的依赖，反抗成年人的管束与干涉，被称为"心理断乳期"或心理发展的"第二反抗期"。

 青年期心理发展

青年期（17~29岁），伴随着生理上的发育成熟，青年期心理也逐渐走向成熟。

1.言语方面

青年人的词汇已很丰富，可以用不同的语言形式表达同一意义。口语表达趋于完善，书面语言表达基本成熟，内部言语已达到"简约话"的水平。

2.认知方面

认知活动的随意性已显著增强，具有一定的精确性和概括性。记忆力达到成熟阶段，记忆效果也进入最佳时期；抽象逻辑思维占据主导地位，思维的独立性、批判性都得到高度发展；注意的稳定性日益发达，可以长时间地集中精力学习。

3.情绪情感方面

青年期情感体验丰富、强烈，具有冲动性、爆发性；情感内容日益深刻，掩饰情绪的能力还比较差，极易产生对立情绪。

4.意志方面

意志力发展相当充分，表现在自觉性与主动性的增强。行为的果断性有所增强，自制力与坚持性也都有所增强。

5.个性方面

青年期自我意识日渐成熟，逐渐能进行自我批评、自我教育，开始注意自己的内心世界，特别注意自己的形象。

6.思维方面

青年期思维具有更高的抽象概括性，逻辑思维由少年期的经验型逐步向理论型的思维过渡。青年刚刚开始形成辩证的思维，在教学和生活实践中，他们认识到特殊和一般、理论和实践的对立统一关系。

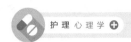

 四 中年期心理发展

中年期（30~60岁）是指生儿育女、关心后代的繁殖和养育时期，这是人的一生中心理发展最稳定、心理状态处于最佳水平的时期。

1.智力方面

中年期智力发展达到最佳状态，经验丰富、精力充沛，善于分析问题和解决问题，有独立的见解。但中年人的记忆力、思维敏感性与青年期相比也有所减退。

2.情绪方面

情绪趋于稳定，较青年人更善于控制自己的情绪，能理智、全面地看待现实，有较少的冲动性。

3.意志方面

意志更加坚定，自我意识明确，对自己有一定的了解，善于决定自己的言行。对既定目标勇往直前，也能用理智调整自己的目标并选择实现目标的途径。

4.个性方面

个性更趋成熟与稳定，能以自己独特的方式建立稳定的社会关系，并顺利完成自己追求的人生目标。有成熟的性格特征，稳定的行为准则，深受社会的尊重和依赖。

五 老年期心理发展

老年期（60岁以上），此时的老年人除了生理上的衰老以外，心理上也发生着巨大的变化。

1.认知能力减退

老年人近期记忆减退，近事易遗忘；但远期记忆尚好，对往事的回忆准确而生动。机械记忆能力下降，有意记忆能力尚好，理解性、逻辑性记忆仍很强。但总体上记忆能力呈下降的趋势。

2.情绪趋向不稳定

老年人情绪趋向不稳定，常表现为易兴奋、激惹，喜欢唠叨、常与人争论，情绪激动后的恢复需很长时间。

3.性格变得消极

老年人由于听力下降，容易错听、误解他人的谈话内容，因此而敏感多疑，甚至产生偏执观念。老年人抽象概括能力下降、思维散漫、说话常抓不住重点；学习新鲜事物的机会减少，办事多固执、刻板；常常以自我为中心，变得爱唠叨，从而影响人际关系甚至夫妻关系。

❝ 本章小结

　　心理发展是指人类个体由出生到老年在心理方面所发生的积极的连续不断的变化。西方关于心理发展的理论主要有：认知结构论、精神分析论、刺激反应论。遗传素质是个体心理发展的生物前提，环境是个体心理发展的现实条件，教育对个体心理发展起主导作用。在不同时期，呈现不同的矛盾，这些矛盾的产生和解决，不仅推动了心理发展，还形成了不同时期本质的心理特征，这些不同本质的心理特征就构成了心理发展的阶段性。根据各年龄阶段所表现的共同的、稳定的和本质的心理特征，可以把个体心理发展分为儿童期、少年期、青年期、中年期和老年期。

☑ 思考与练习

　　一、选择题

　　1. 心理发展是指（　　　）。

　　A. 心理的种系发展　　　　　　　　　　B. 心理的种族发展

　　C. 社会团体心理发展　　　　　　　　　D. 个体心理发展

　　2. 少年的哪种心理最多见？（　　　）

　　A. 紧张　　　　　　　B. 恐惧　　　　　　　C. 矛盾　　　　　　　D. 快乐

　　二、名词解释

　　1. 发展

　　2. 心理发展

　　三、简答题

　　1. 制约人心理发展的具体条件有哪些？

　　2. 老年人心理发展的主要矛盾是什么？

第四章

心理健康

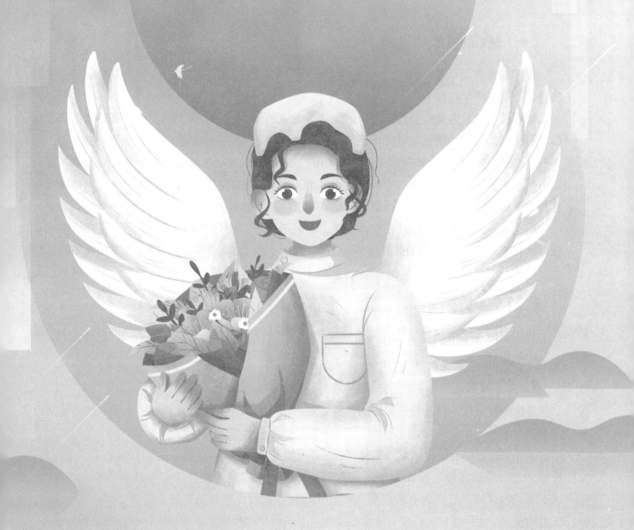

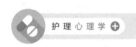

第一节　心理健康概述

一　健康观的演变

（一）健康的概念

传统的健康观认为"健康就是无病、无伤、无残"。表现在日常生活中，人们也只注重锻炼身体，却忽视了心理卫生的保健。

随着社会的发展及人类自身认识的深化，健康的概念发生了极大的变化，那种认为只要身体没有疾病、生理功能正常就等于健康的观念正在被一种"立体健康观"所替代。1948年，世界卫生组织（World Health Organization，WHO）成立，《世界卫生组织宪章》指出："健康不仅是没有病和不虚弱，而是身体、心理、社会功能三方面的完满状态。"1990年，WHO对健康的阐述是在躯体健康、心理健康、社会适应良好和道德健康四个方面皆健全。

由此可知，健康不仅仅是指躯体健康，还包括心理、社会适应、道德品质，是几方面相互依存、相互促进、有机结合的和谐统一状态。因此，健全的心理与健康的身体是相互依赖、相互促进的。

（二）健康的基石

我国健康专家洪昭光教授曾提出健康的四大基石：第一，合理膳食；第二，适量运动；第三，戒烟限酒；第四，心理平衡。

1. 合理膳食

合理膳食是指一日三餐所提供的营养必须满足人体的生长、发育和各种生理、体力活动的需要。

成年人每日的食谱应包括四类食物：一类为奶类，如牛奶、奶酪，它们含有钙质、蛋白质，可以强健骨骼和牙齿，每日饮250~500 mL牛奶为宜；二类为肉蛋类，包括各种畜肉、禽肉、水产等类及蛋类，它们含有蛋白质，促进人体新陈代谢，增强抵抗力，每日200~300 g为宜；三类为蔬菜、水果类，它们含有丰富的维生素、矿物质和纤维素，增强人体抵抗力，畅通肠胃，每日最少要吃500 g新鲜蔬菜及水果；四类为五谷类，如米、面，含有淀粉物质，主要供应人体的能量，满足日常活动所需，每日250~400 g为宜。

2. 适量运动

生命需要运动，最佳的有氧代谢运动是步行，每天步行 3 km，30 min 以上，每周运动 5 次。运动的强度以运动后"心率+年龄=170"左右为宜，这相当于一般人中等强度的运动。运动不必在乎其形式，重要的是量力而行，循序渐进，持之以恒，终生相伴。

3. 戒烟限酒

烟草中的有害成分不仅使人成瘾，而且严重危害健康，任何年龄的人戒烟都可获得健康上的真正收益。如果戒烟一时有困难，每日吸烟应限制在 5 支以内，逐渐减少吸烟量，直至彻底戒烟。酒是一把"双刃剑"，适量饮酒有益健康，过量饮酒则是健康的杀手。酒精对人体的长期刺激可以损害人的神经、肝脏、心血管系统，每日以不超过 15 g 酒精为宜。

4. 心理平衡

健康四大基石中，心理平衡最重要，保持心理平衡要做到以下几点：3 个快乐——一心助人快乐，事事知足常乐，常常自得其乐；3 个正确——正确对待自己，正确对待他人，正确对待社会；3 个既要——既要尽心尽意奉献社会又要尽情品味美好人生，既要在事业上有颗进取心又要在生活中有颗平常心，既要精益求精于本职工作又要有多姿多彩的业余生活（图 4-1）。

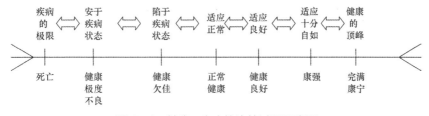

图 4-1　健康－疾病的连续过程示意图

（三）健康的标准

1. 健康的 10 条标准

1978 年，WHO 提出了健康的 10 条标准。

（1）有充沛的精力，能从容不迫地应付日常生活和工作压力而不感到过分紧张。

（2）态度积极，乐于承担责任，不论事情大小都不挑剔。

（3）善于休息，睡眠良好。

（4）能适应外界环境的各种变化，应变能力强。

（5）能够抵抗一般性的感冒和传染病。

（6）体重得当，身体均匀，站立时头、肩、臂的位置协调。

（7）反应敏锐，眼睛明亮，眼睑不发炎。

（8）牙齿清洁，无空洞，无痛感，无出血现象，牙龈颜色正常。

（9）头发有光泽、无头屑。

（10）肌肉和皮肤富有弹性，走路轻松匀称。

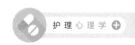
2. 健康的"五快""三良"

1999 年，WHO提出了健康的"五快"（身体健康）、"三良"（心理健康）。

（1）身体健康的"五快"。①食得快：能快速吃饭而不挑剔，有很好的胃口，证明内脏功能正常。②便得快：排便轻松自如，证明胃肠功能良好。③睡得快：上床能很快入睡，且睡得深，醒后精神饱满，证明中枢神经系统功能正常，且无内脏病理信息。④说得快：说话流利，思维敏捷，中气充足，心肺功能正常。⑤走得快：行动自如，转体敏捷，证明精力充沛、旺盛、无衰老症状。

（2）心理健康的"三良"。①良好的个性：性格温和，意志坚强，胸怀坦荡，心境达观；②良好的处世能力：看问题客观现实，能应对复杂的社会环境，待人接物合情合理；③良好的人际关系：待人接物大度和善，不斤斤计较，与人为善、助人为乐。

🔗 知识链接

"亚健康"状态

"亚健康"状态是指人的机体虽然检查无明显疾病，但呈现出疲劳，活力、反应能力、适应力减退，创造能力较弱，自我有种种不适的症状的一种生理状态，也称为"机体第三种状态""灰色状态"。"亚健康"介于健康与疾病之间，是一种生理功能低下的状态。

二　心理健康的概念

心理健康是指以积极的、有效的心理活动，保持平稳的、正常的心理状态，对当前和发展着的社会、自然环境及自我内环境的变化具有良好的适应功能，并由此不断地发展健全的人格，提高生活质量，保持旺盛的精力和愉快的情绪。

1946 年第三届国际心理卫生大会认为"心理健康是指在身体、智能及情感上与他人心理健康不相矛盾的范围内，将个人心境发展到最佳状态"。

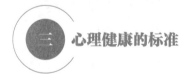

三　心理健康的标准

（一）WHO 的心理健康标准

1946 年第三届国际心理卫生大会提出的心理健康的标准：①身体、智力及情感十分调和；②适应环境；③有幸福感；④在工作中能发挥自己的能力，过着有效率的生活。

（二）马斯洛的心理健康标准

美国心理学家马斯洛提出了心理健康的 10 条标准：①有充分的自我安全感；②能充分了解自己，并能恰当地评价自己的能力；③能与周围环境保持良好的接触；④生活的理想切合实际；⑤能保持自身人格的完整与和谐；⑥善于从经验中学习；⑦能保持适当和良好的人际关系；⑧能适度地表达和控制自己的情绪；⑨能在不违背团体要求的前提下，有限度地发挥个性；⑩能在不违背社会规范的前提下，适度满足个人的基本需求。

（三）国内学者的心理健康标准

国内学者提出的心理健康标准主要有以下几个方面。①智力正常。智力是人一切心理活动最基本的前提，心理健康的人能在工作中保持好奇心、求知欲，并能充分利用自己的智慧学习知识、掌握技能、解决问题、获得成就。②了解自我，接纳自我。能体验自我存在的价值，能对自己的优缺点作恰当的评价，不苛求自己，生活的目标和理想切合实际，对自己基本感到满意，很少自责、自怨、自卑、自我否定，心理相对平衡。③能够协调、控制情绪，心境良好。心理健康的人，愉快、乐观、开朗、满意等情绪状态总是占优势的，虽然也免不了因挫折和不幸产生悲、忧、愁、怒等消极情绪体验，但不会长期处于消极情绪状态中，善于适度地表达、调节和控制自己的情绪。在社会交往中，既不妄自尊大也不退缩畏惧，争取在社会规范允许的范围内满足自己的各种需求，心境积极乐观。④和谐的人际关系。乐意与人交往，与人为善，对他人充满理解、同情、尊重、关心和帮助，有良好而稳定的人际关系，并能在其中分享快乐、分担痛苦，社会支持系统强而有力。⑤独立、自主、有责任心。对周围的人与事均有独立自主的见解，不盲从，热爱并专注于自己的工作、学习、事业，有强烈的责任心，并能在负责的工作中体验生活的充实和自己存在的价值。⑥有良好的环境适应能力。能正确地认识环境及处理个人与环境的关系，能保持与环境的良好接触，善于将自己融入不同的环境，从而最大限度地使自己的心理需要与社会协调统一，实现自己的人生理想。

> 🔗 **知识链接**
>
> #### 情商与心理健康
>
> 　　情商，即情绪商数（emotional qutient，EQ）。美国学者丹尼尔·戈尔曼（Daniel Goleman）将情商概括为5种能力：自我认知能力、情绪调控能力、自我激励能力、对他人情绪的识别能力、人机协调能力。研究表明，一个人的成功，只有20%归于智商的高低，而80%取决于情商。情商高的人，生活比较快乐，人生态度乐观，人际关系和谐，事业成功的机会更大。"情商下降症"是指自卑、失去信心、与他人沟通困难、情绪低落、时常发怒等症状。情商不是遗传的，而是在社会实践中发展的。心理健康的人就是情商高的人。

心理健康的标准不像生理健康标准那样具体、精确和绝对，心理健康与否、正常与否的界限是相对的。上述心理健康的标准仅仅反映了个体良好地适应社会生活所应有的心理状态的一般要求，而不是最高境界。心理健康状态并非固定不变，而是不断变化的，既可以从不健康转变为健康，也可以从健康转变为不健康。

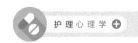

 心理健康的原则

（一）心理活动与客观环境的同一性原则

任何正常的心理活动和行为，无论其形式和内容都应与客观环境（自然环境与社会环境）保持一致，即同一性。

（二）心理过程的完整性和协调性原则

人的心理活动中认识、情感、意志3个过程的内容完整、协调一致，是确保个体具有良好的社会功能和有效地进行活动的心理学基础。

（三）个性心理特征的相对稳定性原则

个性心理形成后在没有重大外部环境影响下，具有相对稳定性，并在一切活动中显示区别于他人的独特性，一般不易发生改变。

五 维护心理健康的方法

人类的心理活动是可以被调控的，而且心理活动的正确操作和调节可提高工作效率、改善人际关系，维护健康，有助于缓解疾病。

（一）认识自己，悦纳自己

"人之难知，江海不足以喻其深，山谷不足以配其险，浮云不足以比其变。"知人难，知己更难。自我认识的肤浅，是心理异常形成的主要原因之一。

心理健康的人要能体验到自己的存在价值，既能了解自己，又能接受自己，具有自知之明，即对自己的能力、性格、情绪和优缺点能作出恰当、客观的评价，不会对自己提出苛刻的期望与要求；对自己的生活目标和理想也能制定得切合实际，因而对自己总是满意的。同时，努力发展自身的潜能，即使对自己无法补救的缺陷，也能安然处之。对自己充满自信，对他人深怀尊重，充分认识自我，发挥最大潜力。接受现实的自我，选择适当的目标，寻求良好的方法，不随意退却，不做自不量力之事，才可创造理想的自我，欣然接受自己，这样才能避免心理冲突和情绪焦虑，使人心安理得，获得健康。

认识自己的长处，可以发扬光大；明白自己的短处，可以及时改正；清楚自己的特点，可以顺利择业；了解自己的兴趣，可以集中力量向某方面突进。对人生、对世界上的事物，持正确的认识和了解，就能采取适当的态度和行为反应，同时也能提高对心理冲突和挫折的耐受能力，从而防止心理障碍发生。

（二）接受他人，善与人处

心理健康的人要乐于与人交往，不仅要能接受自我，也能接受他人，悦纳他人，能认可别人存在的重要性。能为他人所理解、为他人和集体所接受、能与他人相互沟通和交往、人际关系协调和谐，在生活小集体中能融为一体，乐群性强，既能在与挚友间相聚之时共欢乐，也能在独处沉思之时而无孤独之感。在与人相处时，积极的态度（如同情、友善、信任、尊敬等）总是多于消极的态度（如猜疑、嫉妒、敌视等），因而在社会生活中才具有较强的适应能力和较充足的安全感。

（三）热爱生活，乐于工作

心理健康的人要珍惜和热爱生活，积极投身于生活，在生活中尽情享受人生的乐趣。他们在工作中尽可能地发挥自己的个性和聪明才智，并从工作的成果中获得满足和激励，把工作当成乐趣而不是负担。他们能把工作中积累的各种有用的信息、知识和技能储存起来，便于随时提取使用，以解决可能遇到的新问题，能够克服各种困难，使自己的行为更有效率，工作更有成效。

（四）面对现实，接受现实

心理健康的人要对周围事物和环境作出客观的认识和评价，并能与现实环境保持良好的接触，既有高于现实的理想，又不会沉湎于不切实际的幻想与奢望。对自己的能力要有充分的信心，对生活、学习、工作中的各种困难和挑战都能妥善处理，并能够主动地去适应现实，进一步地改造现实。

（五）控制情绪，心境良好

心理健康的人愉快、乐观、开朗、满意等积极情绪状态占据优势，虽然也会有悲、忧、愁、怒等消极的情绪体验，但一般不会长久。能适当地表达和控制自己的情绪，喜不狂、忧不绝、胜不骄、败不馁、谦逊不卑、自尊自重，对于无法得到的东西不过于贪求，争取在社会规范允许范围内满足自己的各种需求，对于自己能得到的一切感到满意，心情总是开朗的、乐观的。

（六）学会交往，寻求支持

与志趣相投的朋友在一起，进行思想的沟通和情感的交流，能从中得到启发、支持和帮助。更重要的是，能使人感受到充足的社会安全感、信任感和激励感，从而增强生活、学习和工作的信心和力量，最大限度地减少心理应激和心理危机感。这是维护和保持心理健康最基本、最重要的因素之一。

心理健康的人要学会使用美好语言，俗话说"良言一句三冬暖，恶语伤人六月寒"，对他人多说好话，学会赞美他人，爱听好话是人类的天性。人际交往的两个润滑剂，一为幽默，二为赞美他人。夸奖他人有两个原则，一是真诚，二是夸奖的内容应为对方所在意的。此外，还应注意倾听，在交流中，有时"听"往往比说更重要；主动交友，善于雪中送炭；朋友、同事间要宽容；认识自己的嫉妒和别人的嫉妒；金无足赤，人无完人，要学会批评，一般来说，人都有些自知之明，可以对自己的缺点和错误进行反思和修正。但有时候"当局者迷，旁观者清"，

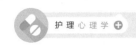

需要批评才能醒悟，但是批评要讲究艺术，表扬一个人要公开，批评一个人最好是私下。

生活中，个体难免会遭受挫折，此时应找机会与亲友倾诉，使不良情绪得以发泄，压抑心境得到缓解或减轻，失去平衡的心理也可以恢复正常，并且在倾诉的过程中，还会获得更多的情感支持和理解，获得认识和解决问题的新思路，增强克服困难的信心。

（七）自我娱乐，心理平衡

注意培养和发展自己的业余爱好，进行多方面的自我娱乐活动，就可以在寂寞孤独、烦闷和抑郁时，使身心获得有益的休整和放松。积极开展自我娱乐活动，就能振奋精神，消除烦恼，保持愉快的心境。

心理健康是一种不断变动的动态过程，要通过不断地心理调整达到一种良好的状态。因此，保持心理平衡是个体加强自我心理保健、维护心理健康的重要方法。

第二节　影响心理健康的因素

正如健康是生理健康、心理健康、社会适应三方面相互作用的结果一样，心理健康的影响因素也是多方面的。影响个体心理健康的主要因素有生理因素、心理因素、家庭因素、学校因素、社会因素等。

一　生理因素

影响个体心理健康的生理因素包括遗传和疾病。

（一）遗传

生理是心理的基础，如果没有充分的生理条件，人的心理活动就会受到影响。一个人的躯体、气质、智力、神经过程的活动特点等，明显受遗传因素的影响。

遗传对智力起着重要的作用。遗传机制对某些异常行为也有一定的影响，如精神分裂症的产生，遗传因素有重要作用。此外，躁狂症发病也被认为有遗传因素的影响。数据显示，精神疾病发病的原因确实具有明显的血缘关系，血缘关系越亲近，患病率越高，而这正是遗传因素的影响。

（二）疾病

病毒干扰、大脑外伤、化学中毒、严重躯体疾病等都可能导致心理障碍甚至精神失常。例如，脑梅毒、流行性脑炎等中枢神经系统传染病，会导致器质性心理障碍。生理疾病对人心理活动的影响可能是轻微的，如出现易激惹、失眠、不安等，随着疾病的消除，这些心理症状也会消失。但是，随着疾病的发展，心理障碍也会加剧，甚至会出现各种程度的意识障碍、幻觉、记忆障碍、躁动或攻击行为等。

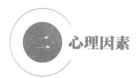
三 心理因素

心理活动即心理状态。个体的心理状态一旦形成，就会影响以后的心理发展和变化。心理因素主要包括认知因素、情绪因素和个性因素等。

（一）认知因素

认知是指人对客观事物的认识，反映客观事物的特性与联系，并揭露客观事物对人的意义和作用的心理活动。认知过程就是信息的获得、贮存、转换、提取和使用的过程。人类个体的认知因素涉及范围极广，主要有感知、注意、记忆、想象、思维和言语等。

每一个体都具有各种认知因素，这些认知因素自身的发展和各认知因素之间的关系可能是协调的，也可能是不协调的。一旦某一认知因素发展不正常或某几种认知因素的关系失调，就会产生认知的矛盾和冲突。这种矛盾和冲突，会使人感到紧张、烦躁和焦虑，于是想将其极力减轻或消除。

认知因素之间的失调程度越严重，人们期望减轻或消除失调，维持平衡的动机也就越强烈。如果这种需要和动机长时间得不到满足、不能实现，则可能产生心理偏差或心理障碍。认知的严重失调，还会损坏人格的完整性和协调性，甚至导致人格变态。

（二）情绪因素

人的情绪体验是多维度、多成分、多层次的。它是一个人机体生存和社会适应的内在动力，是维持身心健康的重要因素。

一般来讲，稳定而积极的正性情绪状态，使人心境愉快、安定，精力充沛、适度，身体舒适、有力；相反，经常波动而消极的负面情绪状态，往往使人心境压抑、焦虑，精力涣散、失控，身体衰弱、无力。因此，培养良好的正性情绪，排除不良的负面情绪，有益于身心健康。

（三）个性因素

个性因素亦可称为人格因素。个性因素包括性格、气质、能力和个性倾向性等。个性因素是心理活动因素的核心，对一个人的心理健康影响最大。能力较强的个体，往往在生活中会更多地获得别人的喜爱，会感到更多的满意、愉快，这有助于其心理健康；反之，能力较差的个体，特别是处于青春期的时候，往往容易感到自卑、焦虑、挫折，从而导致心理问题。有较强的心理自我调节能力的个体，因其在挫折和冲突过程中善于保持心理平衡，其心理常常是健康的，而那些不善于进行心理自我调节的人，其心理则常常呈现为一种不健康状态。因此，更应当关注不善于进行心理自我调节的群体的心理健康，注意疏导和调节。人格特征是与心理健康密切相关的品质，同样一种生活挫折，对不同个性的人，其影响程度完全不同。研究表明，特殊人格特征往往是导致相应精神疾病，特别是神经官能症的发病基础。例如，谨小慎微、求全

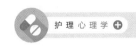

求美、优柔寡断、墨守成规、敏感多疑、心胸狭窄、事事后悔、苛求自己等强迫性人格特征，很容易导致强迫性神经症。因此，培养健全人格是保持身心健康的关键因素之一。

三 家庭因素

家庭是社会的细胞，是儿童的第一所学校。家长是儿童的第一任教师。家庭对儿童的个性发展和心理健康具有十分重要的影响。家庭结构、社会地位、教养方式、父母对子女的态度、家庭环境、个性特征，都会在个体心理发展历程中留下深深的烙印。

（一）家庭结构

家庭结构是指家庭中的人员组成。由于家庭规模和组成家庭的成员不尽相同，家庭又可分为不同的类型，如由一夫一妻，或由父母与未成年子女组成的核心家庭；由祖父母、父母和子女三代组成的主干家庭；除了主干家庭成员之外，还有其他家庭成员的扩大家庭。多数研究发现，家庭结构完整且气氛和谐的家庭，有利于儿童心理健康地成长，而破裂家庭或父母不和谐、经常争吵，以及单亲家庭，对儿童身心健康成长明显有不利的影响，容易使儿童产生躯体疾病，心理障碍的发生率也较高。如今离婚率的上升，直接导致单亲家庭儿童大幅增加，单亲家庭儿童是一个不容忽视的群体，并引起了社会各界人士的广泛关注。单亲家庭儿童不一定都存在心理健康、人格障碍等方面的问题，但他们中间存在心理健康问题的人较多。瑞典的有关机构对6.5万名单亲家庭儿童的调查显示，单亲家庭儿童除了患抑郁症的可能性比一般家庭的儿童高外，更易染上酗酒和吸毒的恶习，此外，还时常发生自残和自杀等行为。

（二）教养方式

父母的教养方式对个体的心理发育、人格的形成、归因方式及心理防御能力等都有极其重要的影响。父母不良的教养方式对青少年心理健康水平有显著的消极影响。有关调查表明，父母在教育中表现出态度不一致、压力过大、歧视、打骂或冷漠等特点时，儿童常常会表现出更多的心理健康问题。在教育儿童的时候，千万不要忽略儿童的心理感受。

家庭的教养方式可分成3类，不同的教养方式对儿童的人格特征具有不同的影响。第一类是权威型教养方式，采用这种方式的父母在子女的教育中表现得过于支配，儿童的一切都是由父母来控制的，在这种环境下长大的儿童容易形成消极、被动、依赖、服从、懦弱，甚至不诚实的人格特征。第二类是放纵型教养方式，采用这种方式的父母对儿童过于溺爱，让儿童随心所欲，对儿童的教育有时达到失控的状态。在这种家庭环境中成长的儿童多表现为任性、幼稚、自私、野蛮、无礼、独立性差、唯我独尊、蛮横无理、胡闹等。第三类是民主型教养方式，父母与儿童在家庭中处于一种平等和谐的氛围中，父母尊重儿童，给儿童一定的自主权和积极正确的指导。父母的这种教育方式使儿童能形成一些积极的人格品质，如活泼、快乐、直爽、自立、彬彬有礼、善于交往、富于合作、思想活跃等。

家长对学生心理健康的影响除了通过"言传"，即口头教育外，更重要的是通过"身教"，即以自己的实际行动做榜样进行教育。家庭是影响人的第一个场所，家长的品格、行为等都直接影响子女的成长。

（三）家庭环境

家庭环境是指家庭的物质生活条件、社会地位、家庭成员之间的关系，以及家庭成员的语言、行为和感情的总和，包括实物环境、语言环境、心理环境、人际环境和物理环境。实物环境是指家庭中实物的摆设；语言环境是指家庭中人与人的语言是否文明礼貌，是否体现民主平等；心理环境是指父母与子女之间的态度及情感交流的状态；人际环境是指尊老爱幼、各尽其责等；物理环境是指家庭的居住条件。家庭环境的好坏直接影响孩子的心理健康。

探讨家庭环境对儿童心理健康的影响，多集中于家庭心理环境和家庭心理气氛对儿童心理健康的影响。实际上，家庭物理环境对儿童的心理健康也有影响。例如，居住条件的好坏对于儿童的学习和休息的质量不无关系，也影响着儿童的身心发展。如果儿童有一个属于他们自己的小天地，哪怕只是一个抽屉、一张书桌或一个角落，则有助于培养儿童自主自立，发展儿童的独立人格。而且，儿童有自己的独立空间，还可以充分地满足儿童的兴趣、爱好，有利于儿童个性的培养和发展。家庭居室应保持整洁美观，这有利于养成儿童爱清洁、有条理的好习惯，对于陶冶情操、培养美感也有潜移默化的作用。

家庭心理气氛是影响儿童心理健康的另一项重要因素，家庭心理气氛主要是由家庭内部的人际关系状况决定的。在家庭中占主导地位的人际关系有两方面，一是亲子关系，二是夫妻关系。家庭气氛是否融洽和谐，直接关系着家庭是否幸福，对孩子的成长发展特别是心理健康状况起着至关重要的作用。调查表明，在气氛和谐的家庭里生活的儿童表现出有自信心、情感丰富和互相友爱，在气氛不和谐的家庭里生活的儿童由于情绪时常处于紧张状态，从而严重影响心理健康。亲子沟通状况对儿童的心理健康状况也有影响。

四 学校因素

学校教育对个体心理健康的影响是多方面的。学校的重要性首先表现在它在较长时间内对学生进行系统教育，而这种系统教育对学生社会行为的塑造是其他机构无法替代的。学校的重要性还在于它有着独特的、完整的机构，是社会的雏形，对学生了解社会、发展自我和人格、培养合乎角色的社会行为模式起着重要的作用。

（一）学校管理

教育体制、学校的教育指导思想和管理制度等会对学生的心理健康产生影响。它们往往决定了一所学校的校风，决定了教师教学和学生学习的状况。目前，我国相当一部分中小学仍然没有摆脱"应试教育"体制，片面追求升学率的教育指导思想，无形中给教师和学生都造成了很大的影响。学生在巨大的升学压力下产生心理障碍的事件屡屡发生。在这种教学模式下，学生的学习兴趣、学习主动性和创造性被扼杀，严重影响了他们身心的健康发展。

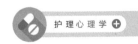

（二）学校环境

学校环境包括物理环境和心理环境，这两方面对学生的心理健康都有重要作用。首先，从学校的物理环境来说，宽敞明亮、优美整洁的教学环境对学生的心理具有熏陶的作用，使学生心灵得到净化，从而促进学生心理健康发展。校园的一草一木、每个角落都应给人以美的感受，使学生从中得到教育和心灵的净化。其次，良好的校风、班风能够感染学生，促使学生积极向上、团结互助、人际关系和谐。这样的学校心理环境有利于学生心理健康状况的改善和提高。最后，人际关系和谐是心理健康的一个重要标志，也是对心理健康的一种强有力的促进。学生能否在学校里和老师、同学建立起和谐的人际关系，对他们心理的健康发展有着极为深远的影响。

（三）教师因素

师生之间的相互影响是在师生活动过程中形成和发展起来的，在这一过程中，教师的认知和行为对学生的发展有着至关重要的作用。教师的一举一动、一言一行对学生都会有影响。因此，教师对学生心理健康的影响，越来越受到研究者的关注。

首先，教师对学生的认知直接影响学生的心理健康状况，具体表现在教师对学生的理解、教师对学生的态度和教师对学生的期望上。教师在理解每个学生的基础上，会对每个学生发展的潜力有所推测，这被称之为教师对学生的期待。教师对不同的学生会有不同的期待，这会影响到学生的发展。国外心理学家做过一个实验，他们选择一所小学的学生进行所谓"智力发展前景测验"，实质上是一般的智力测验。他们把随机选取的20%的学生名单交给教师，有意称这些学生是最有发展潜力的，要求教师注意观察，但不要告诉学生本人。结果8个月后，这些学生的学习成绩真的比其他学生进步更大。教师预料某个学生有潜力，结果这位教师就真的证实了这个学生有潜力。这个实验所揭示的现象就是著名的罗森塔尔效应。罗森塔尔效应又称皮格马利翁效应，也就是我们这里谈的期望效应。这个效应揭示出这样一个规律：教师的高期望可以对学生产生良好的自我实现预言效应，促使学生向好的方向发展，并形成和谐的课堂气氛；教师的低期望则可能导致学生自暴自弃，学习成绩越来越差，并严重影响课堂气氛。

教师期望是教师与学生之间相互作用的结果。教师根据他对学生的印象（可能是外加的）产生内部期望，期望通过教师的态度、表情、行为等传递给学生；学生接受了教师行为中所暗含的期待，并根据期待的方向表现出相应的行为。学生行为变化的有关信息反馈给教师，使教师坚信或修改、放弃自己原来的期望，从而使这个过程得到循环。于是教师期望的"好学生"越来越好，"坏学生"则越来越坏。教师对有些学生抱有较高的期待，而对有些学生的期待水平不高，甚至是怀有消极的期待，如认为某个学生"没有前途""不可救药"等。教师期望不仅会影响学生的学业成绩、成就动机、自信心，也会影响学生的情绪、意志等人格因素。教师对不同学生的期望是学生最终在心理和人格发展方面出现差异很重要的原因。

其次，教师的言语对学生心理健康的消极影响主要表现在教师任意使用不当语言，以及在批评学生时使用过激言行。如某些成绩差而又长期遭受教师言语伤害的学生容易产生反社会心理。教师的教学管理行为和日常行为表现都会对学生的心理健康产生影响。例如，惩罚是教师教学中的一种常见行为，这种行为对学生的心理健康会产生很多负面影响。第一，经常受惩罚的学生很容易形成"破罐子破摔"心理，丧失自信心和自尊心。这种情况不仅会对学生造成难以弥补的创伤，严重者甚至会导致学生出现退缩行为、精神疾病和生理性病变等。第二，过多的惩罚易导致学生产生恐惧心理或逆反心理，变得内向、自闭或憎恨社会与人生，玩世不恭。有的学生就是因为受到了个别教师的经常性惩罚，对教师产生了强烈对抗情绪。第三，惩罚易导致学生说谎、隐瞒等虚假欺骗行为，极易使学生养成粗暴、冷酷、霸道的作风，容易误入歧途。

最后，作为学生人格的影响者及知识与技能的传授者，教师在学生的人格发展方面的影响也仅次于父母。教师的心理健康与心理辅导能力，会对学生的心理健康产生深远影响，而且直接影响教育教学的效果。

五 社会因素

人生活在现实的社会环境中，在一定的社会环境下成长和发展。"近朱者赤，近墨者黑"，讲的就是社会教育对个体心理成长的浸染作用。社会的文化背景、社区环境、社会风气和学习生活环境等因素都会对个体的心理健康产生影响。

（一）社会环境

一定的社会文化背景，如风俗习惯、道德观等，以一种无形力量影响着人们的观念，反映在人们的价值观、信念、世界观、动机、需要、兴趣和态度等心理品质上。社会意识形态对人心理健康的影响，主要是通过社会信息作为媒介实现的，如影视、报纸杂志、书籍、网络等。健康的社会信息有助于个体的心理健康发展，不健康的社会信息则会对个体的心理健康造成严重危害。目前，大众媒体中不健康的内容已经成为危害个体心理健康成长的重要因素。由于个体成长发育的不成熟，是非判别能力低，自制力差，因而很容易受各种暴力影视剧、淫秽书刊、网络上的不健康信息的毒害，甚至导致心理变态、误入歧途。社会风气通过家庭、同伴、传媒等途径影响着个体的心理健康。

（二）学习环境

个体所处的学习工作环境不同，其心理健康状况也会有所不同。研究发现，城乡差异、人口密度、环境污染、噪声等对人的心理状况都存在明显影响。如城市中的学生，由于住房单元化，同邻居、同伴的交往明显减少，这种状况不利于他们的社会化，使其缺乏人际交往的技巧，容易形成孤僻的性格。拥挤、嘈杂的环境使人的心理严重超负荷，人与人之间更容易产生矛盾、争吵，生活在其中的个体也容易产生心理紧张，出现心理健康问题。

（三）社区环境

社区是指由若干群众或社会组织（机关、团体）聚集在某一地域内形成一个生活上相互关联的大集体，如街道、住宅小区、村庄等。社区对生活在其中的个体心理健康的影响主要是通过社区文化、社区环境产生的，例如，组织个体观看健康的、符合其年龄特点的影视剧；参观各种有益身心发展的展览；组织个体参加社区的各种公益活动，如绿地领养、照顾孤寡老人等。在这些有意义的活动中，个体不仅锻炼了能力，而且心灵也得到了净化。

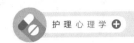

总之，上述各种因素相互影响、相互制约，对一个人的身心健康是综合发生作用的。因此，我们在观察、分析、诊断心理失调、心理障碍或心理疾病时，务必要充分考虑各种因素的作用，逐一考察、逐一排除、全面正确地作出诊断，采取有效措施进行调适和治疗。

本章小结

心理健康是指以积极的、有效的心理活动，保持平稳的、正常的心理状态，对当前和发展着的社会、自然环境及自我内环境的变化具有良好的适应功能。心理健康的标准是：①身体、智力及情感十分调和；②适应环境；③有幸福感；④在工作中能发挥自己的能力，过着有效率的生活。心理健康的原则主要有：心理活动与客观环境的同一性，心理过程的完整性和协调性，个性心理特征的相对稳定性。维护心理健康的方法有：认识自己，悦纳自己；接受他人，善与人处；热爱生活，乐于工作；面对现实，接受现实；控制情绪，心境良好；学会交往，寻求支持；自我娱乐，心理平衡。影响个体心理健康的主要因素有生理因素、心理因素、家庭因素、学校因素、社会因素等。

思考与练习

一、选择题

1. 心理健康的标准有（　　）。

A. 心态好 　　　　　B. 智商高 　　　　　C. 善于调控情绪 　　　D. 道德品质高尚

2. 父母的哪种教育方式能使儿童形成一些积极的人格品质？（　　）

A. 权威型教养方式 　　B. 放纵型教养方式 　　C. 民主型教养方式 　　D. 自由型教养方式

二、名词解释

1. 心理健康

2. 心理应对

三、简答题

1. 心理健康的标准有哪些？

2. 心理健康的方法有哪些？

第五章

心理应激

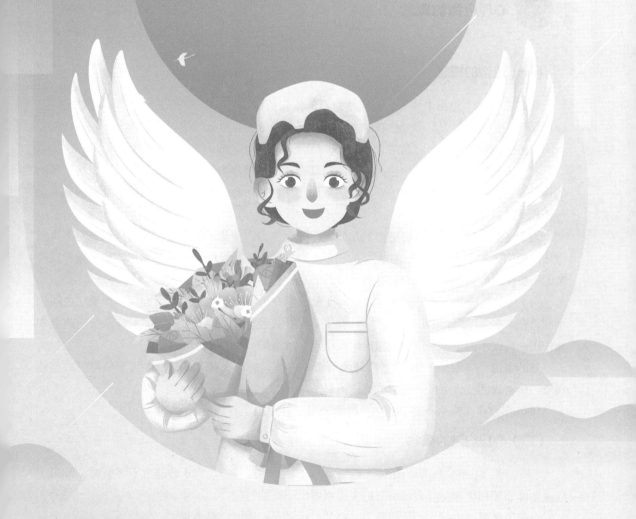

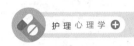

学习目标

了解心理应激的过程，熟悉应激的身心反应，掌握心理应激的应对。

第一节　心理应激概述

在 21 世纪的今天，社会竞争激烈，人们生活压力增大，遭遇应激事件的机会也越来越多，心理应激对人们的健康影响也越来越明显。因此，关注心理应激对提高人们心身健康意义重大。

一　心理应激的概念

（一）应激的概念

应激（stress）是指个体在遇到出乎意料的紧张情况时所做出的适应性反应，原意为紧迫、逆境反应、紧张、压力，即个体在外力的作用下，竭尽全力对抗时的超负荷状态。

在医学心理学领域，应激的含义可以概括为以下几个方面。

（1）应激是引起机体发生应激反应的刺激物。把应激作为自变量，研究各种有害性刺激物的性质和特征。心理学家所指的刺激物的范围广泛，包括各种躯体的、心理的、社会的和文化性的应激源。

（2）应激是有机体对有害刺激的反应。将应激作为因变量或是反应，认为应激是对不良刺激或应激情景的反应。目前，在医学的病理生理学研究领域及临床研究中，比较集中地关注应激的心身反应方面，而不是引起这种反应的心理社会原因。

（3）应激是应激源和应激反应的中间变量，即介于应激刺激物和应激心理生理反应之间的中间（介）变量。个体的应对方式、社会支持、个人经历和人格特征等因素对应激反应起着中介作用，所以不同个体对应激源做出的反应也有所不同。

总的来说，应激是个体"觉察"环境刺激对生理、心理及社会系统产生过重负担时的整体现象，所引起的反应可以是适应或适应不良。

1936 年塞里（Selye）将其引入生物学领域，并提出了心理应激学说。

（二）心理应激的概念

心理应激（psychological stress）是指个体在察觉需求与满足需求的能力不平衡时，倾向于通过整体心理和生理反应表现出来的多因素做出适应的过程。

心理应激可以增强人的适应能力。例如，运动员起跑时，精力集中、能量重新分配，以适应比赛的环境。但应激也具有消极作用，过于强烈或持久的心理应激会击溃人体的生物化学保护机制，导致心身疾病。

二 心理应激的过程

心理应激是以认知因素为核心的一种多因素作用过程。在这里，对于所涉及的生活事件、认知评价、应对方式、社会支持、人格特征和心身症状等应激有关变量，可以分别从"应激源""中间影响因素"和"应激反应"这3个方面加以认识。其中中间影响因素按其在应激过程中的作用又可分为内部资源（认知、应对、人格等）和外部资源（社会支持等）（图5-1）。

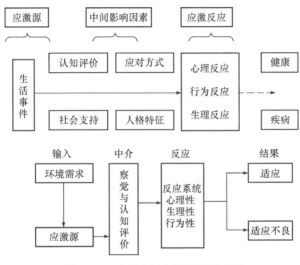

图5-1 心理应激作用过程示意图

（一）应激源

1. 应激源（stressor）

应激源（stressor）是指环境对个体提出的各种需求，经个体认知评价后可以引起心理和（或）生理反应的刺激。生活事件是指生活中遭遇的可以扰乱人们的心理和生理稳定的事件。目前在心理应激研究领域，应激源是以生活事件为研究中心的。因此，往往将生活事件和应激源作为同义语来看待。本书中即把应激源等同于生活事件讲解。

2. 应激源的分类

（1）按照应激发生的过程，大致分为两类。

①急性应激源。常见的有突发的自然灾害、急性重病、外伤、创伤性经历、事故、突然居丧等。

②持续性及间歇性应激源。常见的有角色过多、工作超负荷、人际关系紧张、经济状况恶化、社会隔离、移民、退休、家庭关系不和、离婚、监禁等。

（2）按照应激源的性质，大致可分为四类。

①躯体性应激源。躯体性应激源是指作用于人的机体，直接产生刺激作用的刺激物，包括各种物理化和生物学刺激物，如高温或低温、辐射、电击、强烈的噪声、损伤、病原微生物和

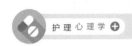

疾病等。从心理学的角度看，躯体性应激源导致应激反应，往往是由于个体对它们所造成的损伤或潜在威胁的觉察所引起的。例如，细菌无法为个体所直接感知，因而不可能直接导致应激反应，但是，一方面细菌入侵机体产生的疼痛和疾病，可能导致应激反应；另一方面细菌作为一种潜在的威胁被觉察时，也有可能导致应激反应。

②心理性应激源。心理性应激源是指人们头脑中的不切实际的预期、凶事预感、工作压力及个体在生活过程中所遇到的冲突、人际矛盾等，在满足基本需要和愿望的过程中所遭受到的挫折等。在心理性应激源中，挫折和心理冲突是其中最重要的两种。

挫折（frustration）是指个体的动机受阻碍所产生的焦虑、烦恼、愤怒、紧张、困惑等情绪反应。各种负面情绪所交织而成的心理感受，即挫折感。挫折是一种主观的感受，受个体认知水平等诸多内部因素的影响，有时个体主观臆测的挫折比实际挫折更大。

心理冲突（psychological conflict）是一种心理困境，而此困境的形成，是因个人同时有两种或两种以上动机无法兼容，无法获得满足所致。

③社会性应激源。社会性应激源指的是来自社会诸方面的刺激，其范围极广，日常生活中的事件，如结婚或离婚、升迁、降职、亲人死亡或家庭冲突等，甚至像每天挤公交车上下班、频繁的应酬、人际关系冲突等也都属社会性应激源。霍尔姆斯（Holmes）等汇集的43项生活事件，只是社会性应激源中的一部分。事实上，生活中的每件事，大到重大生活改变，小到生活琐事，都可能引起应激。特别是琐碎事件，在性质上每件事均不足以危害于人，但日积月累的结果，就能对人的身心造成不良影响。日常生活中成为应激源的生活琐事可归纳为家庭支出、工作职业、身心健康、时间分配、生活环境、生活保障等六方面。

④文化性应激源。文化性应激源是指因语言、风俗习惯、生活方式、宗教信仰等社会文化环境的改变引起应激的刺激或情景，如出国留学、移民、面对语言环境改变的"文化性迁移"。文化性应激源对个体的影响是持久而深刻的。

（3）按不同环境因素，可将应激源分为三类。

①家庭环境因素。常见的有父母离异、亲子关系恶劣、婆媳和翁婿关系紧张、子女远离父母形成"空巢"状态、重大经济困难等。尤其是配偶死亡，对人产生的刺激更大。

②工作或学习环境因素。常见的有工作负担过重、兼职过多、过于繁忙；或感到力不从心、虽十分努力，但事业上成就寥寥无几；或因转换职业、工作与所学专业或志趣不一致，工作中被动，总有压抑感；或工作过少、单调乏味、缺乏新颖感与创造性等。对学生来讲，升学竞争、进入新的学习环境、功课负担过重、中止学习、毕业分配不满意、师生或同学关系不融洽均可构成应激因素。

③社会环境因素。包括严重自然灾害，造成巨大损失，甚至家破人亡；城市人口剧增、交通事故、工业噪声、环境污染、竞争加剧等。战争带来的精神和物质上的巨大损失更是一种严重的社会应激因素。

🔗 知识链接

拉扎勒斯（Lazarus）的实验

拉扎勒斯是美国应激理论的代表人物之一。拉扎勒斯的实验将被试者分为3组同看一部电影，电影内容是一次特别严重的工伤事故。实验之前，告诉第一组被试者，影片里的人物和流出的血都是假的；告诉第二组被试者，影片里的事情是真的，强调安全的重要性，主要目的是进行教育；第三组被试者则不做任何介绍。看完电影之后，前两组被试者由于看电影前已获得过信息，能够适应影片中的恐怖镜头，应激反应较弱；而第三组被试者则出现了强烈的应激反应。

（二）应激源的量化研究

1967 年美国华盛顿大学医院精神病学家霍尔姆斯（Holmes）和雷赫（Rahe）通过对 5 000 多人进行社会调查，把人类社会生活中遭受到的生活危机（life crisis）归纳并划分等级，编制了一张生活事件心理应激评定表，即社会再适应量表（表 5-1）。该评定表列出了 43 种生活变化事件，并以生活变化单位（life change units，LCU）为指标加以评分。

表 5-1 社会再适应量表（SRRS）

变化事件	LCU	变化事件	LCU
1. 配偶死亡	100	23. 子女离家	29
2. 离婚	73	24. 司法纠纷	29
3. 夫妻分居	65	25. 个人取得显著成就	28
4. 拘禁	63	26. 配偶参加工作或离职	26
5. 亲密家庭成员死亡	63	27. 入学或毕业	26
6. 受伤或患病	53	28. 生活条件变化	25
7. 结婚	50	29. 个人习惯的改变	24
8. 被解雇	47	30. 与上级矛盾	23
9. 复婚	45	31. 工作时间或条件的变化	20
10. 退休	45	32. 搬家	20
11. 家庭成员健康变化	44	33. 转学	19
12. 怀孕	40	34. 改变娱乐的方式或程度	19
13. 性生活问题	39	35. 宗教活动的改变	19
14. 增加家庭成员	39	36. 社会活动的改变	18
15. 工作调动	39	37. 少量借贷	17
16. 经济状况改变	38	38. 睡眠习惯改变	16
17. 好友死亡	37	39. 家人团聚次数改变	15
18. 工作性质改变	36	40. 饮食习惯改变（数量、时间、进食环境）	15
19. 夫妻不和睦	35	41. 休假	13
20. 借贷（如买房）	31	42. 过节	12
21. 归还贷款	30	43. 轻度违法行为（如违章穿马路）	11
22. 职务改变（如升职、降职）	29		

霍尔姆斯等发现，若一年LCU不超过150，第二年可能是平安；LCU为150~300，则有50%的可能性第二年患病；LCU超过300，第二年患病的可能性达70%。社会再适应量表对各种应激源进行量化处理，为心理、社会因素与疾病关系的研究提供了客观的资料依据。但是，社会再适应量表不能反映个体差异，没有考虑个体的认知评价和应对方式对应激的影响；也不能反映由于缺少变化（如孤独、寂寞）而导致的应激，对应激为什么既能致病又能锻炼人不能作出很好的解释。因此，这一评定量表尚需进一步完善。

（三）中介机制

应激的中介机制是指机体将应激源的输入信息转化为输出信息的加工过程，是应激过程的中间环节。中介机制可分成两大类：第一类是生物学因素，包括身体素质、生理状态、遗传特性和自然环境等，它们造成个体器官的脆弱倾向，或提供潜在致病因素；第二类是心理社会中介因素，主要包括认知评价、应对方式、社会支持及人格等。

1. 认知评价

认知评价（cognitive appraisal）是指个体从自己的角度对遇到的生活事件的性质、程度和可能的危害情况做出估计。认知评价作为应激的核心中介机制，对于应激反应的产生起着决定性作用（图5-2）。

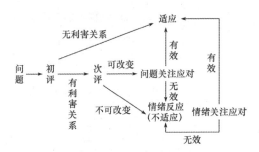

图5-2 认知评价在应激过程中的作用

由于人们认知评价标准的不同，以致对同一事件可有不同的认知和评价，从而会引起不同的应激反应。个体对应激的认知评价分为两种：积极的应激和消极的应激。积极的应激给人以力量并提高个体识别与作业的能力；消极的应激则耗费能量储备，并以维护和防卫的形式增加机体系统的负担。例如，对失恋这一应激，有人将它认定是大挫折，而抑郁、悲伤甚至轻生；有人却看作是一次重新生活和重新选择的机会，并不表现出强烈的情绪反应和生理反应。影响个体认知评价的因素包括应激源的特点和个体的主观因素两个方面。

（1）应激源的特点，包括刺激的强度、刺激的持续时间、刺激的发生方式等。如一个人突然听到自己的亲人因交通事故不幸身亡和听到因久病不起的亲人亡故后所引起的内心震动是不一样的，就是因为一个是突然发生，而另一个已有心理准备的缘故。

（2）个体的主观因素，包括个体的人格特征、个体的需要和期望值、个体过去的生活经历、个体的生物节律等方面。

2. 应对方式

应对方式是个体为应付难题，有意识地采取的认知和行为措施。应对不仅与生活事件、认知评价、社会支持、人格特征、应激反应等各种应激因素相关，还与性别、年龄、文化、职业、身体素质等有关。

3.社会支持

社会支持（social support）是指个体与社会各方面，包括家庭、亲朋、同事、组织和社团等精神上和物质上的联系，具有缓冲应激的作用，能减缓心身疾病的发生和发展。人是生物的人，更是社会的人，其生活中的任何事件都与其社会关系有关。当个人遭受应激时，其社会支持就可能对其产生广泛的影响，是应激一个十分重要的机制。

4.人格

人格决定了个体的行为方式、生活方式和习惯倾向，影响个体对应激源的认知评价、情绪和生理反应。人格还影响和决定个体的人际关系、能力与效应，从而决定个体获得和利用社会支持的质量。

（1）人格特征。人格与涉及应激的各种因素，如认知评价、应对方式、社会支持和应激反应存在一定的相关性。

①人格影响认知评价。态度、价值观等人格倾向性，以及能力和性格等人格心理特征因素，都可以不同程度地影响个体在应激过程中的初级评价和次级评价。这些因素决定个体对各种内外刺激的认知倾向，从而影响对个人现状的评估。

②人格影响应对方式。人格特质一定程度决定应对活动的倾向性，即应对风格，不同人格类型的个体在面临应激时可以表现出不同的应对策略。

③人格与社会支持有联系。人与人的支持是相互作用的过程，一个人在支持别人的同时，也为获得别人对自己的支持打下了基础，一位人格孤僻、不好交往的人是很难得到和充分利用社会支持的。

④人格与应激反应的形成程度也有关。同样的生活事件，在不同人格的人身上可以出现完全不同的心身反应结果。

（2）人口学因素。年龄、性别、健康、遗传等因素都会影响到应激的作用过程，影响到对应激源的评价，影响着个体的应对方式，这些都是应激的中介因素。如不同年龄、性别的人对同一事件的评价就不同，年龄大的趋向于保守、求稳而息事宁人；年轻人则气盛、好冲动而不肯让人。男女由于接受的教育不同，往往是男性富有攻击性，女性趋于保守、内向等。

第二节　应激的身心反应

应激的身心反应是指个体应对应激源所致的各种心理、行为和生理方面的综合变化。

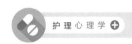

应激的心理反应主要包括心理冲突、情绪反应、认知反应和综合性应激反应。

（一）心理冲突

心理冲突（psychological conflict）是指两种或两种以上不同方向的动机、态度、情绪、目标和反应同时出现，人们难于抉择，因而体验着不安、痛苦的心理紧张状态。人格健康者心理冲突不尖锐也不持久，而且会成为建设性和创造性的活动动力。人格不健康者的心理冲突是破坏性的，其心理冲突尖锐、持久、反复出现，妨碍正常的心理功能并损害社会功能。

（二）情绪反应

在心理应激状态下，个体表现出来的情绪反应主要有焦虑、恐惧、愤怒、抑郁和敌意等。

1. 焦虑

焦虑是心理应激条件下最常见的一种心理反应，过度焦虑会妨碍人的智能发挥，不利于应对应激源。例如，在赛场上，过度焦虑的运动员往往发挥不出平时训练的水平。

2. 恐惧

恐惧时通常伴随回避行为，严重的恐惧则能造成习性失助（坐以待毙，无丝毫行为反应）或情绪释放（哭、笑、喊、唱、跳、闹）等失控行为。

3. 愤怒

过度愤怒可使人丧失理智或失去自控而导致不良后果，如果愤怒的情绪既没有得到及时疏导，又没有产生攻击性行为而得以发泄，长期积结于心，对个体健康将十分不利。

4. 抑郁

抑郁包括一组消极低沉的情绪，如悲观、失望、无助、绝望等。研究表明，灾难性的生活事件（如亲人死亡）易使人产生抑郁反应；久治不愈、长期受疼痛折磨的患者多有抑郁情绪。

5.敌意

敌意常与愤怒及想伤害或想羞辱、讽刺别人的欲望同时出现，敌意情绪下的个体常提出不合理、过分要求或具有争论性或攻击性的问题。

（三）认知反应

应激反应过程中，注意力、记忆力、智力、逻辑思维和判断能力受到干扰和影响，从而降低认知能力，产生动机冲突，挫折感增多，激发不良情绪，形成负面情绪与认知功能下降的恶性循环。长期如此会影响自我评价，导致自我价值感降低，表现悲观、丧失自信，从而采用不成熟的心理防御应对应激，通过歪曲现实改变认知。

（四）综合性应激反应

综合性应激反应是全身心的综合变化，有几种与综合性应激反应密切相关的应激障碍类型。第一，心身耗竭，或有职业枯竭症、职业倦怠和疲劳综合征，已经成为现代职业领域与应激相关的职业病，是因为过度密集的工作而对个人的需求有所忽略，以致出现精疲力竭的状态。第二，创伤后应激障碍，是对异乎寻常的威胁性、灾难性事件的延迟或持久的精神障碍，以反复重现创伤性体验、持续的警觉性增高、持续回避为特征性临床表现。

二 应激的行为反应

（一）针对自身的行为反应

针对自身的行为反应，即通过改变自己来顺应环境要求，包括远离应激源，改变自身生活习惯和行为方式等行为。例如，一个家庭关系紧张的人，为躲避家庭矛盾而尽可能减少在家里的时间。有的人也可能求助于烟、酒或某些药物来暂时缓解心理应激。这些都是消极的应对方法，不能从根本上解决问题。

（二）针对应激源的行为反应

针对应激源的行为反应，即通过改变环境（应激源）来消除或减弱心理应激。这种行为反应是积极的，它在一个人身上表现为正视现实、知难而上、分析研究、想方设法解决问题。

三 应激的生理反应

机体在应激时常伴有不同程度的生理反应，主要是大脑通过神经系统、内分泌系统和免疫系统的中介途径进行调节。

（一）神经系统反应

应激的神经系统反应包括中枢神经系统和外周神经系统。中枢神经系统的应激过程为应激源的传入信息通过特定的内外感觉系统传入，经大脑皮质感觉区分析与综合，在刺激情境下联合皮质形成抽象概念，再与既往经验对比后做出高级分析综合判断，形成决策观念。然后应激信息进入边缘系统唤起情绪反应、内脏活动、外显行为。外周神经系统的应激过程为神经冲动作用于下丘脑，激活交感—肾上腺髓质系统，交感神经兴奋，释放儿茶酚胺，引起肾上腺素和去甲肾上腺素的分泌增加，导致中枢神经系统兴奋性增高，从而导致心率加快；心肌收缩力增强，心排出量增加；血压升高；呼吸加深加快；各种激素分泌增加；肝糖原分解加速，血糖升高；脂类分解加速，血液中游离脂肪酸增多；消化道蠕动减慢，分泌减少；出汗；凝血时间缩短等。这些生理反应使机体处于积极的觉醒或警戒状态，为机体应对应激源提供了必要的能量和氧气，以应付刺激。但持久或过度的应激反应，可使机体内部的能量耗竭，并可引起持久而严

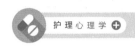

重的自主神经功能改变，甚至导致相应的内脏器质性病变。

（二）内分泌系统反应

在应激状态下，肾上腺皮质激素、肾上腺素、去甲肾上腺素、甲状腺素、生长激素及血管加压素（抗利尿激素）增高，为机体应对应激源提供了燃料，但这些生理变化过于强烈或持久，就会导致一些组织器官的功能衰竭，临床上表现出相应的症状或疾病。

（三）免疫系统反应

心理、神经内分泌和免疫系统之间多重双向交流、相互调节，构成人体的神经—内分泌—免疫网络。急性应激期间，首先出现免疫功能的抑制，接着可出现一个功能增进阶段。但长期、剧烈的应激可抑制机体免疫功能，降低机体对抗感染、变态反应和自身免疫疾病能力。

（四）全身性适应综合征

由塞里提出的"全身性适应综合征"，分为3个阶段：警觉阶段、抵抗阶段和衰竭阶段。

1. 警觉阶段

警觉阶段是机体遭遇体内、体外应激性刺激的早期反应。此时机体主要的生理变化为肾上腺素分泌增加、血压升高及呼吸、心率加快，全身的血液集中供应到心、脑、肺和骨骼肌系统，使机体处于最佳的准备阶段。

2. 抵抗阶段

如果应激情境仍旧存在，机体就进入抵抗阶段，通过增加合成代谢以增强对应激源的抵抗能力。

3. 衰竭阶段

如果应激情境继续存在或应激刺激加重，机体就会失去抵抗力转入衰竭阶段。此时警觉阶段的症状会再次出现，并且成为不可逆的，还有可能造成疾病甚至死亡。

 四　心理应激与健康

应激是生活中不可避免的，当个体经认知评价而察觉到应激源的威胁后，就会引起心理、生理及行为的反应。应激反应的本质是适应，是机体通过改变自身结构或调整其功能对应激源所产生的一种反应。个体应对适应能力范围内的心理应激可以促进人的身心健康，提高人的应对、适应能力；而过于强烈、持久的心理应激会损害人的适应能力，而引起心身症状或心身疾病。心理应激对人体健康的影响是双重的，既有积极的作用也有消极的作用。

（一）心理应激对健康的积极影响

1. 个体成长和发展的必要条件

适度的心理应激对人的成长发展非常重要。人在生活过程中如果没有经历过挫折磨难，将无法成为健康人。研究发现，心理应激缺失的孩子，往往社会适应能力差、存在人际关系障碍。人在幼年时期的艰苦锻炼，是成年后成功迎接社会挑战的重要基础。童年期的应激经历，能够培养个体在后来生活中的应对和适应能力，使其可以有效地对抗和耐受各种紧张性刺激和致病因子的侵袭。"穷人的孩子早当家"，而那些受到"特殊保护"的孩子，当他们长大脱离家庭走向社会时，往往会发生适应问题。健全的人格和适应生活变化的良好功能，是人们在长期应对各种刺激的社会生活和实践过程中逐渐形成的，是心理健康的重要标志之一。

2. 维持正常功能活动的必要条件

维持人心理正常活动的条件之一，就是外界环境里适当的信息刺激，所以适当的心理应激对于人正常的生理、心理和社会功能是十分必要的，若缺乏将会造成各种问题和症状的出现。人离不开刺激，适当的刺激和应激有助于维持人的生理、心理和社会功能。适度的皮层唤醒水平和情绪唤起，注意力集中，积极的思维和动机的调整，这种反应有利于机体对传入信息的正确认知评价、应对策略的抉择和应对能力的发挥。工业心理学的有关研究表明，工人在从事单调、重复、缺乏挑战性的工作时，很容易进入疲劳状态，表现出注意力不集中，情绪不稳定，工作效率下降，事故增多等。一旦增加工作的变异性和挑战性，能改善工人的身心功能、提高功效。显然，适度的应激可以帮助人消除厌烦情绪，提高学习、工作与生活的兴趣。

（二）心理应激对健康的消极影响

1. 心理应激引起一系列心理、生理反应，并导致各种临床症状出现

心理应激引起的心理、生理反应若过于强烈、持久，会导致相应的临床症状出现，给人们带来身体不适和精神痛苦。

（1）急性心理应激综合征。处于急性心理应激状态的人，往往有较强烈的心理、生理反应，引起的临床表现为急性焦虑反应（如烦躁、震颤、过敏、厌食、腹部不适等）、血管迷走反应（如头晕、出汗、虚弱等）和过度换气综合征（如心悸、呼吸困难、窒息感等）。这些综合征的表现与一些器质性疾病（如冠状动脉粥样硬化性心脏病、甲状腺功能亢进、低血糖等）的临床表现相似，诊断时一定要注意鉴别。

（2）慢性心理应激综合征。处于慢性应激状态的人，常常感到头痛、心悸、呼吸困难、失眠、易疲劳等。这些人常因此而辗转于临床各科与各医院之间，但往往难以达到消除痛苦症状的预期治疗目的。

2. 心理应激引起多种疾病，并加重病情

在临床工作中，应激引起疾病与加重病情的情况非常多见。应激使有生理始基的人易患溃疡病，也可导致冠状动脉痉挛，引起心肌供血不足，直接诱发心绞痛或心肌梗死，患者因此可能发生猝死。心理应激还可诱发高血压，导致血管硬化患者发生脑血管痉挛、脑溢血。总的来说，心理应激是影响神经症、精神疾病和心身疾病发生、发展和转归的重要因素。

长期、强烈的应激则使人难以适应，适应机制失效会导致不同程度的心理、行为及躯体障碍，如神经症或心身疾病等疾病的产生。

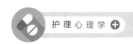
第三节　心理应激的应对

个体在应激状态下会有意或无意地采取一些方法，使自身适应或摆脱某种情景。心理应激的应对形式有两种，即无意识的应对和有意识的应对。

　**无意识的应对**

无意识的应对是个体在应激时，为对抗、缓解或摆脱应激源引起的心理紧张，不知不觉所采用的自我保护机制，又称心理防御机制。

心理防御机制又可称为自我防御机制，是指个体处于挫折与冲突的紧张情境时，其内部心理活动中具有的自觉或不自觉地解除烦恼、减轻内心不安和焦虑，以恢复情绪平衡与稳定的一种适应性倾向。它被认为是一种潜意识的心理保护机制，是个体在精神受干扰时保持心理平衡和自尊的策略。根据精神分析理论，心理防御机制是许多变态心理发生的基础。因此，按与心理疾病的密切程度，可将心理防御机制分为4个类型。

（一）自恋型防御机制

个体以自我为中心的应付压力和挫折的方法称为自恋型防御机制，具有婴儿期不能区分自我与客观现实间的界限的特点。

1. 否认

否认（denial）是一种原始简单的心理防御机制，是指对已经发生但令人不愉快的事情加以否定，就像根本没有发生过一样，以此逃避心理上的不安和痛苦。否认作用是在潜意识中进行的，个体不但否认了事实，而且真正相信没有这个事实，如癌症患者否认自己的病情，坚信是医院误诊。

2. 投射

投射（projection）又称为外射，是把自己遭受心理挫折的原因完全归咎于他人或周围的事物，认为是别人给其造成了困难和障碍，以此来减轻自身的焦虑不安。如考试成绩不好，不怪自己不用功，而是埋怨试题太偏、太难，监考太严等。

3. 曲解

曲解（distort）是将客观事实作歪曲性的解释，以符合自己的内心需要。采用此机制的人，不仅曲解事实，而且确信实际上就是像曲解的那样。如将别人对自己的排斥当作照顾，把别人的讽刺当作赞扬，即所谓"自我感觉良好"，以保持自尊心不受伤害。

（二）神经症性防御机制

此种机制少儿期后得到充分运用，成人也常采用，但在神经症患者中常被极端地采用，故统称神经症性防御机制。

1. 转移

转移（displacement）是指将一种情境下的危险情感或行为，不自觉地转移到另一种较为安全的情境下释放出来。如"迁怒"事例：丈夫在外受气，回家打妻子，妻子打孩子，孩子踢小花猫。

2. 合理化

合理化（rationalization）是当个人遭受挫折或达不到某一目的时，给自己找个可以接受的理由加以解释。虽然这些理由往往不正确，但是能以这些理由说服自己，避免精神上的苦恼。如某同学下决心要在考试中考第一名，不料只考了第十几名，于是他便用不屑的口吻说："为了那几分而死读书有什么意思，我可不想做书呆子！"合理化机制可以分为两种特殊的类型，即"酸葡萄心理"和"甜柠檬心理"。酸葡萄心理认为自己得不到或没有的东西就是不好的；甜柠檬心理却百般强调凡是自己所有的东西，都是好的。如果他得不到葡萄，只有柠檬，就认为柠檬是甜的，这样也可以减少内心的失望与痛苦。

3. 反向

反向（reaction）是由于社会道德与规范的制约，个体将潜意识中不能直接表达的欲望和冲动通过截然相反的方式呈现，以减少其焦虑。如有的人对内心憎恨而伺机报复的对象非常温和、过分热情，正是他在无意中用反向作用去掩盖他的本意。

4. 抵消

抵消（unding）是指以某种象征性的活动或事情，来抵消已经发生的不愉快的事情，以补救心理上的不舒服。如不小心把杯子打碎了，就说"碎碎平安"。

5. 补偿

补偿（compensation）是当一个人因生理或心理上有缺陷时，用各种方法来弥补这些缺陷，以减轻其内心不适的感觉。例如，盲人的触觉比常人敏锐，就是一种常见的补偿。

6. 压抑

压抑（repression）是所有心理防御机制中最根本的方式，指个体将意识所不能接受的，使人感受到不安的欲望、情感和痛苦经历，在被意识到之前就压抑到人的潜意识中去。

（三）不成熟的防御机制

不成熟的防御机制又称幼稚的防御机制，在幼儿期后开始使用，多出现在童年后期，在成人则多见于轻度的精神障碍者。

1. 退化

退化（regrssion）是指当遇到挫折时，放弃成人的方式，用幼儿时幼稚的方式去回避令人烦恼的现实，摆脱痛苦或满足自己的欲望。如患者经过重大疾病后，虽然看起来身体已经康复，但往往不愿出院，这是因为患者经受巨大挫折，害怕再承担成人的责任，因而退化成像孩子一样过分依赖。

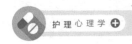

2．幻想

幻想（fantasy）是指个人遇到困难时，利用幻想方式，使自己脱离现实，从幻想境界中获得满足。如青少年常以"白日梦"的形式在幻想中满足某种欲望，但如果一个成年人经常采用这种方式来应付实际问题，则是人格不成熟甚至是精神疾病的表现。

3．内射

内射（introjection）是与投射作用相反的一种心理防御机制，即将原本指向外界的本能冲动或情感转而指向自身。如当人失去所喜爱的人时，常会模仿所失去的人的举动或喜好，以慰藉内心因丧失而产生的痛苦。

（四）成熟的防御机制

成熟的防御机制是在人格成熟之后使用的心理防御机制，是成功的、有效的、成熟的成年人常采用的适应方式。

1．升华

升华（sublimation）是指个体将各种不为意识和社会认可的冲动及欲望加以改变，使之导向符合社会规范方向，使其以有利于社会和本人的方式出现，使无意识欲望得到满足，内心达到平衡。这是一种最为积极的心理自卫方式。如孔子一生仕途坎坷，转而著书立说，教书育人。

2．幽默

幽默（humor）可以化解尴尬和难堪，使自己摆脱困境而又无伤大雅。如在拥挤的公共汽车上，司机突然刹车，一个小伙子不慎碰到了一位姑娘，姑娘转身骂道："瞧你这德行。"小伙子笑道："对不起，小姐，不是德行，是惯性。"人格发展较成熟的人，常懂得在适当的场合，使用合适的幽默，把一些原来较为困难的情况转变一下，渡过难关，以免除尴尬。

 二 有意识的应对

有意识的应对是个体在应激时，积极、主动地调整自己的心态，重新修正目标、改变认知和行为、保持心理平衡，以达到适应的过程。主要方式包括以下几种。

（一）正确面对应激，适度压抑情绪

在生活、工作和学习过程中，每个人都不可避免地会遇到各种困难和挫折。面对困难和挫折应激，要冷静地分析原因，总结经验教训，改变消极认知，增强战胜困难的信心，以豁达的态度对待应激。同时，应该用意志力量适度地压抑愤怒、焦虑等不良情绪反应。如果个人的压力和挫折感来源于对客观事物的过高要求或对自身的过高估计，就应重新修正目标，以减轻应激强度。

（二）面对客观现实，修正期望目标

有许多心理压力和挫折感来源于个体脱离现实对客观事物绝对化的要求，或对自己估计过

高。因此，必须根据客观实际情况修正期望目标，才能减轻应激强度。

（三）改善周围环境，获得社会支持

心理应激时，可通过改善自身的人际关系，获得社会支持系统的关心、指导和帮助，或改变造成心理应激的环境，使心身紧张状态得以缓解，从而有效地应对应激。

（四）寻找精神宣泄，学会放松技术

遭受应激时，个人应寻找一种能使自己自由表达受压抑情感的情境，让内心痛苦得到发泄，紧张情绪得到缓解。如愤怒时适当地出出气，痛苦时哭一场，心烦时找知己倾吐一番等。另外，当人处于放松状态时，自主神经系统及内分泌系统均处于低活动水平，可有效地降低应激反应。人们可通过适当的文体活动、散步、听音乐、静坐等方式，使紧张的身心状态得到放松。

❝ 本章小结

心理应激是指个体在察觉需求与满足需求的能力不平衡时，倾向于通过整体心理和生理反应表现出来的多因素做出适应过程。心理应激是以认知因素为核心的一种多因素作用过程，包括"应激源""中间影响因素"和"应激反应"3个方面。应激的身心反应是指个体应对应激源所致的各种心理、行为和生理方面的综合变化。在个体应对适应能力范围内的适度的心理应激可以促进人的身心健康，提高人的应对、适应能力；而过于强烈、持久的心理应激会损害人的适应能力，而引起心身症状或心身疾病。心理应激的应对形式有两种，即无意识的应对和有意识的应对。

☑ 思考与练习

一、选择题

1. 文化性应激源不包括（　　　）。

A. 语言　　　　　　　B. 生活方式　　　　　C. 风俗习惯　　　　　D. 结婚或离婚

2. 急性心理应激反应症状可能和哪种疾病混淆？（　　　）

A. 甲亢　　　　　　　B. 糖尿病　　　　　　C. 肺结核　　　　　　D. 胃溃疡

3. 调整对刺激事件的认识态度，就是使事件变得（　　　）。

A. 不可控制　　　　　　　　　　　　B. 不可预测

C. 可控制、可预测　　　　　　　　　D. 不可控制、不可预测

4. 改善心理环境主要指（　　　）。

A. 自己安慰自己　　　B. 得到别人的同情　　C. 增强身体健康　　　D. 寻求社会支持

二、名词解释

1. 心理应激

2. 认知评价

三、简答题

1. 心理应激对健康的影响有哪些？

2. 成熟的心理防御机制有哪些？

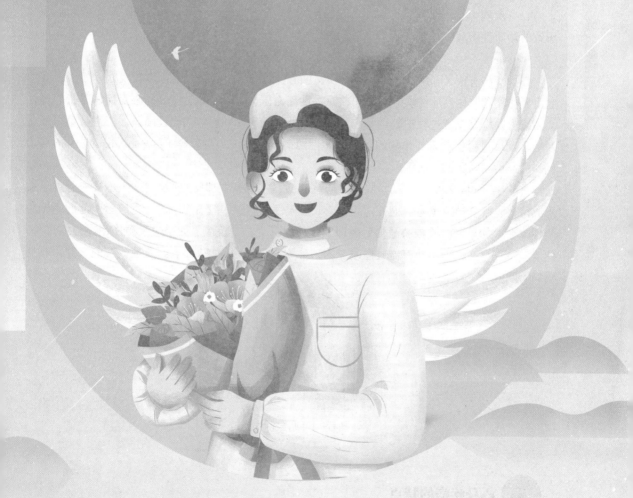

第六章

心身疾病

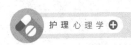

第一节　心身疾病概述

 心身疾病的概念

心身疾病（psychosomatic diseases）是指由心理社会因素引起的，持久生理功能紊乱及其所致的器质性疾病，又称心理生理疾病（psychophysiological diseases），是介于躯体疾病与神经症之间的一类疾病。

心身疾病有狭义和广义两种概念。狭义的心身疾病是指心理社会因素在发病、发展过程中起重要作用的躯体器质性疾病，例如，原发性高血压、溃疡病等。广义的心身疾病是指心理社会因素在发病、发展过程中起重要作用的躯体器质性疾病和躯体功能性障碍。心理社会因素在发病、发展过程中起重要作用的躯体功能性障碍，被称为心身障碍（psychosomatic disorders），例如神经性呕吐、偏头痛等。

人的生理和心理关系密切。只要有心理应激，就会有生理反应；反之，生理反应若过于强烈或持久，就会导致躯体的损害，甚至造成器质性疾病。一般情况下，心理应激引起的躯体功能性改变，如果刺激或威胁消失后随即恢复的，称为心身反应。如果应激源作用过强或过久，使反应持续存在，但不伴有器质性改变的，称为心身障碍；如果伴有器质性改变的，称为心身疾病（图6-1）。

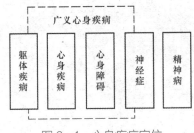

图6-1　心身疾病定位

 心身疾病的特点

1943年，哈雷德（Halliday）明确提出了心身疾病的概念，主张将心身疾病列为单独的临床疾病，并提出了心身疾病的 6 个临床特点，借助这些特点可将心身疾病与其他疾病区别开来：①以情绪障碍为发病因素之一；②通常具有特殊的性格类型；③发病率有明显的性别差异；④同一患者可以罹患数种类似性质的疾患；⑤常有同一疾病或类似疾病的家族史；⑥往往有缓解和复发倾向。

目前，通过对心身疾病的深入研究，发现除了以上特点以外，心身疾病还具有另外两个特点：所患疾病通常涉及植物神经系统所支配的系统或器官；患者大多具有明显的躯体症状。

 ## 三 心身疾病的发病理论

目前心身疾病的发病理论主要有两种：心理动力学理论和心理生理学理论。

（一）心理动力学理论

心理动力学，又称精神动力学或精神分析学。根据心理动力学的观点，行为是由强大的内部力量驱使或激发的。这种观点认为，人的行为是从继承来的本能和生物驱力中产生的，而且试图解决个人需要和社会要求之间的冲突。剥夺状态、生理唤起及冲突都为行为提供了力量。在这个模型中，当机体的需要得到了满足、它的驱动力降低时就停止反应。行为的主要目的是降低紧张度。

心理动力学的动机原则是由奥地利精神病医师弗洛伊德在 19 世纪末和 20 世纪初最完整地发展起来的。弗洛伊德的思想是从精神患者临床工作中得出来的，但是他相信他观察到的这些原则能同时应用于正常行为和变态行为。

心理动力学理论始终重视潜意识心理冲突在各种心身疾病发生中的作用。该理论的代表者亚历山大（Alexander）认为未解决的潜意识的冲突是导致心身疾病的主要原因。潜意识心理冲突是通过自主神经系统功能活动的变化，作用在相应的特殊器官和具有易感患者而致病的。例如，哮喘的喘息发作和咳嗽症状被认为是"被压抑的哭喊"，目的在于得到他人的帮助；生活环境中对爱情的强烈而矛盾的渴望，可伴随胃的过度活动，而易感患者就可能引起胃溃疡。因而他们主张对心身疾病的治疗，需查明并解决所谓致病的情绪因素和心理矛盾。

心理动力学理论的不足是片面夸大了潜意识的作用，把躯体疾病的许多症状都解释为潜意识中情绪反应的象征，影响对其他病因的研究和全面治疗。

（二）心理生理学理论

心理生理学理论以坎农的情绪生理学和巴甫洛夫高级神经活动类型学说为基础。心理生理学的研究对象主要是心理现象的生理机制，也可以说是研究在人大脑中产生心理活动的物质过程。研究主要集中在神经系统的有关结构和功能，内分泌系统的作用，感知、思维、情感、记忆、学习、睡眠、本能、动机等心理活动和行为的生理机制等方面。

心理生理学的研究已证明，处于紧急状态时血中促肾上腺皮质激素（ACTH）的升高主要是由于下丘脑的室旁核释放促肾上腺皮质激素释放因子（CRF）引起的。脑对应激的调节主要通过：①激活脑干蓝斑交感神经—肾上腺髓质轴而释放儿茶酚胺；②兴奋下丘脑—脑垂体—肾

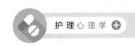

上腺皮质轴而增加糖皮质激素的合成和分泌。同时脑边缘系统，如海马、内嗅皮质、杏仁核等也参与应激的调节。

现代心理生理学的研究可分为以下两个方面。

1. 微观方面

现代分子生物学的发展促使心身关系的研究深入到分子水平，但与此同时，研究者也更强调整体观指导下的分子、细胞、系统和整体各个层次上的研究，而且充分考虑到环境和社会因素的影响。

2. 宏观方面

各种心理因素都在一定程度上对机体正常的生理活动产生影响，其中情绪、个性心理特征、行为方式及生活事件等因素在心身疾病的发生、发展和康复中的作用尤为突出，多因素研究已越来越被重视。

心理生理学的代表人物采用量化研究方法来研究有意识的心理因素，如情绪与可测量到的生理、生化变化之间的关系。他们认为，情绪对一些躯体疾病的影响很大，对自主神经系统支配的某一器官和某一系统影响更为明显。此外，他们还探索了心理社会刺激引起的情绪是通过什么途径引起生理生化变化而致病的。在研究过程中，他们不仅重视对心理生理障碍的发生发展机制的研究，而且把心理因素扩大为心理社会因素对人体健康和疾病的影响，强调人们对环境刺激的心理生理反应，即强调心理社会的紧张刺激对人体的影响及机体对疾病的易感性、适应性和对抗性等概念在疾病过程中的作用。

 四　心身疾病的影响因素

（一）心理因素

心理因素是指个体自身的生物遗传特点，个体心理素质、个体心理特征，对突发事件的顺应能力，对冲击和挫折的处理方式，面对复杂的社会文化环境所持有的态度和体验，以及自我调节能力等。

影响心身疾病的心理因素主要有情绪、人格特征、个体评价及社会支持系统。

1. 情绪与心身疾病

心理因素作用于机体是否引起内脏器官功能的紊乱，除与心理因素的性质有关以外，一般认为是通过情绪反应作为中间过程而实现的。情绪的产生是大脑皮质边缘系统、丘脑、脑干网状结构共同活动的结果。因此，它必然对机体的神经调节功能、免疫力和内分泌活动产生影响，进而影响全身的功能活动。情绪有正性和负面情绪之分，正性情绪是指愉快而积极的情感体验，负面情绪则是消极和痛苦的情感体验。正性情绪对机体的生命活动和精神状态起到良好的促进作用，充分发挥机体的潜在能力，使机体的能源动员起来（如血糖增加，呼吸、脉搏加快），并可提高脑力劳动的效率和耐久力，使机体各器官系统的活动处于高水平的协调一致，从而有利于保持健康。负面情绪则相反，往往过分地刺激机体，使人的整体心理活动失衡，生理功能发生紊乱，从而对健康不利。例如，一个人长期处于愤怒、怨恨、焦虑、自责、恐惧和痛苦的情绪之中，会伴随着肾上腺素、肾上腺皮质激素及抗利尿激素的分泌增加，从而引起心率加快、血管收缩或舒张、血压升高、呼吸增快、胃肠活动减弱、代谢增快等，必然会引起中枢神经系统功能失调，对内脏器官产生不利影响，最终表现出相应的症状或疾病。胃是最能表现情绪的器官之一，焦虑、抑郁、愤怒等情绪都可使消化活动受到抑制，同时情绪对心血管、肌肉、呼吸、内分泌等功能也存在类似的影响。

临床研究方面，坎农分析了不同情绪状态对消化系统的影响，发现舒适的环境和悦目的色彩可使人愉快，增加食欲；而抑郁、焦虑、愤怒的情绪可使消化系统功能受到抑制，影响食欲。忧愁、沮丧时，十二指肠—结肠反射受到抑制，缺乏集团蠕动而发生便秘。用直肠镜观察人的乙状结肠，当受试者产生愤怒、敌意或反抗等情绪时，乙状结肠呈现非推进性的收缩增强（痉挛），导致粪便潴留。对准备参加期终考试的医学生进行临床观察，结果证实，紧张的情绪（如恐惧）能提高胃酸的分泌进而引起溃疡病。心脏病患者的焦虑情绪可引起循环系统功能活动进一步紊乱，使心脏疾病进一步加剧，并易引起猝死。Rahe等对279名心肌梗死存活的患者做心理测定，发现大部分患者在心肌梗死发生前一年，有过持续紧张的工作、严重的精神创伤或激烈的矛盾冲突。这充分证明了不同的情绪状态与内脏器官的功能活动有关。

动物实验证明，紧张刺激引起的消极情绪能够促进某些疾病的发生和发展。有学者用棕鼠做实验，让它们每次都是在经过一场激烈的争斗后才获得水或食物，即对它们制造紧张情景，经过一段时间后，这些棕鼠患了高血压。另有学者通过电击大鼠造成应激，结果发现，各组接受电击的大鼠都出现了消化性溃疡，没有接受电击的大鼠却没有出现这种疾病。这些实验充分说明了各种刺激引起的心理紧张情绪有很强的致病作用。

综上所述，情绪反应是心身疾病的重要中介。情绪因素（尤其是负面情绪）对人体的生理功能有重要影响，长期的不良情绪与某些疾病密切相关。

2. 人格特征与心身疾病

大量研究证明，具有不同人格特征的人对某些心身疾病的易患性存在明显的差异，如相同的应激事件对某人可能是极大的精神打击，甚至出现内脏器官的病理变化，而另一个体则能很快恢复平静。人格特征既可作为许多疾病的发病基础，又可改变这些疾病的病程。

（1）A型人格与冠心病。1950年美国心血管病专家弗里德曼（Friedman）和罗森曼（Rosenman）等对冠心病患者进行了一系列研究，结果发现，大部分冠心病患者表现出一种特征性的行为模式，即"A型行为模式"，他们雄心勃勃、竞争性强、有时间紧迫感、容易急躁、不易满足，固执、好争辩、紧张、富含敌意等。与之相反，"B型行为模式"表现为安宁、松弛、沉默、声音低、节奏慢等。A型行为者血液中胆固醇、甘油三酯、去甲肾上腺素、促肾上腺皮质激素及胰岛素对葡萄糖的反应等都增高。弗里德曼还发现A型行为者患冠心病的危险性约为B型行为者的2倍。目前，研究的重点是分析A型行为中具体行为特征与冠心病的关系，例如，对环境和其他人持敌意态度的A型行为者发生冠心病的危险性增加，而适应、享受、热爱生活的A型行为者患病危险性并没有增加。

（2）C型人格与癌症。相关研究发现，易患癌症的人格特征主要为克制愤怒、过分忍耐、回避矛盾、抑制情绪表达、孤独及无安全感等；这些人格特征往往使个体在同样的生活环境中更容易"遭遇"生活事件，在相似的不幸事件中也容易产生更多的抑郁、沮丧、无助等情绪体

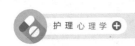

验。近年来，某些肿瘤行为学家把上述人格特征概括为"C型行为"，其核心特征是不善于表达自己、高度顺从社会等，与癌症的发生有关。

（3）其他心理学研究。消化性溃疡患者大多表现为被动、好依赖、易顺从、缺乏创造性、不好交际、情绪不稳定等；溃疡性结肠炎患者的人格特征为谨小慎微、拘泥形式、守时、好清静、不好激动、缺乏自信心等。

3. 个体评价与心身疾病

个体评价就是个体对紧张性生活事件的认知和评价。相同的应激环境对不同的个体可产生不同的刺激效应，其原因之一就是与个体对应激事件的认知和评价有关。如股市暴跌对股民来说是巨大的精神应激因素，而对其他个体而言则没有任何影响；考试成绩对上进心强及学习刻苦认真的学生是至关重要的，但对那些碌碌无为、无所事事、不求上进的学生则可能没有任何影响。应激性生活事件作用于个体，通过大脑对信息进行分析加工，最后对应激事件做出带有主观意义的认识和评价，如果应激事件与主观愿望不一致，将会形成强烈的精神应激，引起剧烈的情绪反应，最终导致内脏器官功能紊乱或病理性变化，出现心身疾病。

4. 社会支持系统与心身疾病

社会支持系统是指个体与社会各方面包括家庭、亲朋好友、同事、组织和社团等精神上和物质上的联系，具有缓冲应激的作用。精神应激后有力的社会支持可以减轻甚至消除不良刺激对心身健康的影响，而社会支持不利或缺少，则会加重精神应激因素对疾病的影响，甚至使原有疾病加重或诱发某些疾病的发生。

（二）社会因素

社会因素是指社会环境中的各种事件对个体的影响和作用，包括家庭、学校、社会各领域。随着个体的成长，接触社会越多，社会性心理应激的机会也越多，性质越复杂。

1. 社会环境的动荡

相关研究发现，生活在简单、安定的原始社会中的人血压偏低，且不随年龄增加而明显升高，但当他们迁居到种族不同的工业化城市中血压就会升高，而且还随年龄的增加而不断增高。在以色列调查发现，移民者患心身疾病的比例较高，尤其是从美国或西欧迁来者，而从其他地方迁来者发病率低一些，在当地出生的移民者后代心身疾病的患病率与当地居民相近。生活在同一社会不同时期的人们，心身疾病的患病率也有所不同。例如，50年前美国因冠心病死亡者甚少，而今因冠心病死亡人数已占总死亡人数的1/3；肺癌的发病率也比50年前高出了20倍，说明这类疾病是随着工业发展而增长的，与人们参加社会活动的多少有关。另据调查发现，生活在同一社会同一时期的不同群体，心身疾病的患病率也有差异。例如，美国黑人高血压的患病率至少是白人的2倍，社会经济地位低的妇女肥胖症的患病率是中产阶级妇女的2~3倍。

2. 工作环境的恶劣

不良的工作环境可以引发相应的心身疾病，如强烈、持久的物理化学刺激，单调、重复、枯燥的工作，劳动时间过长及人际关系不协调等都会使人产生焦虑、烦躁、愤怒及失望等紧张情绪。相关研究指出，在噪声环境下工作的工人，高血压的患病率较高，并且溃疡的患病率比安静环境里的工人高 5 倍。另外，从事不到 1 min 就重复一次工作的工人胃肠病患病率，较从事隔 3~30 min 重复一次工作的工人高。

另外，社会因素还有个体自身发生的变故，如亲朋好友患病、死亡、工作变动、犯罪、破产、子女升学、就业、失业等；个体接受的积极的社会因素，如晋升、获奖、结婚等；个体难以接受的消极的社会因素，如失业、丧偶、被抢劫、坐牢等。

心理生理学理论认为，心理社会因素以影响自主神经系统、内分泌系统和免疫系统的功能作为中介机制而影响躯体内脏器官的活动，主要涉及以下 3 条途径。①植物神经系统：紧张生活事件引起的情绪变化，首先是在中枢神经系统的介导下，通过边缘系统和下丘脑使植物神经系统的功能发生改变，交感神经系统通过释放儿茶酚胺类物质，与淋巴细胞膜上的 β 受体结合，影响淋巴细胞功能。若反应适中则对机体有保护作用，若反应强烈、持久、难以适应，则可能导致内脏器官的病理生理变化，引起疾病。②内分泌系统：内分泌系统是调节机体活动的辅助系统，在维持机体内环境的稳定中起着重要作用。强烈、持久的紧张性生活事件激活下丘脑—垂体—肾上腺轴，释放大量皮质醇，破坏细胞免疫作用，导致疾病发生。③免疫系统：近年来有关免疫研究证实，在紧张生活事件的作用下，机体的免疫功能下降，在血液中肾上腺皮质激素水平升高的同时，循环中的抗体及免疫球蛋白的水平明显下降，巨噬细胞活动能力减低，T 淋巴细胞成熟减慢，干扰淋巴细胞再循环及白细胞活动，使机体对疾病的抵抗能力下降。

随着我国工业化及科学技术的飞速发展，工作、学习及生活节奏的加快，社会变革及竞争意识的加强，人们需要及时调整心理状态，重新适应现实社会的发展，以减少心身疾病的发生。

（三）遗传因素

遗传因素对心身疾病的发生有着不容忽视的作用，目前还没有具体的基因定位，在这方面还有待进一步深入、系统的研究。

（四）机体功能状态

心身疾病的发生还与机体功能状态有关，如处于疲劳、外伤、感染及虚弱状态的个体会降低对紧张性生活事件的抵抗能力。在相同的心理应激背景下，并非每个人都会患心身疾病，造成这种差异的原因，一般认为与个体的素质和生理特点，即个体易感性有关。在躯体易感性的基础上，如果遇到紧张性应激事件的刺激，就有可能诱发某一器官的病理变化。

所谓生理始基（physiology only then base），是指心身疾病患者病前的某些生理特点，它决定个体对疾病及种类的易患性。生理始基是引起生理变化和心身疾病的一个重要基础。研究发现，一些重大灾难过后，仅少数人患心身疾病，而且所患疾病也各不相同，其原因除了个体的人格特征和行为方式外，主要取决于患者原有生理特点的差异，故是心身疾病的生理始基和社会心理因素刺激共同作用的结果。如研究发现，高甘油三酯血症是冠状动脉粥样硬化性心脏病的生理始基，高蛋白结合碘是甲状腺功能亢进的生理始基，高尿酸血症是痛风症的生理始基，胃蛋白酶原增高是消化性溃疡的生理始基。不同的生理始基使个体具有不同的相应心身疾病的易罹性。

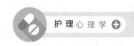
（五）文化因素

文化因素包括社会道德规范、行为准则；风俗习惯、生活方式；宗教信仰；个体的理想、信念、人生观、价值观、经济水平、社会地位、人际关系、各种矛盾等。

 五 心身疾病的分类

心身疾病涉及的范围很广，具体归类如下。

（一）内科心身疾病

（1）心血管系统。原发性高血压、原发性低血压、冠状动脉粥样硬化性心脏病（冠心病）、阵发性心动过速、心率过缓、神经性循环衰弱症等。

（2）消化系统。胃溃疡、十二指肠溃疡、神经性呕吐、神经性厌食症、溃疡性结肠炎、过敏性结肠炎、贲门痉挛、习惯性便秘、直肠刺激综合征等。

（3）神经系统。偏头痛、肌紧张性头痛、自主神经失调症、心因性知觉异常、慢性疲劳等。

（4）内分泌代谢系统。甲状腺功能亢进、阿狄森氏病（Addison's disease）、甲状旁腺功能亢进、甲状旁腺功能低下、垂体功能低下、糖尿病、低血糖等。

（5）呼吸系统疾病。支气管哮喘、过度换气综合征、神经性咳嗽等。

（6）泌尿生殖系统疾病。性功能障碍、功能性不孕症等。

（二）外科心身疾病

全身性肌肉痛、书写痉挛、外伤性神经症、阳痿、过敏性膀胱炎、类风湿性关节炎、腰背疼、痉挛性斜颈等。

（三）妇科心身疾病

原发性痛经、月经不调、经前期紧张症、功能性子宫出血、功能性不孕症、更年期综合征、心因性闭经等。

（四）儿科心身疾病

心因性发热、站立性调节障碍、继发性脐绞痛、异食癖、神经性呕吐、夜间遗尿症、日间尿频、夜惊等。

（五）眼科心身疾病

原发性青光眼、中心性视网膜炎、眼肌疲劳、眼肌痉挛等。

（六）口腔科心身疾病

复发性慢性口腔溃疡、特发性舌痛症、口臭、唾液分泌异常、咀嚼肌痉挛等。

（七）耳鼻喉科心身疾病

美尼尔综合征（Menieres disease）、咽喉部异物感、耳鸣、晕车、口吃等。

（八）皮肤科心身疾病

神经性皮炎、皮肤瘙痒症、圆形脱发、斑秃、慢性荨麻疹、银屑病（牛皮癣）、湿疹、白癜风等。

第二节　心身疾病的诊断、治疗和预防

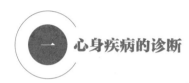

心身疾病的诊断

（一）心身疾病的鉴别原则

心身疾病的鉴别原则主要有：①发病因素存在心理社会因素，并能明确其与躯体症状发生的时间关系；②疾病的发展、恶化和好转与心理社会因素有关；③存在明确的器质性病理变化，或是在已被公认的心身疾病的范围之内；④患者具有特殊的人格特征和行为模式或对某些疾病有易感倾向；⑤排除精神疾病。

（二）心身疾病的诊断要点

心身疾病的诊断要点包括：①明确的躯体症状；②寻找心理社会因素并明确其与躯体症状的时间关系；③排除躯体疾病和神经症的诊断。

（三）心身疾病的诊断程序

1. 熟悉心身疾病的分布范围

（1）心身疾病的发病率。研究表明，心身疾病在人群中分布很广，并且发病率有逐年增高的趋势。综合性医院就诊的初诊患者中，心身疾病的患病率约占疾病总数的1/3。

（2）心身疾病的流行病学特点。①年龄因素。患心身疾病的以中青年和更年期成人居多，65岁以上的老年人和15岁以下的儿童患病率较低。②性别因素。一般来说，女性患心身疾病的概率高于男性，但所患疾病种类有所不同，如冠心病、消化性溃疡、支气管哮喘等男性患病较多，甲亢、神经性厌食等女性患病较多。③地域因素。工业发达地区心身疾病患病率高于工业不发达地区，城市心身疾病患病率高于农村和山区。④劳动性质。脑力劳动者的发病率高于体力劳动者。

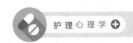

2. 全面收集临床资料

对疑有心身疾病的患者，应注意收集患者心理社会方面的资料，通过交谈重点掌握患病前是否存在精神刺激，精神刺激的来源、性质、程度及患者对应激源的认识和评价，同时还应详细询问患者的心理发展情况、人格特征、文化程度、生活经历、生活环境、人际关系、社会适应能力、个体认知评价模式、家庭和社会支持系统及遗传史等，从中找出与疾病有关的各种心理社会因素。

3. 详细的体格检查

通过体检及实验室的检查可以查看患者是否有明显的病理生理过程或器质性改变，但同时要注意体检时患者的心理行为反应方式，有时可以从患者对待体检的特殊反应方式中找出其心理素质上的某些特点，如是否过分敏感、拘谨等。明确器质性病变的范围和性质，明确是否主要由自主神经支配或是否主要与心理应激因素有关，以排除其他器质性病变的可能。

4. 心理行为检查

采用交谈、座谈、行为观察、心理测量或使用必要的心理生物学检查方法，如采用多导生理仪以记录患者各方面的生理反应，具体操作就是给患者一定的相关心理刺激，同时记录患者的生理反应，包括心率、呼吸、血压、心电图、脑电图、肌电图、皮肤电反应（GSR）和手指容积等；进行EPQ个性测定、MMPI多项人格测定、SAS焦虑测定等；还可用自主神经功能检查试验，测定自主神经功能的稳定性，如卧立试验、压颈试验、压眼球试验及醋甲胆碱测验等，以确定心理社会因素的性质、内容和在疾病发生、发展、恶化和好转中的作用。检查中会发现一些心身疾病常具备较固定的人格特征，如冠心病与A型行为模式有较大关联。

5. 掌握心身疾病的诊断标准

掌握心身疾病的诊断标准，即心身疾病的诊断依据，有以下几方面：①确有心理社会因素的存在；②心理社会因素与疾病的发生在时间上有密切的联系；③有明确的躯体器质性病变；④病情的变化与心理社会因素有关；⑤具有一定的个性特征或心理缺陷；⑥不是精神疾病。

6. 心理测验

为明确心身疾病的诊断，还需做进一步精神检查和心理测验。通过心理测验，对患者做出精神状态、人格倾向和心理动力学诊断。常用的症状评定或自评量表及心理测验量表有：① 90项自评症状量表（Symptom Checklist 90，SCL-90）；②康奈尔医学指数（Cornell Medical Index，CMI）；③抑郁自评量表（Self-rating Depression Scale，SDS）；④焦虑自评量表（Self-rating Anxiety Scale，SAS）；⑤艾森克人格问卷（Eysenck Personality Questionnair，EPQ）；⑥明尼苏达多项人格测验（Minnesota Multiphasic Per-sonality Inventory，MMPI）；⑦ 生活事件量表（Life Event Scale，LES）及A型行为模式测定等。

7. 综合分析

根据以上程序中收集的材料，结合心身疾病的基本理论，对患者是否患心身疾病、患何种心身疾病、由哪些心理社会因素在其中起主要作用、可能的作用机制等问题做出恰当估计。

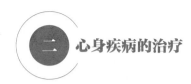

心身疾病的治疗

心身疾病应采取心身相结合的治疗原则，但对于具体病例，应各有侧重。对于急性发病而又躯体症状严重的患者，应以躯体对症治疗为主，辅之以心理治疗。如对于急性心肌梗死患者，综合的生物性救助措施是解决问题的关键，同时对那些有严重焦虑和恐惧反应的患者实施床前心理指导。

对于以心理症状为主、躯体症状为次，或虽然以躯体症状为主但已呈慢性经过的心身疾病，则可在实施常规躯体治疗的同时，重点安排好心理治疗。如更年期综合征和慢性消化性溃疡患者，除了给予适当的药物治疗外，应重点做好心理和行为指导等各项工作。

（一）心身疾病的治疗方法

一方面要采取有效的生物医学手段在躯体水平上处理现存的病理过程，另一方面必须在心理和社会水平上加以干预或治疗。具体方法如下。

1．环境治疗

环境治疗是指尽可能帮助患者适应生活和工作环境，减少或消除应激源。许多研究发现，只要让患者入院，即便不采取治疗措施，患者的病情也会有所好转。原因是：①环境的改变，使患者暂时摆脱了引起或加重其病情的生活和工作应激源；②能够有规律地进食和睡眠，身体得以休整；③安慰剂效应，即能从医疗中受益的期望，主要是帮助患者尽快适应新的生活和工作环境，减少或消除应激源。

2．药物治疗

心理治疗的同时，可考虑药物治疗，但必须要根据患者的病情来定。例如，当患者负面情绪水平很高或已有很长时间，认知能力很差时，可选用某些改善情绪的药物来控制，这样会使心理治疗的效果更好。常用的抗焦虑药物有地西泮、艾司唑仑、阿普唑仑、氯硝西泮及丁螺环酮等。对具有抑郁症状的患者可选用多塞平、阿米替林、马普替林及氟西汀等。这些药物多有副作用，只能短期、谨慎使用。

3．心理治疗

心理治疗的目的是改变患者的人格、应对方式和调整情绪。心理治疗是心身疾病治疗中的重要环节。与患者建立良好的医患关系，耐心倾听患者叙述；给患者以充分的理解、支持和保证；消除患者的顾虑及改变其对疾病的不正确认识，以减少负面情绪，培养患者积极向上的乐观情绪；动员家庭、社会等有关方面共同配合以支持患者度过疾病的困难时期。目前临床上常用的心理治疗有分析心理治疗、支持性心理治疗、认知疗法、森田疗法及疏导疗法等。

4．行为治疗

某些心身疾病与行为模式密切相关，如A型行为模式与高血压、冠心病的发生有关。因此，宜适当选用不同类型的行为治疗，常用的有生物反馈治疗、系统脱敏疗法、放松训练、自信训

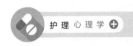

练等。

5．心理护理

良好的心理护理是对患者的重要心理支持。心理护理的对象是患者，主体是医护人员和亲属，是通过他人对患者进行的心理支持和帮助，解决患者心身症结，提高患者的信心和勇气，使患者克服心理障碍，更好地战胜疾病。在开展心理护理时，首先，要求护理人员及其亲属能够尊重和关心患者，建立起信任、和谐的护患关系及家庭关系，形成良好氛围；其次，要求护士及其亲属有一定的心身医学知识和技巧，了解患者的心理反应。

（二）心身疾病的治疗目标

对心身疾病实施心理治疗主要围绕以下 3 个目标。

1．消除心理社会刺激因素

消除心理社会刺激因素，如对因社会事件刺激而使紧张性头痛加重的患者，可通过认知疗法、松弛训练或催眠疗法等，使其对相关社会事件的认识发生改变，同时在药物的共同治疗下，缓解头痛症状。

2．消除心理学病因

消除心理学病因，如对冠心病患者，在其病情基本稳定后指导其对 A 型行为和其他冠心病危险因素进行综合行为矫正，帮助其改变认知模式，改变生活环境以减少心理刺激，从而从根本上消除心理病因学因素，逆转心身疾病的心理病理过程，使之向健康的方面发展。

3．消除生物学症状

消除生物学症状，主要是通过心理学技术直接改变患者的生物学过程，提高身体素质，加快患者的康复。如采用长期松弛训练或生物反馈疗法治疗高血压患者，能改善循环系统功能，降低血压。

 ## 三　心身疾病的预防

心身疾病是心理和生物因素综合作用的结果，心理社会因素大多需要相当长的时间作用才会引起心身疾病（少数例外），故心身疾病的预防与保健，除面向病人及其家庭外，还应面向广大健康人群，只有社会人群的整体防病能力提高，才能有效控制心身疾病的发生。

具体的预防和护理保健工作包括：对有明显心理素质弱点的人，如易发怒、抑郁、孤僻及多疑倾向者，应及早通过心理指导，加强良好个性的培养；对于那些有明显行为问题者，如吸烟、酗酒、多食、缺少运动及 A 型行为等，应利用心理学技术，指导其进行不良行为习惯的矫正；对于那些工作和生活环境存在明显应激源的人，应及时帮助其进行适当调整，以减少不必要的心理刺激；对于那些出现情绪危机的正常人，应及时帮助，加以疏导；对某些具有心身疾病遗传倾向，如高血压家族史或已经有心身疾病的先兆征象（如血压偏高）等情况者，更应注意加强心理预防工作。

心身疾病的预防分为 3 级，分述如下。

（一）第一级预防

第一级预防是防止社会心理因素长时期、反复刺激导致心理失衡的主要措施。培养健康的心理素质，提高应对危机挫折的能力，是预防心身疾病的基础。《黄帝内经·素问》中早就提出讲究心理卫生、加强自我保健的良方，即"精神内守，病安从来"的著名论点。所以，在社会心理因素刺激不断升级的当今社会，应该教育广大健康人群不断进行自我调适，保持心理平衡。增强社会的适应能力，不仅要注意躯体健康，还应保持心身健康和社会适应能力的协调与统一。

应从儿童时期开始培养健康心理素质，培养儿童乐观向上、帮助关心他人等健康行为模式，耐心纠正偏离的心理。这对防止儿童时期情绪障碍和成人期的心身疾病都有重要意义。

（二）第二级预防

第二级预防是防止社会心理因素导致的心理失衡发展成为功能失调，其核心是早诊、早治。我国古代医学重视对心身疾病的早期诊断和治疗。《青囊秘录》中有"善医者先医其心，而后医其身，其次则医其病"的论述；《七发》中记有，吴客只以要言妙道劝导生病的太子，使之幡然悔悟，放弃了骄奢淫逸的生活方式，端正了思想，使身体恢复了健康。这些记载表明，我国古代医学在心理卫生和心理治疗方面的观点与现代医学观点不谋而合。

接受心身疾病患者就诊的第一位医生往往不是心理医生，因此要求临床医护人员熟悉社会心理因素对心理生理影响的整个过程，即首先是引起心理和情绪的失调，进而导致功能失调，最后发展为躯体疾病的心身疾病规律，积极采取第二级预防措施。通过心理咨询和干预，帮助、指导患者恢复失衡的心理，阻断病情向躯体疾病方向转化。

（三）第三级预防

第三级预防是针对患者在经历心理失衡、功能失调，进入躯体疾病阶段的情况下，防止病情恶化的重要措施。这个阶段不仅依靠有效的药物，还应充分评估心理咨询和心理治疗的作用。心理咨询、心理治疗和护理工作要求医护人员具备较高的医德修养、较丰富的医学和护理的知识及技能，还有社会和心理学知识，并且需要运用良好的沟通技能，在医患之间建立起相互信任和相互合作的亲密关系，才能得到显著、持久的疗效。

 四 常见的心身疾病

（一）原发性高血压

高血压是最早确立的心身疾病。大多数高血压患者找不出明确的器质性病因，属于原发性高血压。原发性高血压是世界上发病率很高的心血管疾病，世界各国现代化大都市中成年人患病率在 10% 或更高，不同地区、不同生活方式、不同文化背景的人群发病率有所不同。

原发性高血压不仅发病率高，而且并发症多，是脑卒中、冠心病的主要危险因素。心理社会和行为因素在原发性高血压发病中起着非常重要的作用。

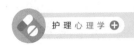

1. 原发性高血压发病的相关因素

原发性高血压的发病原因目前尚不十分明确，多种因素可以导致持续高血压，但以下几个方面的因素对原发性高血压的发生起重要作用。

（1）遗传因素。遗传因素的影响很明显，有36%~67%动脉血压变异的患者可以追查出家庭高血压史。早年出现高血压症状，即一时性的高血压，以后发生高血压的概率比其他人高约3.5倍，若有过一时性高血压伴有心动过速，则发生高血压的概率比其他人高至7.5倍。

（2）不良行为因素。流行病学调查发现高血压发病率与高盐饮食、超重、肥胖、缺少运动、大量吸烟及饮酒等因素有关，而大量调查和实验研究结果证明，这些不良行为因素又直接或间接地受心理或环境因素的影响。

（3）心理社会因素。包括情绪、个性特征及经历等因素。

①长期的敌意情绪被压抑、不能释放是引起原发性高血压的重要心理社会因素。例如，汉克逊（Hokanson）对于如何在愤怒状态下发生高血压进行了一系列的实验研究，他们给被试者同等强度的激怒，一组允许其发泄愤怒，另一组则不准发泄愤怒，结果，具有敌意情绪而又被强力压抑的被试者发生了高血压。发达国家高血压患病率高于发展中国家。第二次世界大战期间，被围困在列宁格勒达3年之久的人，高血压患病率从战前的4%上升到64%。使动物长期处于应激状态，例如让猫或白鼠在取食时遭受电击（或需经过一场厮打而造成应激状态），那么动物可因此患上高血压。脑力劳动者原发性高血压的患病率高于体力劳动者，男性高于女性。这些事实证明，社会心理压力与高血压的发生具有密切联系。

②个性特征。个性特征对高血压发病的影响是医学心理学很关注的问题。不过，到目前为止尚未能确定高血压的特异性人格特征。有报告称，高血压患者具有雄心、好高骛远、好活动、有竞争，为取得工作成就或干好某件事而常感压力、任性、要求过高过急、充满敌意、A型行为等特征。

③早年经历。此因素是依据弗洛伊德的精神分析理论提出来的。弗洛伊德认为：患者早年的不良经历对其心理健康的影响不容忽视，是导致心身疾病的重要原因之一，因此应该予以关注。原发性高血压患者的幼年体验包括父母早亡、父母管教过严、母子关系不和谐等。

2. 原发性高血压的治疗

药物治疗是临床上对原发性高血压患者最有效、最常用的方法，但药物的副作用及药物带来的经济和精神负担使很多患者不能坚持服药。20世纪70年代后，开始行为干预原发性高血压的治疗，发展至今，心理行为治疗已成为高血压的必用方法之一。

（1）松弛疗法。松弛疗法（relaxation therapy）是目前治疗原发性高血压的常用方法，其特点有排除杂念、全身放松、深慢呼吸、反复训练等，都直接针对高血压的发病原因。有学者使用音乐松弛训练观察高血压患者的即时降压效应，停止训练后10min，血压的回升幅度已达下降幅度的40%。可见，松弛疗法能成为一种有效的辅助降压治疗手段。

（2）生物反馈疗法。常用肌电或皮肤温度等间接信息反馈做降压治疗，临床研究发现，生物反馈的疗效优于放松训练。

（3）运动疗法。研究表明，耐力性运动训练或有氧运动训练均有中度降压作用。轻型高血压特别是缺乏运动的患者，可通过耐力性运动训练，如快走、跑步、骑自行车、游泳、滑雪等达到降压、减肥和减少心脏并发症的作用。但患有中、重型高血压患者应避免竞争性体育项目。

（4）心理疏导疗法加抗焦虑药的联合运用。

（5）其他非药物疗法。减轻体重、限盐、戒烟和控制饮酒是降压的有效措施，可以通过行为矫正疗法加以解决。

（二）冠心病

冠状动脉粥样硬化性心脏病，简称冠心病，是现代社会中危害人类健康最常见的疾病之一，是导致成年人死亡的首要病因。

🔗 知识链接

A型行为类型理论

美国心脏病医生迈耶·弗里德曼（Meyer Friedman）在诊室里接待了一位家具商。家具商说他一定是接待了许多焦虑不安的人，医生问他为什么，他说办公室里沙发和椅子的手柄磨损得特别快，这表明医生的许多患者坐下以后都必定是焦虑不安地握住扶手。根据这一灵感，弗里德曼和他的同事罗森曼开始了他们的研究工作，他们通过近10年的研究，发现A型行为被试者冠心病的发病率是B型被试者发病率的2倍以上，最后形成了A型行为类型的理论。

1. 冠心病发病的相关因素

（1）一般因素。遗传、高血压、高血脂、吸烟、肥胖、缺少活动等。

（2）心理社会因素。①长期的焦虑、紧张易诱发冠心病。国外一位学者曾做过调查，发现每天工作10h以上的100人中，有91人患冠心病。丧失亲人或亲密朋友，是人生中最为痛苦的事情。Parkes等人随访了一组中年寡妇，发现死亡率增高40%的主要原因，是冠心病和动脉硬化。在服丧后的最初6个月内，死亡率能增加60%。这说明丧亲与健康恶化或很快死亡间存在密切关系。职业的变动和职业的性质往往会产生不同程度的心理紧张。有人观察，成年后换过几个不同岗位的，比多年来一直从事同一工作的人，患冠心病的概率高。②个性特征。多年来许多研究报告认为，A型行为与冠心病关系密切。西方协作组研究计划（WCGSP）在20世纪60年代对3 000多名中年健康男性雇员进行了近10年的追踪观察。结果发现，A型行为者在整个观察期间冠心病总发生率及各种临床症状包括心肌梗死、心绞痛等的出现率高于B型行为者两倍。这一研究说明，A型行为类型不是冠心病发病后出现的行为改变，而是冠心病的一种危险促进因素，故有人将A型行为（type A behavior pattern）类型称为"冠心病个性"（coronary-prone individuals）。世界心肺和血液研究协会（NHLBI）也于1978年确认A型行为属于一种独立的冠心病危险因素。国内近年来，使用问卷式A型行为调查表进行临床研究也初步说明，我国冠心病患者的A型行为明显高于正常人。弗里德曼和罗森曼通过研究把人的行为分为A型和B型两种。A型行为特征为争胜好强，有时间紧迫感，急躁，敌意，易冲动，语言和举止粗鲁，有旺盛的精力和对工作的高要求，常为取得成就而努力奋斗等。与A型行为相反的是B型行为，其特征为人缘好，易相处，抱负少，要求低，不争强好胜，心胸坦荡，从容不迫，办事节奏慢、效率不高等。正常人大多处于A型和B型行为之间。③早年经历。如与父亲对抗发展、幼年对母亲的依赖未消除等。

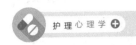

2．冠心病的心理治疗

（1）心理支持和心理咨询。在不同的临床阶段，针对患者的不同心理反应和不同程度的否认心理顿向，做好应对指导工作。为了实施各项心理防治措施，应提倡对冠心病患者及其家属开展心理咨询，特别是集体咨询法常被国外专家所采用，取得了良好效果。

（2）A型行为的矫正。矫正A型行为一般在医生指导下以认知行为矫正疗法为主要手段实施综合矫正。常用的模式有冠心病知识和A型行为知识教育（常以分发小册子或集体讲课的方式进行）、松弛训练（要求将松弛反应泛化到日常生活中）、认知疗法（帮助患者进行认知重建和实施自我控制），以及想象疗法、行为演练、社会支持和运动锻炼等。

Powell等使用集体定期咨询的方法对1 012名患者进行两年期的综合行为矫正对照研究，证明患者的A型行为得到了明显改变。

（3）危险行为的矫正。吸烟、酗酒、过食和肥胖、缺少运动，以及A型行为反应等行为危险因素的改变需要一定时间和毅力，可分别使用各种行为治疗方法。

（三）恶性肿瘤

恶性肿瘤又称癌症，是一种严重危害人类健康的常见病、多发病。在中国，其发病率和死亡率呈逐年上升的趋势。据估计，2012年中国癌症发病人数为306.5万人，约占全球癌症发病人数的1/5；癌症死亡人数为220.5万人，约占全球癌症死亡人数的1/4。更为严峻的是，这种势头并未得到有效遏制。根据国际癌症研究署预测，如不采取有效措施，我国癌症发病数和死亡数到2020年将上升至400万人，2030年将上升至500万人。癌症已成为社会主要劳动人口中的第一位死因，对我国社会的发展影响非常大。世界卫生组织已将癌症明确定为一种生活方式疾病，不良的生活方式，如饮食、烟酒、缺乏运动、应激等均可使人易得癌症。

1．心理社会因素

经过长期研究，医学科学家发现引发恶性肿瘤的原因主要有以下3个方面。

（1）恶性生活事件的发生。国内外许多研究发现，恶性肿瘤患者发病前，都有不幸生活事件发生，尤其以家庭方面的事件居多，如丧偶、亲人死亡及离婚等。在中国大庆对胃癌的调查中，发现胃癌患者在被确诊前的8年内有76%的患者报告遇到过生活事件；在北京对胃癌和乳腺癌的调查中也发现了恶性肿瘤患者在被确诊前的3年内所遇到过的生活事件远比健康人多。

（2）长期不良情绪的产生。研究发现，生活事件与癌症发生的关系，取决于个体的应对方式。那些不善于表达负面情绪者，习惯用克己、压抑的方式应对，其癌症发生率较高。

（3）C型行为（type C behavior Pattern）。癌症患者具有C型行为特征，主要表现为与别人过分合作；原谅一些不该原谅的行为；生活和工作中没有主意和目标，不确定性多；对别人过分耐心；尽量回避各种冲突；追求完美，不善于疏泄负面情绪等。C型行为患者情感表达的减少，与肿瘤的快速有丝分裂、淋巴细胞浸润、肿块厚度较大及不良预后指征有关。

2．心理治疗与预防

（1）自我心智重建。强化生存意识，增强信心、消除紧张压力，以保持积极的心态。

（2）给予心理支持。医护人员主动接近患者，善于观察患者的衣着、姿势和表情等非言语信息，了解患者的心理；与患者保持适当的目光接触、有真诚的眼神交流，消除患者的自卑心理；同患者进行积极有效的交谈，帮助其建立乐观向上的生活态度。

（3）自我放松训练。包括催眠、放松训练、生物反馈等。

（四）消化性溃疡

消化性溃疡又称溃疡病，包括胃及十二指肠溃疡，为临床上最常见的心身疾病。不少学者认为，胃是最能表现情绪的器官。用焦虑、抑郁自评量表及生活事件量表对确诊为消化性溃疡的患者进行评定，发现患者的阳性分值比健康对照组明显增高，说明此类患者具有较多的情绪障碍和心理社会因素。

1. 消化性溃疡发病的相关因素

（1）一般因素。遗传、胃蛋白酶分泌过多、瘦长型的体态等。

知识链接

乔瑟夫·布瑞迪（Joseph V. Brady）的"执行猴"实验

布瑞迪设计了一个实验：把两只猴子关进不同的笼子里，各坐在一张约束椅上。每隔20秒给它们一次电击，两只猴子各有一个开关，只有A猴的开关是真的，能切断电源，使两只猴子都免遭电击。只要A猴在接近20秒时按一下，即将来临的这次电击就不会出现。很快A猴学会了按开关。而B猴因为开关不起作用，只有从A猴处受惠才不致电击。一个月后A猴突然死亡，经解剖发现，它患有严重的胃溃疡。A猴处于随时准备按开关的紧张状态，导致胃酸分泌过量，终因溃疡而死；而B猴反正无法躲避电击，听天由命，没有时刻准备切断电源的惊恐、紧张状态，虽然遭受同样次数的电击，反而平安无事。

（2）心理社会因素。①严重的精神创伤。特别在毫无思想准备的情况下，遇到重大生活事件和社会的重大改变。如失业、丧偶、失子、离异、自然灾害和战争等。②持久不良的情绪反应。如长期的家庭不和、人际关系紧张、事业上不如意等各种各样的失落感。③长期的紧张刺激。如不良的工作环境、缺乏休息等。布瑞迪的动物实验也同时证明了长期的精神紧张、不良的情绪反应对机体的危害甚于某些理化刺激。④个性特征。个性特点和行为方式与本病的发生有一定关系，它既是病因又影响病情的转归。患者往往有如下几方面特点。一是争强好胜，不能松弛。多数患者工作良好，有的还取得了一定成就，但精神生活过于紧张，即使休息也仍不能松弛，生活之弦总是绷得紧紧的。二是独立和依赖之间的冲突。亚历山大（Alexander）认为患者具有典型的矛盾状态，患者因求依赖、求助的愿望和心情受到意外的挫折，不得不相反地表现出爱挑衅、自信、坚持独立和负责的态度。三是情绪易波动但又惯于克制。患者情绪不稳定，遇到刺激常产生强烈的情绪反应。受挫折时特别易产生愤怒或抑郁，而他们的自制力较强，喜怒不形于色，所谓"怒而不发"。这类情绪虽然被压抑了，但是强烈的植物神经系统的反应，会引起疾病的发生。四是过分关注自己，不好交往。表面上看他们的人际关系尚好，但这是自我控制的结果，从本身性格而言，并非外倾、热情、喜好社交，只是由于加强了自我控制，故能维持良好的人际关系。⑤早年经历。口部需要过强，但胃往往得不到满足。如果婴儿的口部需要过强而母亲未能给予满足，以后便会产生吮指、咬指甲、咬铅笔、抽烟和喜嚼口香糖等行为，以"补充"口部需要，而过强的未能满足的"口部需要"常导致溃疡病。

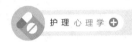

2. 消化性溃疡的心理治疗

因消化性溃疡愈合慢、易复发，所以病程较长，可达数年、数十年甚至终生。在漫长的病程中，尽管多数患者的症状不严重，以及病理改变也可以有自然缓解和较长时间的相对稳定期，但慢性疾病所致的精神压力，尤其是害怕癌前期病变的心理，常影响病情转归。因此除饮食和药物治疗外，心理治疗至关重要。

通常采取认知领悟疗法。首先要耐心倾听患者的痛苦与忧伤，了解患者的不良精神因素及各种应激。在取得患者绝对信任的基础上，指导患者调整各种不良的生活方式与饮食习惯，消除各种心理社会压力。例如，帮助患者建立正确的自我观念，不苛求自己，不给自己过重的压力；要学会放松自己，做到悦纳自己；学会表达自己的内心感受，让别人理解自己；应适当处理自己的不良情绪，不至于太压抑自己。在人际关系处理上学会顺其自然，不过分关注自己，克服自我中心；也不要过分迎合别人，以免委曲求全。必要时可采用精神药物治疗，如镇静剂、抗抑制剂等，以消除或抑制各种致病精神因素。

> ## 📖 本章小结
>
> 　　心身疾病是指由心理社会因素引起的，持久生理功能紊乱及其所致的器质性疾病。心身疾病的发病理论包括自主神经系统的作用、内分泌系统的作用和免疫系统功能的作用。心身疾病的发病原因主要有心理因素、社会因素、遗传因素、机体功能状态和文化因素。心身疾病分为内科心身疾病、外科心身疾病、妇科心身疾病、儿科心身疾病、眼科心身疾病、口腔科心身疾病、耳鼻喉科心身疾病、皮肤科心身疾病。对心身疾病的诊断、治疗和预防，应兼顾心理、社会和生理三方面。常见的心身疾病有原发性高血压、冠心病、恶性肿瘤、消化性溃疡等。

📝 思考与练习

一、选择题

1. 心身疾病是（　　　）。

A. 心理社会因素在病因上起主导作用的躯体疾病

B. 由心理社会因素引起的精神疾病

C. 由心理社会因素引起的神经症

D. 由心理社会因素引起的生理反应

2. 不属于心身疾病的是（　　　）。

A. 冠心病　　　　　　　B. 胃溃疡　　　　　　　C. 糖尿病　　　　　　　D. 精神病

二、名词解释

1. 心理动力学

2. 心身疾病

三、简答题

1. 心身疾病的治疗目标有哪些？

2. 心身疾病的预防对策有哪些？

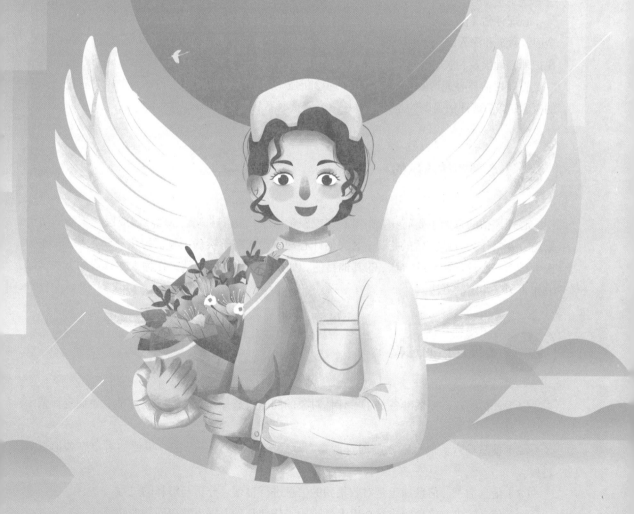

第七章

心理评估

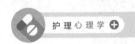

第一节　心理评估概述

 心理评估的概念

心理评估（phychological assessment）是指根据心理学的理论和方法对个体某一心理现象做全面、系统和深入的客观描述。心理评估在心理学、医学、教育和人力资源等方面有多种用途，在护理心理学及相关领域也有非常重要的作用。

心理评估与心理诊断的区别：①心理诊断强调的是结果和确定性，是一个相对静止和孤立的概念；②心理评估强调的是过程，是一个侧重联系和变化的概念。

 心理评估的目的

心理评估的目的主要有：①作出心理或医学诊断；②指导制定心理障碍或医学疾病的防治措施，并常作为判断疗效的指标；③为估计心理障碍或医学疾病的预后提供科学依据；④作为医学科学或心理学研究的方法；⑤其他目的，如预测个体未来成就，作为人才选拔的方法，以及作为司法鉴定的方法。

 心理评估的过程

（1）评估准备。评估准备是了解评估对象的问题，选择评估工具，与评估对象商定评估手段和步骤。

（2）信息输入。信息输入是通过调查、观察、测验等评估方法收集评估对象有关信息的过程。

（3）信息加工。信息加工是对收集到的信息进行整理、分析与解释的过程。

（4）信息输出。信息输出是在以上各阶段工作的基础上提出解决问题的建议。

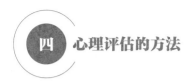

四 心理评估的方法

（一）观察法

观察法是获得信息最常用的方法，是通过对被评估者行为表现直接或间接的观察而进行心理评估的一种方法。观察法可分为自然观察法与控制观察法两种形式。自然观察法，即在自然情境中，如家庭、学校或工作环境中，被评估者的行为不受干扰，按照其原来的方式或目标进行观察。控制观察法是指在经过预先设置的情境中进行观察。

观察法的优点是所获得的材料比较真实和客观，能得到被观察者不能直接报告或不便报告的资料。观察法的不足之处是得到的只是外显行为，不易重复。观察结果的有效性取决于观察者的观察能力和综合分析能力（表7-1）。

表7-1　两种观察法比较

	自然观察法	控制观察法
概念	在自然情境中，对观察对象所表现出的行为进行直接观察记录分析	在预先设置的情境中进行观察
优点	真实客观，简便易行	快速、易分析
缺点	不易重复观察，不易分析	不易获得真实信息

（二）晤谈法

晤谈法是通过评估者与被评估者谈话的过程，了解被评估者心理状态的情况及性质。基本形式是面对面的交流，包括自由式会谈和结构式会谈。自由式会谈是在开放式的、轻松自然的状况下交流，所获得的材料较为真实。不足之处是花费时间较多，容易偏离会谈的主题，得到的资料也不易量化和分析交流。结构式会谈是根据特定的目标，预先设定好一定的结构和程序，向被评估者提问，这样对谈话的内容有所限制，从而提高谈话的效率。但会谈缺乏灵活性，会谈气氛比较死板。晤谈法要求评估者有很好的会谈技术，通过语言沟通和非语言沟通与被评估者互动，其优点是可直接获得第一手资料，有助于综合评估。不足之处是对评估者的沟通技术要求较高（表7-2）。

表7-2　晤谈法比较

	自由式会谈	结构式会谈
概念	没有固定的谈话提纲和形式，晤谈双方以自由的方式进行交流	以较固定的方式和顺序来设计会谈提纲
优点	灵活、真实	重点突出、方向明确、省时、资料客观、便于统计分析和比较
缺点	耗时长、不易量化和分析	缺乏灵活性

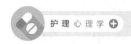
（三）心理测验法

心理测验法在心理评估中占有十分重要的地位，尽管我们能通过交谈、观察等手段对他人进行心理评估，但这些都无法取代心理测验的作用。心理测验可以对心理现象的某些特定方面进行系统评定，并且测验一般采取标准化、数量化的原则，所得的结果可以参照常模进行比较，避免了一些主观因素的影响。心理测验法应用范围很广，种类繁多。在医学领域所涉及的心理测验内容主要包括器质和机能性疾病的诊断中与心理学有关的各方面问题，如智力、人格、特殊能力、症状评定等。

 ## 五 心理评估的要求

（一）专业知识

心理评估者要有全面的知识结构和专业技能，具体有：①具备心理学和医学的基本知识，必须经过严格的心理测验学训练，熟悉测验的内容、功能和使用范围，操作熟练并严格按照标准化程序进行；②评估者还应具备精神病学的有关知识，能够鉴定正常与异常的心理现象。目前许多国家对临床心理学工作者已有严格的培训制度和专业上岗资格认可制度。

（二）心理素质

心理评估者本身人格要健康：①要有敏锐的观察力，善于捕捉被评估者的表情变化；②要有较高智力水准，对评估者做出准确的评估；③要有自知之明，只有认识自己才能认识他人，评估时做到无偏见；④要有较强的沟通能力及社交技能，能助人、尊重他人，有耐心和通情。

（三）职业道德

作为心理评估者要有高尚的职业道德和责任感，具体要求有：①要严肃对待临床心理评估工作，这些工作涉及有关国家执法（如心理测查）和他人的健康（心理治疗和咨询）问题；②要管理好心理测验工具，心理测验工具从某种意义上讲，相当于考题，未经标准化的考试题，考完后不再用，尚可公开，但标准化了的考题，要一直保守秘密，如智商测验等是受管制的测量工具，要有资格的人员才能保存和独立使用；③要保护被测试者的利益，尊重他们的人格，保守私人秘密，不得因为任何不必要的原因来增加他们的痛苦和损失。

理解这些要求并不难，但是要付诸行动却非常不易。心理评估者若不具备上述条件，或使用不当，则无法进行心理评估，或评估结果有误差，甚至造成严重后果。

第二节 心理测验概述

一 心理测验的概念

心理测验（psychological test）是指在标准情境下，依据一定的心理学原理和技术，对个人行为样本进行客观分析和描述的一类方法。

心理测验的内涵解释如下。

（1）标准情境。从测验情境来看，要求对所有被试者均用同样的刺激方法来引起他们的反应，即测验的内容、方法、条件都一样；从被试者的心理状态来看，要求处于最能表现所要观察的心理现象的最佳时期。

（2）行为样本。人的心理活动都是通过行为表现出来的，心理测验就是通过测量行为来间接地反映心理活动。但是，任何一种心理测验都不可能也不必要测查反映某项心理功能的全部行为，而是测查其部分有代表性的行为，即取部分代表全体。行为样本的意义，正如对水文、空气和人体血液等进行物理化学分析时的取样研究一样，通过代表性行为（对测验题目的反应）推断出心理特质。

（3）结果描述。心理测验的结果描述方法很多，大体可分为数量化和划分范畴两类。例如，以智力商数为单位对智力水平进行数量化描述，用内、外向对性格进行划分范畴。

在临床护理工作中，应用心理测验可以对患者出现的心理问题进行判断及提出护理诊断。

二 心理测验的分类

（一）按测验的目的分类

1. 智力测验

智力测验以测验人的智力为目的。常用的智力测验有比奈－西蒙量表、韦克斯勒智力量表等。

2. 人格测验

人格测验主要用以测量性格、气质、兴趣、态度等个性特点。常用的有明尼苏达多项人格测验（MMPI）、艾森克人格问卷（EPQ）、卡特尔16种人格因素问卷（16 PF）、罗夏墨迹测验（Inkblot）等。

3. 神经心理测验

神经心理测验可用于脑器质性损害的辅助诊断和对脑与行为关系的研究，如H–R神经心理成套测验。

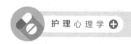

4．症状评定量表

症状评定量表其目的是评定精神障碍的有关症状，常用的有症状自评量表（SCL-90）、焦虑自评量表（SAS）、抑郁自评量表（SDS）等。

（二）按测验材料的性质分类

1．文字测验

测验的项目和回答都用文字表达（文字或语言），如明尼苏达多项人格测验（MMPI）。

2．非文字测验

测验的项目多由实物、模型、图片之类较为直观的材料组成，测验多以操作方式进行，如罗夏墨迹图，韦氏智力测验中的填图、图形拼凑等。

（三）按测验的方法分类

1．问卷法

问卷法测验是将文字组成的各种问题（项目）作为刺激呈现给被试者，并了解分析其应答反应的结果，如艾森克人格问卷（EPQ）、卡特尔16种人格因素问卷（16PF）等。

2．投射测验

投射测验（图7-1）是通过绘制一些模糊的人形和墨迹图，要被试者根据自己的理解、体验和想象做出解释说明，以诱导出被试者潜意识中的欲望、冲突和动机等，从而投射出他的人格特征，投射法多用于测验人格。如罗夏墨迹测验、主题统觉测验等都属于投射测验。

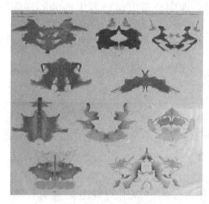

图7-1　投射测验

3．操作测验

此种测验方法用实物或模型工具构成测验项目，以操作方式让被试者作答，根据操作的结果评定分数，如韦氏智力测验中的图形拼凑、图片排列等。

（四）按测验的组织方式分类

1．个体测验

个体测验是指每次测验以一对一的方式来进行，即一个主试者只测验一个被试者。

2．团体测验

团体测验，即一个主试者同时检查多个被试者，测验有时间限制。

（五）按测验功能分类

1．能力测验

能力测验包括智力测验、发展量表和特殊才能测验等。智力测验是测量人的一般能力，在临床上用途很多，不仅在研究智力水平而且在研究其他病理情况时都是不可缺少的工具，常用的有韦氏量表、斯坦福–比奈智力量表。发展量表主要是指儿童发展测量表，0~3 岁的幼儿大多采用发展量表测查智力水平。特殊才能测验多为升学、职业指导及一些特殊人员的筛选所用，常用的有音乐、美术及写作能力测验，这些测验在临床上应用得较少。

2．人格测验

人格测验是对个体的人格特征进行测验。常用的人格测验有明尼苏达多项人格测验表、艾森克人格问卷、卡特尔 16 种人格因素问卷等。

3．神经心理测验

神经心理测验是用于评估正常人和脑损伤患者脑功能状态的心理测验，在脑功能的诊断及脑损伤的康复与疗效评估方面有重要作用。

4．评定量表

评定量表数量很多，我国目前常用的评定量表有 90 项症状自评量表、抑郁自评量表、焦虑自评量表、恐怖自评量表等。

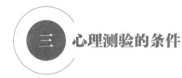

三　心理测验的条件

（一）心理测验工具的要求

一个有效的心理测验，要符合以下 4 个基本要求。

1．标准化

标准化（standardization）是指一个心理测验所固有的测验内容、测验方法、统一的答案和记分方法，对不同的被试者来说施测的条件都是相同的，这样不同被试者的结果可以相互比较，减少无关因素对测验的影响。

2．信度

信度（reliability）是指测验分数反复测量的可靠性和测验分数的可信程度，反映测量误差，有分半信度、重测信度和 α 系数等。信度是心理测验稳定性的标志。没有信度的测验量表，就好比一把橡皮筋尺子，测验的结果会随着测验者掌握的松紧不同而变化，人们无法相信其正确与否。因此，一个可靠的测验必须具有较高的信度。

信度是以测验分数的一致性为标准来确定的。例如，用一套测验对一组被试者前后施测两

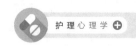

次，如果两次得分接近，说明其信度高；反之，说明其信度低。

信度检验结果用信度系数表示，其数值在 +1~-1。绝对值越接近 1，表明误差越小，测验结果越可靠；绝对值越接近零，表明误差越大，测验结果越不可靠。信度要求与测验性质有关，通常能力测验的信度要求在 0.8 以上，而人格测验的信度要求在 0.7 以上。凡是标准化的测验手册，都需说明其测验的信度。

3. 效度

效度（validity）是指测验结果的有效性和真实性，即某种测验测查到所要测查内容的程度。效度是科学测量工具非常重要的必备条件，有内容关联效度、效标关联效度和结构关联效度。特别是在一些人格量表中就有专门设计的效度量表，在一定程度上保证测试结果的真实性。如果一个测验测到了也测准了所要测的东西，这个测验的效度就高；如果没有测到或没有测准所要测的东西，这个测验的效度就低。例如，一个智力测验，测得某人的智商很高，在现实生活中他学习、工作确实很聪明，说明测验的效度高；反之，效度低。

一个测验的效度高，其信度也应该高；但信度高，效度不一定高。例如，一个智力测验所测得的不是智力而是气质，信度虽高，但效度是低的。

4. 常模

常模（norm）是指某种心理测验在某一人群中测查结果的标准量数，即可比较的标准。常模是测验的参照分数，是解释测验结果的依据。常模有年龄常模、百分等级常模、标准分常模等。一个人心理测验的得分，必须与常模比较才能显示它的意义。例如，某人在考试中得分是80 分，80 分本身不能说明其成绩是好还是差，只有与他所在的班级的平均成绩相比较才能确定其好坏。如果全班平均成绩是 70 分，说明他的成绩比较好；如果全班平均成绩是 90 分，说明他的成绩比较差。

（1）常模的适用范围。常模的适用范围取决于取样的范围。如果从全国取样，所得的常模是全国常模；若从地区取样，所得的是地区常模。全国常模的适用范围广，但制定难度大；地区常模适用范围小，但比较容易制定。

（2）常模的形式。①均数：是标准化样本的平均值。某被试者在测验中的直接得分（粗分或称原始分）与之相比较时，才能确定其成绩的高低。②标准分：原始分的意义非常有限，不具可比性，而心理测验的基本目的就是比较差异，要实现这一目的，运用标准分是一种比较好的手段。Z 分是最基本的标准分，是以标准差为单位表示一个分数在团体中所处位置的相对位置数量。其他各种形式的标准分都是由 Z 分转换而来的。③百分位：一般将成绩差的排列在下，好的排列在上，计算出常模样本分数的各百分位范围。将被试者的成绩与常模比较，如被试者的成绩相当百分位为 25，说明 25% 的成绩在它之下，75% 的成绩在它之上。④划界分：如教育上用 100 分制时，60 分为及格，60 分即划界分。一般入学考试的划界分因考生人数和录取人数而异。⑤比率：如智力测验中的比率智商。

（二）心理测验的实施要求

心理测验在实施过程中为了避免滥用或错误地解释测验结果，造成测验无效或伤害被试者，为了正常发挥测验的作用，要规范心理测验的实施过程。

1．慎重选择测验

每一种心理测验都有它特有的目的和适用范围，要根据需要慎重选择。不能仅仅根据测验名称来选择，也不能选用未经标准化的、信度和效度不合格的测验。选择心理测验的原则有：①符合评估的目的；②常模样本符合受试条件；③标准化程度高；④引进国外测验需经修订和标准化；⑤选择有使用经验的测验工具。

2．对主试者的要求

一名合格的主试者必须经过严格的心理测验培训，具备心理学和医学的基本知识，熟悉测验内容、功能和使用范围，操作熟练并严格按照标准化程序进行，测验过程中应情绪稳定，身心状态良好，态度保持中性，要有耐心，协调好与被试者的关系，使测验顺利完成。

3．对被试者的要求

被试者在心理测验时应有良好的身心状态，要明确测验的目的，熟悉测验的程序，避免测验时过强的焦虑情绪，应态度认真、集中精力完成测验。

4．测验环境

测验环境应安静、舒适、不华丽，温度适中，保密性好，尽量排除干扰。

5．注意保密

对测量工具的内容和被试者的测验结果都要保密。

四 心理测验的原则

（一）标准化原则

测验应采用公认的标准化的工具，施测方法要严格根据测验指导手册的规定进行。

（二）保密原则

测验的内容、答案及记分方法只有此项工作的有关人员才能够掌握，不允许随意扩散。对受试者测验的结果保密，因为其涉及个人的隐私权。

（三）客观性原则

对测验结果的解释要符合受试者的实际情况，评价应结合受试者的生活经历、家庭、社会环境及通过会谈、观察获得的其他资料作全面参考。

（四）协调关系原则

评估者应人格健康，善于交往，乐于助人，尊重他人，耐心并通情达理。与受试者建立良好的协调关系是成功评估的基本条件。心理评估者要具备专业能力，持有专业学会颁发的资格证书，要遵守职业道德，包括：①认真客观的态度；②保护被试者的利益；③管理好心理评估工具。

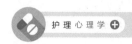
第三节　常用的心理测验

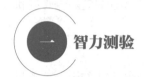
智力测验

智力测验是心理诊断中最常用的技术之一，主要用于临床评估患者的智力水平和智力功能损伤或衰退的程度，以及甄别患者智力发展水平。各种智力测验量表是由一定数量的测量项目或作业组成的，测量项目或作业是经过精心挑选，并经标准化确定下来的，各有常模。评估结果是按完成项目或作业数量来计算，再将此结果与常模比较能了解一个人的智力水平。

（一）智力商数

智商（intelligence quotient，IQ），是智力测验结果的量化单位，是用于衡量个体智力发展水平的一种指标。智商有两种，即比率智商和离差智商。

1. 比率智商

比率智商也叫年龄智商，是以一个人的年龄为参照尺度对智力进行衡量，其计算公式为智商（IQ）=智力年龄（MA）/实际年龄（CA）×100。例如，某儿童智力测验的MA为10，而他的CA为8，那么他的IQ为125，说明该儿童比同龄儿童的平均能力高。比率智商有一定的局限性，人的年龄增长与智力发展并非平行，而且人与人之间有很大的个体差异，所以比率智商只限于16岁以下的未成年人。

2. 离差智商

离差智商是用统计学中的均数和标准差计算出来的，表示被试者的成绩偏离同年龄组平均成绩的距离（以标准差为单位）。每个年龄组IQ的均值为100，标准差为15。这是根据测验分数的常态分配来决定的。计算公式为智商（IQ）=15（X−M）/SD+100，式中，X为某人实得分数，M为某人所在年龄组的平均数，SD为该年龄组分数的标准差。

离差智商实际上不是一个商数。当被测验对象的IQ为100时，表示他属于中等智力；如果IQ为115，他便高于一般人智力的一个标准差，为中上智力水平；相反，如果IQ为85，表示他低于一般人智力的一个标准差，为中下智力水平。离差智商克服了比率智商计算受年龄限制的缺点，已成为通用的智商计算办法。

（二）韦氏智力测验

韦氏智力测验是由美国心理学家大卫·韦克斯勒（David Wechsler）编制的一组智力量表，包括韦氏成人智力量表（WAIS），适用于16岁以上的人群；韦氏儿童智力量表（WISC），适用于6~16岁儿童；韦氏幼儿智力量表（WPPSI），适用于4~6岁儿童。3个量表相互衔接，可以对一个人从幼年到老年的智力进行测量，便于前后比较。韦氏智力测验是公认的比较好的智力测验工具，除了用于测量一般智力以外，还用于神经病和精神病的临床诊断。韦氏智力测验的主要特点是采用离差智商概念，就是在一个量表中包含若干分测验，每一分测验集中测量一种智力功能。由于量表分类较细，较好地反映了个体的智力全貌，在临床上对于鉴别脑器质性障碍与功能性障碍也有一定的作用（表7-3和表7-4）。

表7-3 韦氏智力等级分类及比例

智力等级	智商范围	理论分布（%）
非常优秀	130以上	2.2
优秀	120~129	6.7
中上（聪明）	110~119	16.1
中等	90~109	50.0
中下（愚笨）	80~89	16.1
临界	70~79	6.7
智力缺陷	69以下	2.2

表7-4 成人智力量表主要内容

项目		分测验名称	题目数	测量的主要能力	最高分
言语量表	1	知识	29	知识的广度与保持	29
	2	理解（领悟）	14	实际知识与理解能力	28
	3	算术	14	计算与推理能力	18
	4	类似（相似性）	13	抽象概括能力	26
	5	数字广度	7	注意力与短时记忆能力	14
	6	词汇	40	词汇知识	80
操作量表	7	数字符号	90	学习与书写	90
	8	绘画与完成（填图）	21	视觉记忆与视觉理解力	21
	9	积木	10	视觉及结构分析力	48
	10	图片排列	8	对社会情景的理解力	36
	11	组装（图形拼凑）	4	处理部分与整体之间关系的能力	44

二 人格测验

人格测验是评定个体人格心理特征的一种技术，临床上常用来作为诊断工具。人格测验的种类很多，但最常用的方法可归纳为问卷法和投射法两大类。属于问卷法测验的有艾森克人格问卷（EPQ）、明尼苏达多项人格测验（MMPI）、卡特尔16种人格因素问卷（16PF）、A型行为量表等；属于投射法的有罗夏墨迹测验（Inkblot）和主题统觉测验（TAT）等。现将常用的量表简介如下。

（一）艾森克人格问卷

艾森克人格问卷（EPQ）是英国心理学家汉斯·艾森克（Hans. J. Eysenck）根据其人格3个维度的理论编制的。艾森克人格问卷是目前国内外广泛采用的人格量表之一，有成人问卷（16岁以上）和少年问卷（7~15岁）两种。艾森克认为人格是由三个维度，即E维（内外向性）、N维（神经质）和P维（精神质）构成的立体结构，N维即情绪稳定和不稳定，E维即内向和外向，E维和N维交叉成十字，分成四个相，即外向—情绪不稳定、外向—情绪稳定、内向—情绪不稳定、内向—情绪稳定，分别对应胆汁质、多血质、抑郁质和黏液质四种气质类型。P维是后来发展的，表明的是正常人中或多或少也有些不正常的人格表现，在不很严重时并非病理人格。故艾森克人格问卷设计了四个量表（E、N、P、L）。在测验时被试者对每题回答"是"或"否"，按照测定手册规定的标准进行记分，依据年龄及性别常模进行解释（图7-2）。

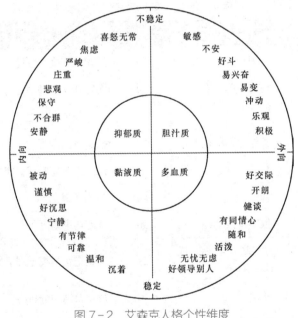

图7-2 艾森克人格个性维度

1. E量表

E量表（内外向性）：高分表示外向，可能是好交际、渴望刺激和冒险、情绪易激动，低分表示内向，安静、不合群、内省、不喜欢与人接触、不喜欢刺激、喜欢有秩序的生活方式。

2. N量表

N量表（神经质又称情绪性）：反映的是正常行为，与病症无关。高分表示情绪不稳定，常表现焦虑、易怒，遇事常有强烈的情绪反应，以致出现不够理智的行为；低分者情绪稳定，善于自我控制。

3．P量表

P量表（精神质又称倔强）：并非指精神病，它在所有人身上都存在，只是程度不同。高分表示孤独不关心他人，难以适应外部环境，缺乏感情，即使对亲友也存有戒心，喜欢干奇特的事情；低分表示爱交往，易于适应外部环境。

4．L量表

L量表（效度量表）：测定被试者的"掩饰"倾向，即不真实回答，同时也有测量被试者纯朴水平的作用。该分过高则测验的可靠性差。

四个量表的各项目混合排列，被试者对每一项目选择"是"或"否"。按记分键计算出各量表的粗分，而后换算出T分数，以判断被试者在各量表的位置。艾森克人格问卷中国修订版以各年龄组的T分为常模（平均数为50，标准差为10）。

艾森克人格问卷实施简便，人格维度概念清晰，容易解释，运用十分广泛。其缺点是条目少，反映的信息相对较少。

（二）明尼苏达多项人格测验

明尼苏达多项人格测验（MMPI）是由美国明尼苏达大学的哈瑟韦（S.R.Hathaway）和麦金力（J.C.Mckiney）教授于20世纪40年代共同编制的。MMPI最初用于精神医学的临床诊断，后来发展成为人格测验。1980年初我国宋维真等完成了MMPI中文版修订工作，并已制定了全国常模。1989年步彻（Butcher）等完成了MMPI的修订工作，称MMPI-2。MMPI-2提供了成人和青少年常模，可用于13岁以上的少年和成人。该量表既可个别施测，也可团体测量。

MMPI包括566个自我陈述式题目，与临床有关的题目多集中在399题之前，其中16个为重复题目。测验有14个量表，其中效度量表4个、临床量表10个。MMPI在临床上的作用主要是对患者的精神状况做出诊断并确定其病情轻重。

（三）卡特尔16种人格因素问卷

卡特尔16种人格因素问卷（16PF）由美国心理学家雷蒙德·卡特尔（Raymond Bernard Cattell）教授于1946年编制。他通过因素分析获得16种人格的根源特质，他认为每一个人的人格都可以用这16种相互独立的人格特质加以描述，16PF就是测定这16种人格特质的量表，量表共有187个题目，适用于16岁以上的人。该测验对了解个体的人格倾向，选拔人才和职业咨询等有一定的参考价值（表7-5）。

表7-5　16PF各因素的名称及意义

因素	名称	低分特征	高分特征
A	乐群性	缄默、孤独、冷漠	外向、热情
B	聪慧性	迟钝、浅薄、抽象思考能力弱	敏捷聪慧、富有才识、善于思考
C	稳定性	情绪激动、易生烦恼	情绪稳定而成熟、能面对现实
E	恃强性	谦逊、顺从、通融、恭顺	好强固执、独立积极
F	兴奋性	严肃、审慎、冷静、寡言	轻松兴奋、随遇而安

续表

因素	名称	低分特征	高分特征
G	有恒性	苟且敷衍、缺乏奉公守法的精神	有恒负责、做事尽职
H	敢为性	畏怯退缩缺乏自信心	冒险敢为、少有顾忌
I	敏感性	理智的、注重现实、自食其力	敏感、感情用事
L	怀疑性	依赖随和、易与人相处	怀疑、刚愎、固执己见
M	幻想性	现实、合乎成规、力求妥善合理	幻想的、狂放不羁
N	世故性	坦白、直率、天真	精明能干、世故
O	忧虑性	安详、沉着、有自信心	忧虑抑郁、烦恼自扰
Q1	实验性	保守的、尊重传统观念与行为标准	自由、批评激进、不拘泥于现实
Q2	独立性	依赖、随群附众	自立自强、当机立断
Q3	自律性	矛盾冲突、不顾大体	知己知彼、自律谨严
Q4	紧张性	心平气和、闲散宁静	紧张困扰、激动挣扎

（四）罗夏墨迹测验

罗夏墨迹测验是由测验材料系图所构成。用黑色或彩色墨水置于纸上，压成一个对称的或不对称的墨迹图，这个图形无主题、是模糊的，可被人看成某些形象或图案及其他意义的东西。它是一种人格投射技术，是瑞士精神科医生罗夏（Hermann Rorschac）于 1921 年设计编制的。多数学者认为它是适用于成人和儿童的良好的人格投射测验，主要用作异常人格的诊断。但是这种测验的技术复杂，训练要求高，掌握比较困难，费时多。

罗夏墨迹测验由 10 张墨迹图构成，其中 5 张是水墨图，另外 5 张是全部或部分彩色墨迹图片。测验时将 10 张墨迹图片按规定的顺序逐一呈现给被试者，要求他看着图片说出他在图片上看到的事物，被试者尽可能地说出一种或几种事物，主试者根据他所说的东西进行记录，然后根据其反应，作出结果分析和评估（图 7-3）。

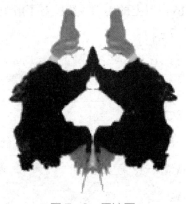

图 7-3 墨迹图

三　评定量表

临床常用量表多为症状量表，大都是由具有丰富临床经验的心理学家和精神病学家根据大量的临床资料整理、设计编制而成的，是心理评估的重要工具。

症状量表与其他心理测验量表一样，包括量表的名称、项目、定义、分级、评定标准及量表的信度和效度等，使用者应掌握常用症状量表的使用方法，根据需要和对象有选择性地使用量表。

（一）症状自评量表

症状自评量表（SCL-90）是包含90个项目，分5级评分的精神症状自评量表。该量表适用于精神科或非精神科的成年患者，也应用于神经症及综合性医院中有躯体疾病的患者的心理健康调查，是目前心理咨询和心理治疗中应用最多的一种自评量表。

症状自评量表（SCL-90）由90个反映常见心理症状的项目组成。每个项目均采取5级评分制，即没有、很轻、中等、偏重、严重。90个项目中包含10个因子：①躯体化；②强迫症状；③人际关系敏感；④抑郁；⑤焦虑；⑥敌对；⑦恐怖；⑧偏执；⑨精神病性；⑩其他。

1．评定方法

每个项目均采用1~5级评分，没有反向评分项目。具体说明如下。

（1）没有：自觉无该项症状（问题）。

（2）轻度：自觉有该项症状，但发生得并不频繁、严重。

（3）中度：自觉有该项症状，对被试者有一定影响。

（4）偏重：自觉有该项症状，对被试者有相当程度的影响。

（5）严重：自觉有该项症状，频度和强度都十分严重。

2．评定注意事项

在评定开始前，由工作人员把评分方法和要求给被试者讲清楚，然后让他做出独立的、不受任何人影响的自我评定。对于文化程度较低的人，可由工作人员逐项念给他听，并以中性的、不带任何暗示和偏向的方式把问题本身的意思告诉他。评定时间范围是"现在"或"最近一星期"。评定结束时，工作人员应仔细检查自评表，凡有漏评或重复评定的均应提请自评者再考虑评定。

3．统计指标

统计指标主要包括总分与因子分。

（1）总分。

①总分：将90个单项分相加之和。

②总均分：总分/90，表示从总体情况看被试者自我感觉介于1~5级的哪一个范围内。

③阳性项目数：单项分≥2的项目数，表示患者在多少项目中呈现"有症状"。

④阴性项目数：单项分=1的项目数，表示患者"无症状"的项目有多少。

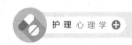

⑤阳性症状均分：（总分−阴性项目数）/阳性项目数，表示每个"有症状"项目的平均得分，反映该患者自我感觉不佳的项目，其严重程度究竟介于哪个范围。

（2）因子分。共包括 10 个因子，每一个因子反映患者某一方面的情况，通过该分可了解患者症状分布特点。其计算公式如下：

$$因子分 = \frac{组成某一因子的各项目数总分}{组成某一因子的项目数}$$

其因子名称及所包含项目为：

①躯体化：包括 1、4、12、27、40、42、48、49、52、53、56、58，共 12 项，该因子主要反映主观的身体不适感。

②强迫症状：包括 3、9、10、28、38、45、46、51、55、65，共 10 项，反映临床上的强迫症候群。

③人际关系敏感：包括 6、21、34、36、37、41、61、69、73，共 9 项，主要指某些个人不自在感和自卑感，尤其是在与他人相比较时更突出。

④抑郁：包括 5、14、15、20、22、26、29、30、31、32、54、71、79，共 13 项，反映与临床上抑郁症状群相联系的、广泛的概念。

⑤焦虑：包括 2、17、23、33、39、57、72、78、80、86，共 10 个项目，指在临床上明显与焦虑症状群相联系的精神症状及体验。

⑥敌对：包括 11、24、63、67、74、81，共 6 项，主要从思维、情感及行为 3 个方面来反映其敌对表现。

⑦恐怖：包括 13、25、47、50、70、75、82，共 7 项，它与传统的恐怖状态或广场恐怖所反映的内容基本一致。

⑧偏执：包括 8、18、43、68、76、83，共 6 项，主要是指猜疑和关系妄想等。

⑨精神病性：包括 7、16、35、62、77、84、85、87、88、90，共 10 项，其中有幻听、思维播散、被洞悉感等反映精神分裂样症状项目。

⑩其他：包括 19、44、59、60、64、66、89，共 7 项，主要反映睡眠及饮食情况。

（二）抑郁自评量表

抑郁自评量表（SDS）主要适用于具有抑郁症状的成年人，对心理咨询门诊及有心理障碍的住院患者都可以使用。特点是使用简便，能直观地反映抑郁患者的主观感受，但对严重迟缓症状的抑郁，评定有困难。

1．评分标准

SDS 采用 4 级评分，主要评定症状出现的频度，若为正向评分题，依次评为 1、2、3、4。反向评分题（量表中有＊号者），则评为 4、3、2、1。评定标准如下。

（1）"1"表示没有或很少时间有（不超过 1 天）。

（2）"2"表示小部分时间有（1~2 天）。

（3）"3"表示相当多的时间有（3~4 天）。

（4）"4"表示绝大部分或全部时间有（5~7 天）。

2. 使用方法

在自评者评定之前，要让评定对象把整个量表的填写方法和每个问题的含义都弄明白，然后独立地、不受任何影响地自我评定。要注意评定的时间范围是"现在"或"过去一周"。一次测验一般在10min内完成。

3. 测验的记分

若为正向评分题，依次为粗分1、2、3、4分；反向评分题（量表中有*者），则评为4、3、2、1分。20个项目相加即得粗分（X），经过公式换算，即用粗分乘以1.25以后取整数部分，得标准分（Y）。

4. 结果的解释

按照中国常模结果，SDS标准分的分界值是53分，其中53~62分为轻度抑郁，63~72分为中度抑郁，72分以上为重度抑郁。

评定抑郁严重度指数按下列公式计算：抑郁严重度指数=各条目累计分/80（最高总分）。指数范围为0.25~1.0，指数越高，抑郁程度越重。

（三）焦虑自评量表

焦虑自评量表（SAS）从量表构造的形式到具体的评定方法，都与抑郁自评量表（SDS）十分相似，用于评定焦虑患者的主观感受。

1. 评分标准

SAS共有20个项目，分别调查20个症状。主要评定依据为项目所定义的症状出现的频度，分4级。在20个项目中有5个项目为反向评分（量表中有*者）。

2. 评定方法

每一条目均按1、2、3、4四级评分。请被试者仔细阅读每一条陈述句，根据最适合被试者情况的时间频度圈出1（从无或偶尔）或2（有时）或3（经常）或4（总是如此）。

20个条目中有10项（第2、5、6、11、12、14、16、17、18、20项）是用正性词陈述的，为反序计分，其余10项是用负面词陈述的，按上述1~4顺序评分。

3. 测验的记分

若为正向评分题，依次为粗分1、2、3、4分；反向评分题（量表中有*者），则评为4、3、2、1分。20个项目相加即得粗分（X），经过公式换算，即用粗分乘以1.25以后取整数部分，得标准分（Y）。

4. 结果的解释

按照中国常模结果，SAS标准分的分界值是50分，其中50~59分为轻度焦虑，60~69分为中度焦虑，69分以上为重度焦虑。

（四）A型行为量表

A型行为是美国心脏病医生弗里德曼（Friedman）和罗森曼（Rosenman）在临床实践中发现的冠状动脉粥样硬化性心脏病易罹患者的行为模式。A型行为模式是一种行为与情绪的复合

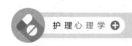

体。A型行为量表主要用来评估成人的行为模式，以了解被试者冠状动脉粥样硬化性心脏病的易患性。

1. 记分方法

此量表包含60个题目，分为3个部分。

（1）TH：反映时间匆忙感、时间紧迫感、做事快又急躁易怒等特征。有25题，第2、3、6、7、10、11、19、21、22、26、29、34、38、40、42、44、46、50、53、55、58题答"是"和第14、16、30、54题答"否"的每题记1分。

（2）CH：反映争强好胜、无端敌意和缺乏耐心等特征。有25题，第1、4、5、9、12、15、17、23、25、27、28、31、32、35、39、41、47、57、59、60题答"是"和第18、36、45、49、51题答"否"的每题记1分。

（3）L：检测被试者回答问卷的真实性。有10题，第8、20、24、43、56题答"是"和第13、33、37、48、52题答"否"的每题记1分。

2. 评分指标及分析

（1）评分指标。L分≥7，反映回答不真实，答卷无效；TH + CH = 行为总分。

（2）分析。

①行为总分≥36分，视为具有A型行为特征。

②行为总分为28~35分，视为中间偏A型行为特征。

③行为总分为19~26分，视为中间偏B型行为特征。

④行为总分≤18分，视为具有B型行为特征。

⑤行为总分为27分，视为极端中间型。

> **❝ 本章小结**
>
> 　　心理评估是指根据心理学的理论和方法对个体某一心理现象做全面、系统和深入的客观描述。心理评估的目的主要有：①作出心理或医学诊断；②指导制定心理障碍或医学疾病的防治措施，并常作为判断疗效的指标；③为估计心理障碍或医学疾病的预后提供科学依据；④作为医学科学或心理学研究的方法；⑤其他目的。心理评估常用的方法有观察法、晤谈法、心理测验法。一个有效的心理测验要具备标准化、信度、效度、常模等条件。常用的心理测验主要有智力测验、人格测验、评定量表。临床常用调查量表主要有症状自评量表（SCL-90）、抑郁自评量表（SDS）、焦虑自评量表（SAS）、A型行为量表等。

> **❐ 思考与练习**

一、选择题

1. 反映一个测验工具的正确性的是该测验的（　　）。

A. 效度　　　　　　B. 信度　　　　　　C. 样本　　　　　　D. 常模

2. "受试者根据自己的理解和感受对一些意义不明的图像、墨迹作出回答，借以诱导出受试者的经验、情绪或内心冲突"称为（　　）。

A. 智力测验　　　　B. 投射测验　　　　C. 人格测验　　　　D. 感知测验

3. 智商（IQ）的结论"高于平常"，是指其分数为（　　）。

A. 70~79分　　　　B. 80~89分　　　　C. 90~109分　　　　D. 110~119分

4. 用16种人格因素问卷（16PF）测验某人的人格特征，这一方法是依据（　　）。

A. 弗洛伊德的人格理论　　　　　　　B. 卡特尔的人格理论

C. 艾森克的人格理论　　　　　　　　D. 斯金纳的人格理论

5. 心理评估常用的方法不包括（　　）。

A. 观察法　　　　　　B. 咨询法　　　　　C. 作品分析法　　　　D. 心理测验法

6. 心理测验工作应遵守的原则为（　　）。

A. 真诚、中立、回避　　　　　　　　B. 自强、自立、自省

C. 信度、效度、常模　　　　　　　　D. 客观、保密、标准化

二、名词解释

1. 心理评估

2. 心理测验

三、简答题

1. 心理评估的作用有哪些？

2. 心理评估的方法有哪些？

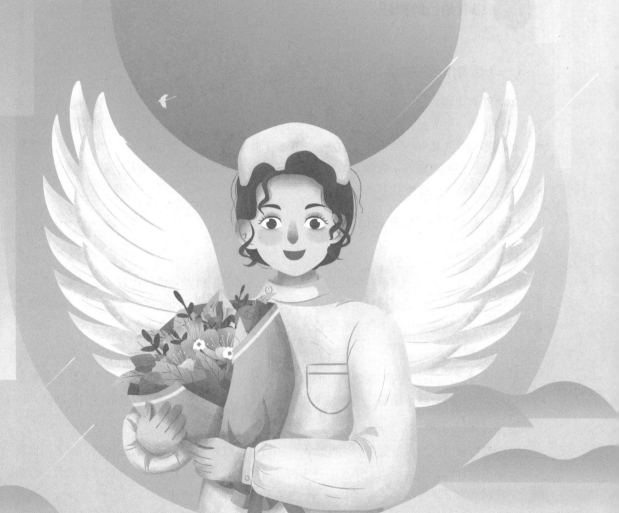

第八章

患者心理

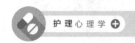

了解患者角色的特征，熟悉患者的心理指导法，掌握患者心理护理法。

第一节　患者角色

一 患者角色的概述

（一）患者角色的概念

患者角色（sick role）又称患者身份，指被医生和社会确认的患病者应具有的心理活动和行为模式。当一个人患病后，会受到不同的对待，人们期待他有与患者身份相对应的心理和行为，即担负起"患者角色"。任何人在一生中都有承担患者角色的可能，当一个人患有某种疾病时，他就由原来的角色（教师、学生、工人等）进入患者角色，他的行为模式或社会对他的期望也就起了相应的变化。

（二）患者角色的基本特征

1. 社会角色退化

患者角色被确认后，其原有的社会角色就部分或全部被患者角色所代替，也意味着原本承担的社会及家庭责任和义务被减少或免除，患者可获得病假休息和住院治疗的权利。此时患者角色在个体的全部社会角色中占主导优势，甚至取代了其他一切社会角色。

2. 求助愿望增强

处于疾病状态的人，为减少病痛、驱除病患，都希望得到他人的帮助，虽然有些患者病前自身能力很强或社会地位显赫，但这时也会主动寻求他人帮助，主动寻医或请他人帮助就医。

3. 自制能力下降

社会期望每个社会成员健康，因此当人患病后，即被人们当成弱者加以保护，给予同情及关注。而患者自己也因为疾病，出现心身失衡、情绪多变、意志力减弱，自我调节能力、适应能力、控制能力下降等现象。

4. 康复愿望强烈

渴望尽快康复是一般患者的正常心理。几乎所有的患者都不愿面对疾病带来的伤害，因此每位患者都会根据自己对疾病的认识，选择自己认为最佳的康复方式，积极接受诊疗、治疗和护理，争取早日康复。

5．医患合作加强

积极主动地与医务工作者、亲友和其他人亲密合作，尽快恢复健康是患者的应有行为，也是患者摆脱困境的应有的良好人际氛围，护士应予以充分理解并予以支持。

二 患者角色的权利和义务

（一）患者角色的权利

1．患者有免除或减轻社会责任的权利

患者有从常规的社会角色中解脱出来，并根据疾病的性质和严重程度，免除或减轻他平时承担的社会责任的权利。例如，学生可以请假或休学，工人可以休假或变换工种，教师可免去讲课任务等。

2．患者有不受到责怪的权利

患者对其陷入疾病状态没有责任，因为通常一个人对疾病本身无法控制。

3．患者有享受医疗服务的权利

患者有权利得到医护人员的诊断、治疗、护理，并在诊疗过程中，有权利了解自身病情、治疗手段及预后情况等。

4．患者有被尊重的权利

患者也是人，虽然由于疾病，不得不求助于医护人员，但其基本权利没有被剥夺，应该得到医护人员的尊重和理解。

5．患者有要求医护人员为其保守个人秘密的权利

一个人患病后，为了尽快地治疗自己的疾病，可能将自己的病症、心理活动，包括对家人都隐瞒的情况如实地告知医护人员。患者有权要求医护人员为其保守秘密。

（二）患者角色的义务

1．患者有积极求医的义务

生病不符合社会的愿望和利益，社会希望每个成员都健康，以承担应有的责任和角色。生病是暂时的非正常状态，患者应主动努力恢复常态。

2．患者有遵守医嘱的义务

患者只有遵守医嘱，才能更好地治疗疾病。遵守医嘱包括治疗措施、饮食控制、作息安排等。

3．患者有与医护人员合作的义务

在诊疗过程中，患者只有与医护人员全面合作，才能准确诊断、尽快落实各项治疗措施，使患者早日康复。

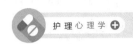

 三　患者角色的适应与调整

个体从健康到患病，由社会角色进入患者角色的过程中会产生角色适应问题。适应不良常常会带来心理、生理上的变化，角色适应不良也可影响疾病的恢复，而且可能进一步影响健康和生活。患者常见的角色适应问题及调整对策有以下几点。

（一）患者角色缺如

患者角色缺如（the role scarcity of patients）是指患者不能正确对待自己的疾病或不能承认自己是患者，也不能正确地履行患者的权利和义务。如患者虽已被确诊为有病，但本人表现为对疾病持否认态度，根本没有或不愿意承认自己是患者，对疾病的严重程度和后果过于忽略，认为坚持一下病就会好，有的大病未愈就急于脱离患者角色，其后果将会是拒医、妨碍治疗，使病情恶化。对此护士要向患者介绍有关的医学知识，使其正视疾病，尽快进入角色，要遵循科学的治疗原则，促进患者尽快康复。

（二）患者角色冲突

患者角色冲突（patients with role conflict）是指个体在适应患者角色过程中与其病前的各种角色发生心理冲突，使患者焦虑不安、烦恼，甚至痛苦。患者患病后意味着要从正常的社会角色向患者角色转化。当某种非患者角色强度超过求医动机时，患者就容易发生心理冲突，表现为焦虑不安，以致痛苦，从而使病情加重。非患者角色的重要性、紧迫性及个性特征等因素会影响心理冲突的激烈程度，使之难以进入患者角色。护理人员应理解和安慰患者，使之面对现实，促使患者尽快适应患者角色。

（三）患者角色减退

患者角色减退（the role of impaired patients）是指患者在适应患者角色后，由于更强烈的情感需要，又承担起部分社会角色的责任，从而使患者角色行为减少或消退。例如，一位高血压病住院治疗的患者，得知患癌症的老伴想吃水果，于是偷偷跑出医院买苹果送到家中，结果因劳累而使病情加重。这是丈夫角色的责任和义务冲击了患者角色，造成患者角色减退的表现。患者角色减退多发生于疾病中期，对疾病的进一步治疗及康复不利，作为护士应给以重视，做好健康宣教。

（四）患者角色强化

患者角色强化（patient role reinforcement）是指患者经过一段时间的治疗和护理后，恢复或部分恢复了社会生活能力，应该继续承担起原有的社会角色的全部或部分责任，但患者表现出对自己没有信心，依赖性增强，对承担其角色感到不安，而安于患者角色的行为。患者对自己的能力表示怀疑，安心于已适应的患者生活模式或小病大养，不愿重返原来生活环境，常表现出紧张、悲伤、抑郁、恐惧、失望，护士应注意创造条件使患者心身同步康复。

（五）患者角色恐惧

患者角色恐惧（the role of patient fear）是指患者对疾病缺乏正确的认识，表现为过多考虑疾病的后果，对自身健康过度悲观而无法摆脱，产生焦虑和恐惧，导致病急乱投医，滥用药或拒绝就医的行为。对此，护士要心平气和地、有针对性地对患者进行心理护理，耐心地讲解相关知识，满足其需要，尽可能地排除不良刺激等。

（六）患者角色异常

患者角色异常（the role of abnormal patients）是指患者受病痛折磨而产生悲观失望等不良情绪，由此出现行为的异常，如出现攻击性言行、病态固执、抑郁厌世，严重者出现自杀行为。护理人员对此要给予重视。

了解患者角色转变中出现的问题，有助于帮助患者尽早地适应角色变化，帮助患者以积极的心理状态和行为方式配合治疗护理。同时，有助于护理人员对患者心理变化及时、准确地作出判断，防止医疗、护理、关怀、安抚等行为成为不利于患者角色转换的负面因素。护理人员在对患者进行治疗护理的同时，要注意创造条件促使患者角色转化，随着疾病的好转、康复，使患者从心理上逐步摆脱患者角色，恢复其应当承担的社会角色。

四 患者角色的求医行为

患者角色的求医行为，即求助于医护人员的帮助。当一个人有病或出现某种症状的感受后，是否采取求医行为，取决于以下几方面。

（一）对疾病或症状的主观感受

一种情况是医护人员通过医疗手段确定一个人生病，而患者也感到自己患有疾病时，患者会出现求医行为；另一种情况是一个人没发现任何疾病症状，但医护人员通过体检发现其患病并告知其本人时，患者会出现求医行为；还有一种情况是医护人员并没有确定其患病，但某人感觉自身有病时，也会出现求医行为。

（二）症状的性质和数量

某种症状对患者的影响取决于这个症状在特定人群中出现的次数，以及此症状一般人是否熟悉、严重程度及对预后的判断等。

（三）心理社会因素

求医行为与心理感受、社会文化背景、民俗习惯、经济条件等有关。有病不求医的原因有：经济条件差；医疗费用过高；没有察觉疾病的症状；对所患疾病的意义及重要性缺乏足够的认识；对医生及诊疗过程产生恐惧心理；对自己健康的态度冷漠；存在自我惩罚的心理；存在错误观念，认为患了病很羞耻；缺乏交通工具；其他事务繁忙，没有时间和精力等。

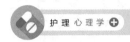

第二节 患者心理需要

人在健康时往往是自己去满足需要，但是当自身健康发生问题时，就无法按照通常的方式满足自身的需要，医护人员的职责之一就是帮助其满足基本需要。因此，了解患者的需要是医护人员的一项基本技能。护士不仅要关注患者生存的需要，还要了解患者高层次的需要。

一 患者心理需要的基本特点

由于患者处于特殊的情境下，心理需要有一定的特点。了解其特点有助于护士更深入地掌握患者的心理需要规律。

（一）心理需要的内容错综复杂

人的需要是多层次、多内容交错并存的。疾病状态下，患者深受病痛的折磨、面对陌生的环境、担心疾病的预后，可使患者迸发出高强度的心理需要，如安全感、归属感、迫切获取病情信息的需要，同时呈现出心理需要的错综复杂。

（二）主导需要不稳定

生病后患者的主导心理需要围绕着病情变化而发生改变，高层次的心理需要相对较弱，低层次的心理需要表现突出。如当病情严重时，安全需要变得较突出，自我实现的需要暂时被压抑；病情好转时，爱和归属的需要迅速上升；处于恢复期的患者，信息需要可由病情信息转为家庭、工作单位和国家大事等信息需要。

（三）心理需要的特异性

不同的疾病状态、不同的阶段，心理需要呈现出较大的不同，其切身体验和主观认知与医护人员的推测也有较大的差异性。此外，处于特殊角色背景下，其生理需要呈现出心理意义。例如，通常健康人意识不到吃饭、喝水、睡眠、呼吸、排泄对生存的重要性，而患病后导致患者的生理需要特别强烈，如哮喘患者对空气的需要、禁食的患者对食物的需要等。尿潴留患者对排尿的需要若不能满足，会造成患者心理上极大的痛苦，导致强烈的不安全感，护士应当清醒地认识到这一点。

二 患者心理需要的主要内容

（一）信息需要

寻求新鲜感，探索和动手操作等需要是人类不可缺少的。患病时满足这些需要的条件受到限制，可导致患者厌烦和抑郁。如果长期卧床、缺少活动，影响可能更大。患者此时对信息的需要，集中地反映在他们对自身疾病信息的关注。特别是患者进入医院，急需了解医院环境中的信息，如医院的各种规章制度、治疗设备及水平情况，疾病的诊断、治疗、护理、预后等信息。有些患者对院外的其他有关信息也急想获得，如家庭、工作单位的某些情况以及医疗费用的支付问题等。良好交流不仅可以提供适当的信息，有利于患者与医护人员密切合作，还可消除患者的疑虑，避免产生消极情绪反应，同时增加患者对医护人员的信任感，增强战胜疾病的信心，为顺利开展治疗与护理奠定良好的基础。

（二）安全需要

安全感和早日康复是每个患者求医的最终目的。患者希望得到可靠、安全的治疗，生命和健康得到保障。疾病对患者的生命构成了威胁，所以患者的安全感比一般人要强烈。住院期间，日常有规律的生活秩序受到干扰，更会使患者有不安全感，常体验到深深的孤独，热切期盼亲人的呵护。丧失安全感常使患者害怕独处，唯恐发生什么意外，害怕误诊、害怕痛苦的检查和手术，害怕护士用错药、输错液体。患者的这些心理反应，应当引起医护人员的重视。因此，医护人员对患者进行重要的诊疗之前，应先进行耐心细致的解释说明；护士要有严谨有序的工作态度，高超的护理技术，耐心解释，减少患者的疑虑和恐惧，以增强患者的信心和安全感；在诊治和护理过程中要认真负责，精益求精，杜绝差错事故的发生，从而使患者积极主动地配合治疗，促进身体早日康复。

（三）交往需要

病房是个狭小的天地，病前人们生活在熟悉的群体中，患病住院后进入陌生环境，原来的工作、学习、社交、娱乐、文体活动不同程度地被限制或干扰。患者觉得无事可做，加上疾病的折磨，感到度日如年。心理护理的过程也是护患之间人际交往的过程。护士应注意协调病友间的人际关系，尽可能多地接触患者，建立良好的护患关系，主动交谈，耐心地给患者介绍病室环境、住院须知等，使患者尽快融入团结、互助的群体，在积极的心理状态下接受治疗。这样既便于护理工作，又改善了患者的情绪，满足了其心理需要，以利于疾病的恢复。

（四）尊重需要

患者患病后往往自我评价降低，自尊心极易受到伤害，对于他人的态度十分敏感。每位患者都希望被他人认识、关注和尊重，特别是希望受到医护人员的重视，有些患者往往有意无意地暴露自己的社会身份和地位，以表示自己的重要性，寻找机会与护士交流，特别是希望受到医护人员的重视，渴望医护人员给予良好的治疗和关照；而那些内向又不善于交往的患者，则希望能得到一视同仁的对待。尊重的需要如果得不到满足，就会使患者感到被冷落，产生自卑和无助感，甚至可能发展到不满和愤怒。当患者感觉到自己仅为医院中的一个代号或一个病例时，自尊心会受到伤害，失去对医护人员的信任，不利于良好护患关系的建立，影响患者对治疗的信心。护士要尊重患者，应该积极认识、热情关注患者，保护他们的自尊心，主动建立良好的护患关系，以利于患者疾病的康复。

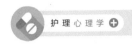

（五）成就感需要

患病时最难以满足的就是自我成就的需要，这种需要是指表达个人的个性、发展个人的能力。患病使人感到力不从心，因为患者常要依赖他人照顾自己，而自我成就既需精力又需体力。有些意外事故致残者，其自我成就需要受挫更严重。

🔗 **知识链接**

心理查房

在一些西方发达国家，类似心理查房式的心理护理是医院一项很普遍的工作，以对一些有各种严重躯体疾病的患者给予心理上的辅导。

为了适应医疗事业的发展，我国江苏的一些医院目前正相继在专科及综合性医院推行"心理查房"举措，逐渐由单一地为患者治疗生理疾病，向同时注重治疗患者身体疾病和心理疾病方面倾斜。据了解，患者在住进医院后，医生会定期将"抑郁自评量表"和"焦虑自评量表"两份特别的"作业"交给患者填写，适时监测患者心理变化。医生或护士每天与患者交流时，有意识地关注患者的心理变化，并针对性地采取相应心理干预措施。从实施"心理查房"的医院来看，对患者进行及时的心理干预服务，不仅是有效遏制患者自杀的途径之一，也是增强患者遵医行为，大大提高疗效和生活质量，减少医疗纠纷的重要举措。

第三节　患者的心理反应

疾病是一种不良刺激，可能使患者感到挫折，严重的可能导致心理应激反应，使患者受到认知、情感、意志等方面的影响。

患者心理反应（psychological reaction of patients）是指个体对患者这个特定的角色所产生的一系列心理活动。例如，一个平素健康、心境平和的人，一旦进入疾病状态，就会变得精神萎靡、心烦意乱、忧心忡忡等。由于疾病的折磨和精神上的痛苦，再加上医疗活动等，均可引起患者认知、情绪、意志、个性等方面的变化，其中情绪和行为的变化是患病后最典型的心理反应。

 患者心理反应的特征

（一）认知改变

1. 主观感觉异常

患病后人的主观感受和体验与健康时有差异，表现在心理活动上则更多地指向自身与疾病。医院环境安静，外界各种刺激减少，患者对躯体的感受性提高，尤其对自身的呼吸、血压、心跳、胃肠蠕动、体位、姿势等感觉异常敏感，总觉得什么姿势都不舒服。

2. 敏感多疑

患者所处的环境单调，环境的刺激和信息量大为减少，使得患者对人对事变得特别敏感，胡思乱想，惶恐不安，不信任他人。尤其是对周围人的言行不仅特别敏感，有时还会发生曲解和猜疑，其中医护人员的言谈举止更是他们关注的中心，如担心误诊、害怕吃错药等。

（二）情绪不稳定

患病后心境不佳，甚至精神痛苦是患者普遍存在的情绪特征，表现为对周围的任何事都看不顺眼，做什么事都感到心烦。常常因为较小的刺激而产生明显的情绪波动，变得激惹、情感脆弱，易受医护人员的消极诱导与暗示。临床常见的情绪变化主要有焦虑、抑郁、孤独、愤怒等。

1. 焦虑

焦虑是指人们对环境中一些即将来临的危险或重要事件所表现出的紧张不安等情绪状态。焦虑情绪包含烦躁不安、担心、忧虑和害怕的成分，与恐惧有一定的相似之处。与恐惧不同的是，恐惧是由某种现实的危险导致的，患者对恐惧的对象和面临的情景有较清楚的了解，而焦虑的对象是一种潜在的可能的威胁。焦虑常见于住院患者，调查发现有63％的内科患者出现焦虑。焦虑可表现为心慌、出汗、呼吸加速等。如果这种状态持续存在，还会出现坐卧不安、来回走动和发抖等现象。焦虑一般可以分为以下3类：

（1）期待性焦虑。面临即将发生的但又未能确定后果的重大事件时的焦虑反应，常见于尚未明确诊断的患者、初次住院的患者及不了解自己疾病性质和预后的患者等。

（2）分离性焦虑。患者因住院要和自己的配偶、子女、同学或同事分离，暂时离开维持心理平衡及生活需要的环境和条件，便会产生分离性焦虑，特别是依赖性较强的老年人和儿童更加明显。

（3）阉割性焦虑。它是一种自我完整性的被破坏和威胁时所产生的心理反应，多见于需手术切除某脏器和肢体的患者；也有人认为抽血、引流、胸部透视等各种治疗检查也是对躯体完整性的破坏。

一定程度的焦虑可以调动机体的心理防御机制，有利于摆脱困境，但是长期过度的焦虑会导致心理失衡，阻碍疾病的治疗和康复。因此，护理人员应帮助患者降低现有的焦虑水平，提供安全和舒适的环境，建立良好的护患关系，对不同年龄患者有针对性地给予心理指导和护理。

🔗 知识链接

缓解焦虑的方法

1. 积极态度，正确面对

宜保持积极心态，肯定自我的能力和优点，不要自贬；人无完人，不要对己对人定过高和过多的要求；把握和珍惜目前所拥有的一切，不要烦恼已经失去的和担忧即将丧失的人和事；明白人人都有自己的价值观，不要太在乎别人对自己的评价。

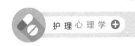

2. 正视问题，寻求帮助

若受某一问题困扰，应以正面的方法去处理，尽量与当事人坦诚沟通，共同商讨解决方法。即使有些事情并不能及时得到解决，与家人、朋友分担困难及向他们表达内心的感受，对缓解焦虑也很有帮助。必要时还可到相关机构寻求专业帮助。

3. 健康生活，自我放松

保持健康的生活模式，即均衡饮食、充足睡眠、社交娱乐、恒常运动。培养良好的兴趣爱好，有助于抵抗焦虑；采用合适的松弛方法来调节紧张情绪，如松弛练习、冥想、听音乐、看书等。必须放弃和避免采用不良减压方法，如吸烟和酗酒。

2. 抑郁

抑郁是一组以情绪低落为特征的消极情绪状态。在抑郁状态下，个体会有悲观、失望、无助、冷漠、绝望等不良心境，并产生消极的自我意识，如自我评价下降、自信心丧失、出现自卑及无用感。行为方面可表现为活动水平下降、言语减少、兴趣减退、回避他人的特点，常因一些小事而过分自责，觉得自己罪孽深重，不可饶恕。

临床报道约36%的门诊患者和33%的住院患者有不同程度的抑郁症状，女性的发生率比男性高一倍。抑郁一般常发生于躯体疾病所引起的功能障碍的患者，应用某种药物、酗酒、面临应激事件及有抑郁人格倾向的患者。对此护士应评估患者的抑郁状态，为患者提供安全的环境，防止患者自杀，鼓励及增加患者的自理活动，增加患者的社交功能，尽量鼓励家属多探视患者，给患者以心理支持。对严重的抑郁症患者应聘请心理或精神科医生进行心理治疗及使用抗抑郁药。

3. 孤独

患病使人离开熟悉环境，在医院陌生环境中接触陌生的人，这本身就使患者产生孤独感。住院后各种信息减少，每天和医护人员接触交谈的时间不多，孤独寂寞感会更突出。对于依恋心理较强的儿童和老年人，孤独感会更明显。长期住院的患者由于病房生活单调、乏味，也会加重孤独感。因此，在设备和管理水平允许的条件下，要允许亲友经常探视或昼夜陪护，向患者提供必要的社会信息和适当的文化娱乐活动。护士应多深入病房，增加与患者交流的机会。

4. 愤怒

愤怒是指人在追求某一目标的道路上遇到障碍、受到挫折时产生的紧张情绪。如果一个人认为障碍是不合理的、有人故意设置的，不仅产生愤怒，还会产生愤恨和敌意。患者往往认为自己得病是倒霉、不公平，表现为心烦意乱，常为小事唠叨不休，稍有不顺心即大发雷霆，情绪易波动、莫名地愤怒、易与他人争吵或撞击物品，也有的患者将怒火发泄于自身，怨恨命运、自责、作践自己等。

（三）意志和人格行为变化

1. 被动依赖

一旦进入患者角色，部分患者变得盲从、被动、缺乏主见、依赖、以自我为中心、情感脆弱、行为退化、自理能力下降甚至带有幼稚色彩，希望获得家庭和社会支持，亲朋好友的关心、照顾和探望。过分的被动依赖心理不利于疾病康复，影响患者主观能动性的发挥，因而医护人员不要过分迁就和姑息，而应鼓励患者增强意志，增强自信和自理能力，克服被动依赖心理。

2. 人格行为变化

人格具有稳定性的特点，但稳定是相对的，疾病可改变人原有的反应和行为模式，甚至出现一些不鲜明的人格特征，如性格变得缺少独立性、性情不稳定、易感情用事、提出过分要求，而且患病前的人格特征也可影响其病后的行为。特别是患慢性迁延性疾病、难治之症、毁容、截肢等，甚至可导致个体的基本观念发生变化，引起人格行为的改变。

3. 自我概念紊乱

患病后自我概念也会发生变化，患者缺乏信心，担心自己不能应对外界的挑战，丧失了包括健康在内的许多东西。患者忧郁、悲哀、自我价值和自尊心降低。有些患者对存在的或感知到的躯体结构或功能上的改变表现出羞辱感、窘迫感、厌恶。如截肢的患者对损伤的躯体部分不看也不摸，故意遮盖或过于暴露，严重者可出现自伤、自残、有自杀企图或绝食等行为。

二　影响患者心理反应的主要因素

（一）对疾病的认识和态度

护理工作中常会遇到患者对自己身体的感觉缺乏正确认识，如胃痛认为是患了胃癌，胸部疼痛怀疑是心绞痛发作，因而产生恐惧或焦虑的情绪。还有些患者对自己所患的疾病持否认的态度，不及时求医以致病情恶化；癌症患者常因失望、忧郁、悲观情绪而出现消极行为等。所以对疾病的认识和态度会影响患者的行为和生理状态，从而产生不利于患者康复的心理反应。一般来说，患者对疾病的认识差异与个人认识、社会环境、文化素质及个性心理特征等有关。护士要注意患者的各种反应，耐心倾听患者主诉，帮助他们提高认知水平。

（二）个性因素

个性因素对患者的心理反应有较大的影响。例如，性格开朗、坚强者，对疾病与痛苦的耐受性强，对医院的环境适应快，并能较好地配合医护人员治疗。但有些患者则常常很难适应。此外，各种不良应激、患者与医护人员的关系、医院环境、患者之间的情感交流，均可影响患者的心理反应。

（三）社会文化因素

在一定的社会文化环境中，每个人都有着自己的文化背景，有着特定的社会习俗、价值观念和信仰及处理各种事务的态度等，这些不同程度地影响个体对健康与疾病的认识和求医方式。每个人对心理、生理、社会压力所导致的行为反应及适应方式也有着不同的认识。如对疼痛，受不同的社会文化的影响，人们表现出的反应也不同，英国绅士对疼痛采取忍受的态度、保持镇静、决不允许大喊大叫，而意大利人认为疼痛影响他的康宁和正常的生理活动，必须立

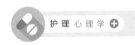

即解除疼痛。

由此，护士在观察疼痛时，要注意了解服务对象的文化差异、对待疼痛采取的态度，正确判断疼痛的程度和病情变化，提供满意的护理服务。

本章小结

护士要掌握患者心理，有针对性地进行心理护理是护理心理学研究的一个重要组成部分。患者心理需要的主要内容有信息需要、安全需要、交往需要、尊重需要、成就感需要。患者心理反应是指个体对患者这个特定的角色所产生的一系列心理活动。由于患者疾病程度的不同，年龄、文化层次及认知的差异，临床上表现出不同的心理反应和心理需要。护士要学习掌握护患沟通技巧、准确把握不同患者的心理变化特点，尊重满足患者的各种心理需要，采取相应的心理护理措施，促进患者疾病的康复。

思考与练习

一、选择题

1. 关于"患者角色缺如"的描述，下列不正确的是（　　　）。

A. 患者对治疗很合作

B. 患者意识不到自己有病

C. 患者没有意识到病情的严重性，未能进入角色

D. 其不良后果可能是拒绝就医，延误治疗时机，使病情加重

2. 患者有意无意地透露自己的社会身份，称为（　　　）。

A. 习惯性心理　　　　B. 依赖性心理　　　　C. 自尊心理　　　　D. 疑病心理

3. 患者患病后信心不足，期待别人关心、帮助和照顾，称为（　　　）。

A. 习惯性心理　　　　B. 依赖性心理　　　　C. 自尊心理　　　　D. 疑病心理

二、名词解释

1. 患者角色

2. 患者角色缺如

三、简答题

1. 患者的角色基本特征有哪些？

2. 患者的心理需要主要有哪些？

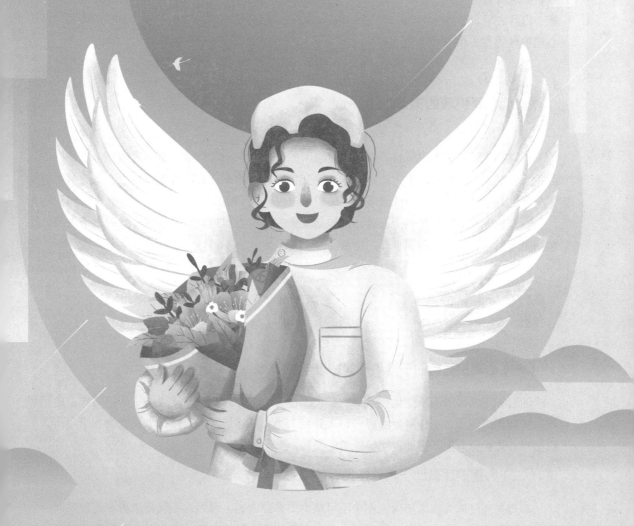

第九章

心理护理理论

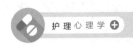

第一节　心理护理概述

随着生物医学模式向生物—心理—社会医学模式的转变，护理工作模式也转向了以人的健康为中心的系统化整体护理模式，护理工作从单纯对患者生活和疾病的护理扩展为全面照顾和满足护理对象的生理、心理、社会等方面需要的整体护理。心理护理是护理心理学临床实践的核心内容之一，是整体护理中不可缺少的重要组成部分，这就要求护理工作者必须掌握一定的心理护理的方法和技巧，以取得最佳的护理效果。

 心理护理的概念

心理护理（mental nursing）是护士在临床护理实践中，以心理学理论为指导，以良好的人际关系为基础，运用心理学方法和技术，改变护理对象的不良心理状态和行为，提高其适应能力，促进其康复或保持其最佳健康状态的护理过程。

心理护理的对象不仅包括患者，还包括健康的人。心理护理不仅包括专业的医护人员，还包括患者的家属、朋友和同事等，构成心理支持系统。

 心理护理的意义

（一）心理护理有助于推动现代护理学发展

随着护理学科的不断变化与发展，护理工作必须转变到以人的健康为中心的阶段，由护理疾病转到促进健康，工作对象由患者扩大到全人类，工作场所由医院扩大到社会各个角落，所以重视心理护理有助于推动现代护理学的发展。

（二）心理护理有助于避免各类医疗纠纷

心理护理已成为临床护理工作中不可缺少的重要内容，因为这不仅使患者在住院期间得到积极的心理疏导，有利于患者的康复，也有利于护患之间的交流，避免不必要的医疗纠纷。

（三）心理护理有助于预防心身疾病的恶化

人是心理和身体的复合体，"心"和"身"是相互影响、相互制约的。心理活动可以影响生理过程，生理过程也可以影响心理活动。由于心理护理是对患者实施整体护理的一种方法和手段，着眼于患者心理与生理相互转化。因此心理护理可帮助患者消除不良的心理刺激，防止心身疾病的恶性循环。

（四）心理护理有助于满足患者的合理需求

人不仅是自然的人，也是社会的人，既有躯体的生理活动，又有复杂的心理活动。患者是一个特殊的社会群体，由于他们的年龄、职业、社会地位、经历等不同，其生活习惯、爱好、心理反应及需要等也不同。因此根据不同的患者实施不同的心理护理，有助于满足患者的合理需求。

（五）心理护理有助于增强患者的抗病能力

心理护理可以改善患者的不良心理状态，调动患者的主观能动性，使患者在情绪上由消极变为积极，在意志上由懦弱变为坚强，在信念上由悲观变为乐观，在心理控制上由盲目变为自觉，在接受治疗态度上由被动变为主动，积极主动地做好"自我护理"，把消极因素转化为促进康复的动力，从而提高其抗病能力。

（六）心理护理有助于总体医疗计划的实施

心理护理有助于协调各种关系，使患者适应康复环境，增加对康复人员的信任，从而使患者以最佳的心态，配合康复治疗和进行积极主动的训练，以保证总体康复医疗计划的实施。

> **知识链接**
>
> #### 心理护理先行
>
> 从心身医学的角度来看，必须全面地认识患者，才能得出正确的诊断，进行恰当的治疗和护理。当代医学生理学的研究证明，患者的心理活动，以及护士对患者施加的影响，可直接影响治疗效果。因此在临床中有"心理护理先行"的说法。心理护理的方法已被广泛应用于家庭、学校及其他教育机构，即使是正常人，也应该经常使用心理护理的方法进行心理保健，保持心理健康。

三　心理护理的特点

（一）心身统一性

心理护理与生活护理是相互结合、相互依存、相互影响的。心理护理不仅可使患者在心理

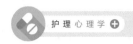

上得到安抚，还可以通过心身互动形成良好循环，促进患者获得最适宜的身心状态。

（二）复杂性

疾病本身、患病后的心态及个性的复杂性决定了心理护理的复杂性。人的心理是不断发展变化的，了解患者的心态，需要护士掌握更多相关的知识和技术。

（三）前瞻性

人产生某种心理反应的可能性与多种心理社会因素有关。护士可通过早期预防性评估、收集资料、分析有关信息，预测患者潜在的心理问题。

（四）可操作性

随着心理护理理论和方法的成熟，心理护理的程序、步骤和方法将越来越规范，可操作性越来越强。

四　心理护理的原则

（一）服务性原则

心理护理是在人道主义原则的指导下全心全意地为患者服务的。服务的范围广泛，包括饮食、诊疗、活动、文化、交流服务。服务过程中不仅要解决服务对象生理的需要，减轻躯体的痛苦，恢复和重建生理功能，而且必须满足其心理需求，减轻精神上的痛苦，保持良好的心理状态。

（二）交往原则

心理护理是在护士与患者交往过程中完成的，通过交流感情、协调关系，来满足需要、减少孤寂。交往中应遵循以下原则：①双方在交往中要平等相待、互相尊重；②护士在交往中起主导作用，应具有良好的交往技巧；③双方不断增加交往深度和提高交往质量。

（三）保密原则

由于心理护理过程经常涉及患者的隐私，如生理缺陷、性病等。因此，必须尊重患者的隐私权，对患者隐私要保密。另外，患者不愿意陈述的内容也不要追问。

（四）尊重原则

患者不论性别、年龄、职业、文化程度、经济水平、社会地位与容貌美丑，在人格上是一律平等的，护士在与患者交谈时要一视同仁、措辞得当、语气温和、诚恳而有礼貌，使患者受到尊重，切不可用轻视、怠慢、嘲讽、耻笑的态度伤害患者的自尊心。

（五）启迪原则

康复人员对患者进行心理护理的过程中，必须不断地用医学心理学知识向患者做宣传解释，给以启迪，从而消除其对疾患的错误观念、错误认识，使他们以积极的态度参与康复活动。

（六）针对性原则

虽然患者的心理活动有一定的规律性，但是由于年龄、性别、心理特征、病伤残程度、文化素质等不同，每个人的心理反应有明显的个体差异。因此，心理护理应根据每个患者不同的心理反应及其心理需求，有针对性地采取各种对策，做到因人而异。

（七）自我护理原则

自我护理是美国护理专家奥瑞姆（Orem）于1975年提出的护理理论，这是一种为了自己的生存、健康及舒适所进行的自我实践活动。自我护理的4项职能是：维持健康；自我诊断、自我用药、自我治疗；预防疾病；参加保健工作。康复人员应帮助、启发和指导患者尽可能地进行自我护理。良好的自我护理被视为心理健康的表现，患者在康复人员的指导帮助下，以平等的地位参与自身的康复活动，有助于满足患者的自尊、自信等心理需求，为全面康复创造有利条件。

🔗 **知识链接**

关于自我护理的重要信息

（1）知道自己完全可以照顾好自身的健康。

（2）多了解一些自身的疾病和正在接受的治疗方面的有关信息，并确认正接受的治疗是否符合国家卫生健康委的治疗指导方案。

（3）自我护理并非代表要自我诊断并治疗，而是要主动获取更多相关信息，以了解更多自身的健康需求，并且能在配合医生共同制订方案中扮演积极的角色。

（4）知道有权利从任何医疗机构了解治疗信息。

 五 心理护理的目标

心理护理目标（psychological nursing target）是指心理护理的实施者在护理过程中通过积极的语言、表情、态度和行为等影响护理对象，促进其因疾病等原因引起的适应不良得到改善，实现促进患者发展的最终目标。具体目标如下：

（一）满足患者的合理需求

全面评估患者的合理需求，并尽量使其得到满足，是心理护理要达到的首要目标。

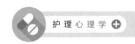
（二）提供良好的护理环境

创造一个有利于患者康复的心理环境与物质环境，是做好心理护理的前提。

（三）消除不良情绪

及早发现患者的不良情绪，并采取多种措施积极进行心理干预是心理护理的关键。

（四）提高患者的适应能力

充分调动患者战胜疾病的主观能动性，促进患者自我发展是心理护理的最终目标。

第二节　心理护理与整体护理的关系

系统化整体护理（systematic holistic nursing）是以人为中心，以现代护理观为指导，以护理程序为基本框架，并且把护理程序系统化地用于临床的护理管理的工作模式。以现代护理理念衡量，心理护理应该贯穿于护理过程，否则很难为患者身心康复提供满意支持。

 心理护理是整体护理的核心成分

随着人类身心健康问题日渐严重，患者及健康人群无一例外地对增强健康水平、提高生活质量寄予较高期望。大量临床实践证实，个体心理状态优劣对其自身健康具有直接、决定性影响，这也确立了心理护理在整体护理中的核心地位。护士给患者以良好心理支持或即时危机干预，可帮助其以积极心态战胜病痛或超越死亡，赢得快乐、充实的人生。为健康人群提供有益心理的咨询服务和积极心理健康教育，可指导其排遣身心健康的潜在危机，预防或减少其身心健康的损害等。

 心理护理贯穿整体护理全过程

心理护理侧重运用心理学的理论和方法，致力于患者心理问题的研究和解决，倡导建立良好的护患关系，为患者营造适宜的人际氛围，调控患者的不良情绪状态等。但心理护理又须与其他护理方法紧密联系，共存于整体护理模式，以展现其促进人们身心健康的独特功能。

心理护理是连续、动态的过程，需应对伴随患者身心状况而时有波动的心理活动。心理护理应跟踪患者的身心动态，分析其心理失衡的主要原因，及时调整和优选实施对策，以便更有效地发挥其对患者身心的积极影响。此外，有些患者病愈出院后仍心有余悸。如"呼吸机依赖"，即患者未达成躯体、心理的同步康复，重者甚至可因心理因素致呼吸中断危及生命。实现整体护理目标，应在尽力解除患者躯体病痛的同时，指导其实现心理康复。贯穿整体护理全程的心理护理，既要掌握患者心理活动的基本规律，又要为备受躯体病痛折磨的患者减轻心理压力，还要为深陷心理困扰的患者化解后顾之忧。

 ## 三　心理护理方法与其他护理方法的联系与区别

（一）联系

心理护理与其他护理方法有相同的实施对象——患者和（或）健康人群。心理护理作为具体的护理方法，首先是"护理方法"大概念的基本组成，心理护理与其他护理方法（如高热时采用物理降温等方法）共存于整体护理的新型模式。心理护理只有与其他护理方法紧密联系，才能更充分体现其独特功能；只有更深入地依存、渗透、融会贯通于护理全过程，才能凸显其影响患者心态的良好效用。临床心理护理的具体实施，既可与其他护理操作同步进行，也可作为专门方法独立展开，但绝不能脱离其他护理方法而孤立存在。心理护理只有在护理全过程的各个环节中与其他护理方法有机结合，才能更充分地发挥其效用。

（二）区别

心理护理与其他护理方法依据的原理不同，使用的工具不同，行使的职能也不同（表9-1）。

表9-1　心理护理与其他护理方法的比较

心理护理方法	其他护理方法
更关注与"增进和保持健康"紧密关联的心理学问题	围绕着"增进和保持健康"的中心
更强调社会环境与个体健康的交互作用	重视物理环境对个体健康的影响
较多地通过激发个体的内在潜力、充分调动其主观能动性，以心理调节等方式去帮助个体实现较理想的健康目标	较多地借助外界条件或客观途径，以生物、化学、机械、物理等方式，帮助个体实现较理想的健康目标
运用各种方法，如准确评估、规范应用模式、优化护士素质等举措，提高患者的健康质量	通过美化环境、提供舒适环境、保障安全等对策，满足患者的健康需求
要求实施者有相应的专业基础知识，并对心理学理论和技术有较系统、较深入的掌握	要求实施者对相关疾病与健康的临床专业知识有较扎实的理论功底和较丰富的实践经验、掌握基本的心理学知识

第三节　心理护理的实施形式

一　个性化与共性化心理护理

（一）个性化心理护理

个性化心理护理（personalized psychological nursing）是一种目标比较明确、针对性比较强，以解决患者特异性、个性化心理问题为对象的心理护理。它要求护士准确把握患者在疾病过程中所表现出来的，对患者身心健康有明显危害的不良心理状态，及时采取因人而异的有效决策，迅速缓解患者所承受的心理压力，如心肌梗死患者极度恐惧的心理问题。

（二）共性化心理护理

共性化心理护理（common psychological nursing）是一种目标不太明确、针对性不太强，仅从满足患者需要的一般规律出发，以解决患者中共同特征的心理问题为对象的心理护理。它要求护士善于掌握和归纳不同患者心理问题的内在规律，运用各种方法、技巧对患者随时可能发生的潜在心理问题进行必要的干预，防止心理问题的进一步加重。

患者心理问题的共性化和个性化具有相对性。共性化问题含有个性化特征，个性化问题又具有共性化规律。例如，癌症患者有其心理反应的共性规律，相对于良性预后的其他疾病患者却有其独特性；相对于多数癌症患者，又有少数无法承受病痛而自杀的个案。特别需要指出的是判断患者心理问题的特性，关键环节是掌握其人格特征，感悟其主观体验。

二　有意识与无意识心理护理

（一）有意识心理护理

有意识心理护理（conscious psychological nursing）是指护士自觉地运用心理学的理论和技术，以预先设计好的语言和行为对患者实施心理调控、心理支持或心理健康教育的过程。它需要以相应的心理学理论和规范化的操作模式为基础，要求实施者必须接受过专业化的培训及具有心理护理的主动意识。

（二）无意识心理护理

无意识心理护理（unconscious psychological nursing）是指客观存在于护理过程每一个环节中，随时可能对患者心理状态产生影响的护士的一切言谈举止。无论护士是否主动意识到，都可发挥心理护理的效应。护士良好的言谈举止，可以使患者产生轻松愉快的心情体验，有助于患者保持适宜的心态。无意识心理护理要求护士养成良好的行为、得体的言谈，护士应随时约束自己的随意性言行，以免对患者产生负面影响。

第四节　心理护理的要素及程序

心理护理的基本要素及作用

（一）心理护理的基本要素

心理护理的基本要素，是指影响心理护理科学性、有效性的关键因素，主要包括：护士、患者、心理学理论及技术、患者的心理问题4个成分。4个基本要素相互依存、彼此联系，构成环状运转系统，其中任何环节的空缺，都可导致整个系统运转失灵（图9-1）。

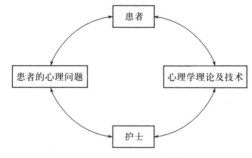

图9-1　心理护理的基本要素

（二）心理护理基本要素的作用

1. 以心理学理论、技术为指导

心理护理的实施是否具有科学性，很大程度上取决于实施者能否较好地掌握指导实践的心理学理论和技术。临床大量实践表明，只有较系统地掌握心理护理的理论知识和应用技术的护士，才能较准确地把握患者心理反应的一般规律；才能较深入地分析患者心理失衡的个体原因；才能准确地评估患者心理问题的主要性质、反应强度及其危害程度；才能正确地选择心理护理对策等。

2. 评估患者心理问题，选择护理对策

评估患者的心理问题，应主要把握以下3个环节。

（1）确定患者主要心理反应的性质，如是以焦虑为主、恐惧为主还是以抑郁为主等。

（2）确定导致患者主要心理反应的强度，如患者的焦虑适度或不适度，适度焦虑是其应对

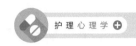

应激事件或环境，重建机体内环境平衡，促进身心康复的重要反应。焦虑过度则需进一步了解其严重程度及导致原因等。

（3）确定导致患者负面心理反应的主要原因，如疾病认知、社会支持、人格特征或环境影响等。

3. 促进良好的护患沟通

护士具备了心理学知识和技能，能较准确地把握患者心理问题的一般规律，能提出有的放矢的心理护理对策，为实施心理护理做好必需的准备。心理护理的实施能否取得明显疗效，除做好必需的准备外，在很大程度上取决于患者能否主动积极配合。

心理护理实施能否取得患者的密切合作，主要取决于实施心理护理的护士。护士除需以职业角色的影响力赢得患者信任，还应注重了解患者的具体特征，尽可能采用其较易接受的实施方式。

（1）护士须注意维护患者的个人尊严及隐私权。

（2）护士在了解患者本人感受或做相关调查时，宜采用征询口吻和关切态度，切不可用质询口气或刨根问底。尤其在与患者沟通的初始阶段，护士对患者不愿谈及但又事关身心康复的问题，应尽量用婉转迂回的方式引导，切不可操之过急地强加于患者。

（3）护士还应尊重患者的主观意识和个人习惯，包括考虑患者原有的社会角色，选择较适当的场合，采用较适宜的方式（少用命令式、说教式，多用协商式、建议式）为患者实施心理干预。

（4）对不太适应在大庭广众接受护士调查或指导的患者，护士应尽可能尊重其习惯、方式，选择适宜的场合、方式实施个别干预。

4. 具有积极的职业心态

护士积极的职业心态，是指护士在职业角色扮演中，能始终如一地保持较稳定、健康的身心状态，能较主动、富于同情地关心患者病痛，凡事多替患者着想，能经常自省是否举手投足都体现对患者身心状态的积极影响，擅长把心理护理的效应渗透到护理过程的每一个环节。积极的职业心态可具体表现为：护士的微笑，护士对患者病痛的真诚关怀等。在实施心理护理的过程中，护士的职业心态越积极，其内在潜力就越能得到充分调动，工作就越具有主动性和创造力，其工作的水准和质量也就越高。

 心理护理的基本程序

心理护理程序是一种科学的确认患者心理问题和解决问题的护理工作方法，是以护理程序为框架展开与进行的综合的、动态的、循环的连续过程。整个过程包括5个步骤：评估—诊断—计划—实施—评价。最后，根据患者当前的健康状态，重新评定其健康问题，再引入护理程序的下一个循环。

（一）心理护理评估

实施有效的心理护理必须掌握患者的个性特征，掌握患者的心理状态和行为习惯产生的原因和发展规律，这一过程即称为心理护理评估。

心理护理评估是实施心理护理的开始，是对患者心理活动状态及个性心理特征的测定和掌握。心理护理是一个完整的、系统的工作。护士、患者、护理计划及实施，构成了护理系统的三要素，其中护士是第一要素。

心理护理评估是制订护理诊断及护理计划的重要依据。护理评估的好与坏，直接关系到心理护理的成败，好的护理评估能正确反映患者的心理状态，能使治疗者有针对性地找出问题、制订计划、消除不利因素、加速康复，反之就不能取得好的效果。

心理护理程序的第一步，需要通过观察、晤谈、调查、量表测查，甚至采用某些实验手段，对患者的信息做综合收集。

1．评估问题行为

评估患者存在哪些主要临床症状和体征，以及这些症状和体征最早出现的时间、持续时间、出现频率、伴随症状和体征等临床表现。

2．评估整体功能状态

（1）躯体功能。评估患者的生命体征、水电解质平衡、睡眠、排泄、进食等躯体健康水平。无论是心理动力学理论、心理生理学理论，还是行为学习理论，均认为心理和生理功能之间互为作用。各种心理症状会对机体的生理功能产生不同程度的影响，常表现为交感神经功能紊乱，如面红、皮肤出汗、胸闷、气促、尿频尿急等，还往往有饮食、睡眠、体力等改变。评估患者是否存在生理方面的症状和体征，这些生理的改变是否与其心理状态有关。

（2）心理功能。在良好的护患关系的基础上，通过临床观察、晤谈，结合相关的心理测验，以及采用相应的心理生理方法对患者的认知功能、情绪状态、意志和行为表现、社会功能等心理状态进行评估。

①认知功能。认知功能由多个认知域构成，主要包括感知觉、思维、注意、记忆、智力、定向力等。由各种原因引起的不同程度的认知功能损害，称为认知功能障碍。如果某一认知域的功能活动出现异常，称为该认知域的障碍，如感觉障碍、知觉障碍、思维障碍、注意障碍、记忆障碍、智力障碍、定向力障碍等。

感觉障碍主要有感觉减退、感觉增强等症状；知觉障碍主要有错觉、幻觉等症状；思维障碍主要有思维迟缓、思维奔逸、妄想等症状；注意障碍主要有注意减退、注意转移等症状；记忆障碍主要有遗忘、错构、虚构等症状；智力障碍主要有精神发育迟滞、痴呆等症状；定向力障碍主要有环境、自我定向力障碍等症状。

评估患者有无错觉，错觉的种类、内容、出现时间和频率，与其他精神症状的关系；患者是否存在幻觉，幻觉的种类、内容，是真性还是假性，出现的条件、时间和频率，与其他精神症状的关系与影响。

评估患者言谈的速度和量是否正常，言谈形式和逻辑是否正常，言谈的内容是否符合现实、是否成系统等，以及与其他症状的关系，是否存在强迫观念及相关的强迫行为。

评估是否存在主动注意或被动注意的强度、范围和持续时间等方面的异常。

评估瞬时记忆、近记忆和远记忆的完好程度，患者是否存在遗忘、错构、虚构等症状。

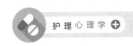

根据患者的文化教育水平，评估患者在一般常识、专业知识、计算力、理解力、分析综合能力及抽象概括能力等方面的智能水平。

评估患者对周围环境和自我状态的认识能力。

②情绪状态。情感过程主要包括情绪和情感。情绪是人脑对客观事物是否符合自身需要而产生的态度的反映。情感则是情绪的高级形式，是人对社会性需要是否满足而产生的态度的体验。对情绪和情感的描述有很多，如喜悦、悲伤、惊恐、愤怒、同情、失望等。情感活动的规律受到破坏，人在认识客观事物的过程中所表现出的某种态度上的紊乱，称为情感障碍。临床常见的情感障碍可表现为心境障碍或病理优势情感，如焦虑、恐惧、抑郁、欢快等症状；可表现在对客观刺激发生情感反应的速度、强度与持久性方面的异常，即情感反应异常，如易激惹、情感淡漠、病理性激情等症状；可表现在情感体验与患者其他心理活动或环境的不协调性，即情感协调性的异常，如情感倒错、矛盾情绪等。

评估患者情感反应的强度、持续性和性质，确定优势情感，情感的诱发是否正常，情感是否易于起伏变动，有无与环境不适应的情感。

③意志和行为表现。意志是在需要和动机的基础上自觉地确定目的，并根据目的来支配、调节自己的行动，克服困难，从而实现预定目的的心理过程。如果患者的意志过程在目的性、主动性、协调性等方面有异常，称为意志障碍。常见的意志障碍可以是病态的自信和固执的行动等意志增强的表现；或是缺乏主动性、进取性等意志减弱的表现；或是缺乏要求或打算、生活被动等意志缺乏的表现。行为是有动机、有目的而进行的复杂随意运动。行为动作和言语活动如果明显增多时，称为精神运动性兴奋，且按其与思维、情感活动是否协调一致进一步分为协调性与不协调性精神运动性兴奋；如果明显减少则称为精神运动性抑制。评估患者的意志行为是否符合客观情况，是否与患者的情感一致。

④社会功能。评估患者的社会功能是否存在缺陷及其程度，是否与心理状态或生理机能有关。社会功能，体现患者的社会适应状态，主要包括患者的生活自理能力、角色功能、人际交往能力、现实检验能力等方面。

按临床经验标准，根据社会功能的缺陷程度可分为轻度缺损、明显缺损、中度缺损、重度缺损：a. 轻度缺损，表现为能自理生活，在指导下能独立参加劳动；b. 明显缺损，表现为能自理生活，无独立劳动能力；c. 中度缺损，表现为生活自理能力差，经督促能刷牙、洗脸，无劳动能力；d. 重度缺损，表现为生活及劳动能力丧失，督促也不能料理生活。

3. 评估相关因素

收集相关资料，在护理心理学有关理论的指导下，对患者问题行为、影响因素及其可能的机制进行分析，从而对患者问题的性质做出综合评估。

（1）生理因素。①遗传因素：遗传因素在心理行为问题的发生发展中具有不同程度的作用，故需要评估患者的两系三代中有关心理行为问题的情况。②躯体健康状况：是否有发热、抽搐、昏迷、药物过敏史；是否有感染、中毒等躯体疾病史，特别是有无中枢神经系统疾病；母孕期、围生期是否有并发症等。③理化因素：是否有酗酒、吸毒、药物滥用等；是否有农药等有毒物质的接触史。④其他生物学因素：性别、年龄等。

（2）心理社会因素。①生长发育史：学龄期的学习生活情况，青春期的发育情况等。②个性特点：判断患者是否有个性缺陷，如是否孤独、被动、退缩，是否敏感、多疑，是否谨小慎微、过于追求完美，是否冷酷无情，是否有易激惹、易冲动，是否过于依赖、感情用事等。③认知特点：是否存在任意的推断、选择性概括、过度引申、夸大或缩小、"全或无"的思维等认知歪曲。④应对特点：患者在面临压力或困难情境时，所运用的各种适应性技巧或策略。⑤生活事件：是否有显著的生活改变，如失去亲人、躯体重大疾病、工作调动等。⑥社会支持情况：了解患者的家庭社会情况，家庭的一般状况，与家人的关系，平时待人接物的态度，工作性质、环境，和同事的关系等。

（二）心理护理诊断

经过有效的心理护理评估后，第一步就要提出问题或诊断。人是具有自然属性和社会属性的同一体，只有当与其外界环境保持动态的平衡，才能维持身心健康。当一个人患病时，疾病就是一种不良的刺激，轻者可使患者感到挫折，重者可导致严重的心理应激反应，使患者的情绪发生波动。由于所患疾病的病种、病情轻重程度不同，个体对疾病抵抗能力及个性、文化背景、价值观念不同，患者所产生的心理问题也就千差万别。但是，由于健康是人类的共同需要，所以当患者知道自己患了病，在心理上必然有反应，并有共同的心理活动表现，如焦虑、抑郁、孤独感、否认等。心理护理程序的第二步，需要根据收集的系统信息，对患者做综合的临床心理护理诊断（表9-2）。

表9-2　心理护理诊断

1.精力不足	17.调节障碍	33.长期自我贬低
2.语言沟通障碍	18.防卫性应对	34.条件性自我贬低
3.社交障碍	19.防卫性否认	35.自我认同紊乱
4.社交孤立	20.家庭应对无效：失去能力	36.感知改变
5.有孤立的危险	21.家庭应对无效：妥协性	37.绝望
6.角色紊乱	22.家庭应对：潜能性	38.无能为力
7.父母不称职	23.社区应对：潜能性	39.知识缺乏
8.有父母不称职的危险	24.社区应对无效	40.思维过程改变
9.家庭作用改变	25.不合作（特定的）	41.记忆障碍
10.照顾者角色障碍	26.抉择冲突（特定的）	42.功能障碍性悲哀
11.有照顾者角色障碍危险	27.睡眠形态紊乱	43.预感性悲哀
12.家庭作用改变	28.有婴儿行为紊乱的危险	44.创伤后反应
13.父母角色冲突	29.有婴儿行为改变	45.受强暴后反应：沉默反应
14.精神困扰	30.增进婴儿行为：潜能性	46.受强暴后反应：复合性反应
15.增进精神健康：潜能性	31.自我形象紊乱	47.焦虑
16.个人应对无效	32.自尊紊乱	48.恐惧

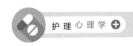

（三）心理护理计划

心理护理程序的第三步，要求护士在以上对患者现存的或潜在的心理行为问题及其相关因素的评估和判断的基础上，进一步确定心理护理计划。

1. 明确心理护理的目标

如果在对患者进行心理调查的过程中，我们已经了解了患者的心理状态，那么就要根据各种不同患者的心理活动，制订计划，采取各种方法来满足患者的心理需求，及时适当地让患者与家属、同事、亲友会面，以满足患者对爱和对社会的需要。

2. 采取适合心理护理目标的具体措施

明确了心理护理的目标，护士就应设法开展具体的行动，以达到心理护理的目的，这是关键的一步。护士良好的情绪状态对实现心理护理目标起主要作用。

3. 写出切实可行的心理护理计划，满足患者的心理需求

心理护理必须有一个周密的计划，根据患者的心理状态进行分析，制订出切实可行的计划，此计划应满足患者心理、生理需要。护士在以上对患者现存的或潜在的心理行为问题及其相关因素的评估和判断的基础上，选择适用于患者的具体的心理技术。

（1）根据心理问题的层次选择心理技术。患者仅仅是由于缺乏某些方面的知识或存在某些错误的认识，或在面对某些生活事件时缺乏足够的社会支持而引发了一定的心理行为问题（第一层次），对于这类问题，相应地通过护理宣教有关知识或改变错误的认识，或通过增强社会支持，就可达到部分缓解或消除心理行为问题的目标。

而对于那些认知偏差或不良应对方式等起主要作用的心理行为问题（第二层次），则需要专业的心理技术，如认知矫正指导、自我管理技术等，促使个体建立更为适应的认知模式或应对方式等，从而恢复心理平衡状态。以往在面对这类心理行为问题时，护理人员往往因为缺乏专业心理知识和技能而束手无策。

对于人格层面问题为主要因素的心理行为问题（第三层次），则需要采用较前两个层次更为系统和复杂的心理治疗程序，对护理人员的要求也更高。

（2）结合临床具体情况选择心理技术。在心理技术的选择上，还应该结合护理的临床特点进行以下考虑。

①所选用的心理技术已被证明能有效地改变相应的心理行为问题。某类心理行为问题，往往有不同的心理理论解释其发生的机制，并有不同的心理技术干预其发生发展。这就需要比较不同的心理技术的有效性，选用那些具有更好疗效的心理技术。

②有开展心理技术的有关条件。心理技术往往对实施的环境、设备具有一定的要求，如生物反馈疗法，需要较为安静和独立的场所，以及生物反馈仪器。如果缺乏这些必要条件，就无法开展这一心理技术。

③患者对该心理技术具有较好的接受性和主动性。心理技术的实施，是护理人员和护理对象互相合作的过程，需要护理对象的主动参与。故相应的心理技术，不仅需要护理人员具备一定的知识和技能，还往往需要患者具有较好的接受性和主动性。如认知治疗应用中，患者的低教育水平往往就会影响其对心理技术的接受性，从而影响心理技术的有效实施。

（四）心理护理实施

心理护理程序的第四步，是实施制订的心理护理计划。在实施计划中，护士应以患者为中心，在与患者交谈时，鼓励患者多谈，吐露自己的真实想法，使护理更有针对性。在实施心理护理过程中，护士应将每一项结果及反应记录下来，在实施过程中不断修改计划，对计划进行评价，对不合理计划及时修正。

1．心理技术实施前的会谈

在确定具体心理技术和实施方案后，为保证心理护理的有效进行，护理人员应与护理对象进行会谈。会谈内容主要包括以下六个方面：①介绍心理行为问题病史及诊断；②介绍心理行为问题产生的原因，以相关理论作简单的原理说明；③分析心理行为问题的相关因素，特别指出哪些因素与心理行为问题的维持和发展有密切联系；④说明心理护理实施的必要性；⑤介绍将要采用的心理技术的原理和大致过程；⑥强调心理护理期间主动参与的重要性，如自我监控和完成家庭作业的重要性。会谈中，应鼓励护理对象表达自己的想法，有助于获取他们的反馈信息，还有助于充分调动他们的参与感，从而建立良好的平等合作关系。

2．心理护理的实施要点

这个阶段也关系到护理目标的实现。除了决策的正确性之外，心理护理技巧在这里起决定作用。在这一阶段所有护理人员都应该按护理计划对病人进行护理和关怀，以保持一致性。这个阶段的特点是多人参与，相互配合，包括病人、家属、护士及其他医务工作者，他们都应对病人由于疾病这一应激所带来的心理反应给予关怀和帮助。此阶段应做好记录，作为下一阶段的依据。在这个过程中应注意以下两点。

（1）先考虑共性规律。病人在疾病过程中的心理状态可因其个体差异而千差万别，但在很多方面，又有共性规律可循。病人的心理状态也是个性与共性的对立统一，对病人实施个体化心理护理，首先要考虑的是病人心理状态的共性规律，其次，结合病人的个性特征，确定实施心理护理的总体原则。

（2）进行规范化护理。在共性化心理护理中规范标准的临床应用模式，是提高心理护理质量的重要保障。例如，对于入住急诊观察室、重症监护室等的病人，不同护士在为病人做各种解释时，应使用统一、规范的专用解释性语言的指导语，要求每个护士都能熟练掌握，以避免因护士各自的职业阅历、工作经验不同而导致对病人的不同影响。

（五）心理护理评价

心理护理程序的第五步，是在心理护理期间随时对护理效果做出评价，即对护理对象的情况进行分析，了解问题行为改变的情况，判断心理护理的进展。经过一段时间的干预后，对心理护理的效果进行总的分析与评价，确定是否达到了预期的目标。如果护理对象的情况无明显改善，首先，应分析其是否认真执行了相关指令。其次，还要考虑其是否正确地执行了指令。如果排除了上述两种因素，确信某一治疗方法对其无效，通常可另选一种干预方法。例如，简单的暗示和安慰无效时，改用认知改变方法，再无效时，改用松弛训练方法。

治疗进展顺利，患者的心理行为问题得到矫正，新的心理行为模式开始形成。此时要再进行一次较全面的评估。通过相应的心理测验并与基础测验做比较，然后总体分析与判断本次心

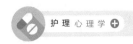
理治疗的效果。

总之，心理护理是系统化整体护理的一个重要组成部分，涉及患者身心的各个方面。对患者实施心理护理的过程是动态过程。因此，心理护理的程序具有相对性，心理护理的步骤具有灵活性，心理护理的过程循环往复，心理护理的理论需在临床实践中不断发展和完善。

" 本章小结

心理护理是护士在临床护理实践中，以心理学理论为指导，以良好的人际关系为基础，运用心理学方法和技术，改变护理对象的不良心理状态和行为，提高其适应能力，促进其康复或保持其最佳健康状态的护理过程。心理护理的特点主要有心身统一性、复杂性、前瞻性、可操作性。心理护理的原则主要有服务性原则、交往原则、保密原则、尊重原则、启迪原则、针对性原则和自我护理原则。心理护理的目标是满足患者的合理需求、提供良好的护理环境、消除不良情绪和提高患者的适应能力。心理护理与整体护理的关系是：心理护理是整体护理的核心成分，心理护理贯穿整体护理全过程。心理护理的基本要素包括护士、患者、心理学理论及技术、患者的心理问题。心理护理程序的步骤是：评估—诊断—计划—实施—评价。

✍ 思考与练习

一、选择题

1. 心理护理程序的核心是（　　　）。

A. 了解分析患者需要　　　　　　　　B. 提出问题的解决方法

C. 确立心理护理的目标　　　　　　　D. 实施心理护理措施

2. 心理护理的对象包括（　　　）。

A. 临床各科患者　　　　　　　　　　B. 疗养院疗养人员

C. 养老院的孤寡老人　　　　　　　　D. 以上都是

3. 慢性患者一开始大多有（　　　）。

A. 孤独心理　　　　　B. 焦虑心理　　　　C. 侥幸心理　　　　D. 抑郁心理

4. 心理护理中，向患者宣传、解释以提高患者对疾病认识应遵循（　　　）。

A. 交往原则　　　　　B. 启迪原则　　　　C. 针对性原则　　　　D. 自我护理原则

5. 运用心理手段缓解患者疼痛首先应（　　　）。

A. 分散患者注意力　　B. 进行疼痛知识教育　　C. 稳定患者情绪　　　D. 运用催眠技术

二、名词解释

1. 心理护理

2. 心理护理目标

三、简答题

1. 心理护理的特点有哪些？

2. 心理护理的原则有哪些？

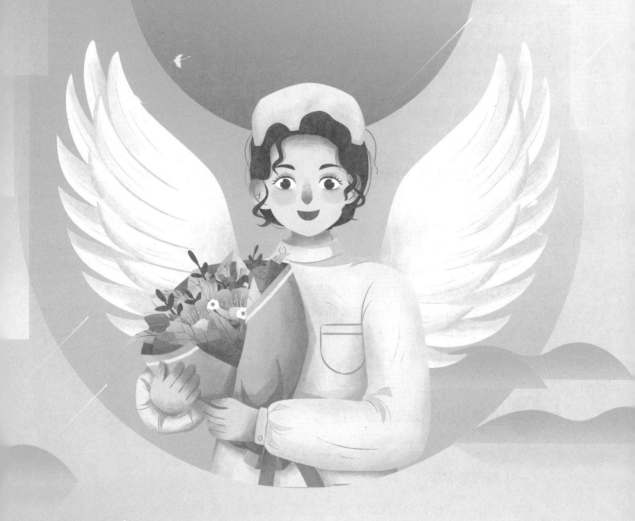

第十章

心理护理方法

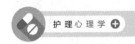

了解心理支持疗法，掌握行为矫正疗法，熟悉认知疗法。

第一节　心理支持疗法

一　心理支持疗法的概念

心理支持疗法（psychological support therapy）是护理人员以减轻患者应激反应为目的，给患者以心理上的支持和援助的一种治疗方法。人在生病时，不仅生理功能受到影响，而且心理活动也会发生改变，甚至导致各种心理障碍，无论生病本身或是由于疾病产生的心理问题，患者都需要外界的帮助，需要得到理解、支持和鼓励，需要了解有关信息。这些需要得到满足，可以缓解患者的痛苦，激发和唤起生命的活力与调动机体的潜能，增强与疾病的抗争能力。心理支持疗法可以提高患者对现实刺激的适应能力，缓解心理压力，保持心理平衡。

二　心理支持疗法的理论基础

心理支持疗法主要通过解释、鼓励、保证、指导和促进环境改善等手段为患者疏导情绪、调整认知、提高应对能力、提供帮助。主要运用心理治疗的基本理论，例如，在人本主义理论指导下，可启发患者发掘自身的潜能，提高战胜疾病的信心；应激理论可以使护士掌握患者的应激状态及其变化规律，并有针对性地调节患者情绪和行为，为之进行有效的支持指导；认知理论可为护士提供分析患者认知特点及问题的方法，有效地改变患者的认知结构；在精神分析理论的指导下，可帮助患者更好地了解自己；行为主义理论则可为改变患者的行为提供帮助。所以，心理支持疗法是临床护理最基本、最常用的方法之一。

三　心理支持疗法的基本方法

（一）解释与指导

解释与指导是就患者有关的躯体和心理问题进行解释，矫正有关不正确的认知，并给予有效的指导和必要的健康宣教。解释和指导应建立在倾听的基础上，在解释、指导和健康宣教时，护士的主要任务就是及时解答患者的各种疑问，消除其不必要的顾虑和误解，针对患者存在的问题提出指导和建议，帮助患者认识主观或客观存在的问题，为患者提供新的思维和方法，改变患者的认知活动或方式，在解释与指导过程中，注意语言通俗易懂、便于理解。

（二）安慰与鼓励

患者长期生病卧床，很容易对治疗失去信心。当患者情绪低落、缺乏自信、有较强自卑感时，护理人员应不失时机地给予安慰与鼓励，给予同情与支持，向患者说明病情，启发其面对现实，帮助其建立自信和康复的希望，提高其与疾病做斗争的能力和应付危机的能力。

（三）疏导与倾听

疏导就是鼓励患者无拘束地讲出自己的心理问题，在倾诉的过程中患者被压抑的情感得以表达和宣泄，从而达到减轻苦恼、消除心理压力的目的。引导患者适当地宣泄，有助于其将消极情绪转变为积极情绪，使错误的认知转变为正确的认知，促进心理过程向积极方面转化，同时促进护患关系及治疗性关系的发展。患者在倾诉过程中，护士要认真倾听患者的叙述，不仅要用耳，还要用心去听，使其产生一种满足感、被信任感。同时，使之感到护士在慎重地关注着他们的痛苦。在工作中，常见到护士缺乏耐心和足够的时间倾听患者的叙述，致使许多患者更加焦虑。

（四）保证

护理人员客观地说出疾病的预后，消除患者各种疑虑，唤起患者的希望，给予其心理上的支持。保证必须建立在全面了解病史和对病情的变化有充分把握的基础之上，对患者做出的保证须有足够的依据，才能使患者深信不疑。保证不能信口开河、轻加许诺，否则会让患者失去对护理人员的信任。

（五）促进环境的改善

环境指的是患者的社会环境，主要是人际关系。改善患者的环境就是改善不利于患者心理异常问题解决的生活环境，加强其人际沟通。帮助患者去除人际关系中的不利因素，如指责、吵架、过多关心某些症状等，帮助患者增添某些新的有利因素，如多聊天、家属多关心等。

第二节　行为矫正疗法

 ## 一　行为矫正疗法的概念

行为矫正疗法（behavior modification therapy）是以行为学习理论为指导，按一定的治疗程序来消除或纠正异常或不良行为的一种心理治疗方法，也是临床心理护理的一种重要方法。如脱敏疗法、快速暴露疗法、模仿训练、操作条件学习法和松弛法都属于行为矫正疗法。

二 行为矫正疗法的理论基础

个体正常的行为是经过学习过程所获得的，不正常的行为也是通过学习形成的。行为矫正的过程就是消除不良行为和建立新的行为的过程。因此，行为矫正的基本态度是认为患者行为不论是功能性的和非功能性的、正常的或疾病的，都是可以经过学习获得的，而且也是经过学习而改变、增强和消除的。学习的原则是：受到奖励或获得满意结果，就容易学习，并且能够维持；相反，令人不快的结果和痛苦的经历就不容易学习和维持。因此，要运用这些条件反射来增强或减弱这些条件，从而达到控制疾病行为或改变行为方向的目的。

三 行为矫正疗法的基本方法

（一）强化

强化是获得新的反应或增强原先存在反应的过程。刺激与反应连接增强和"奖励"有关，语言想象和理念也能由外部奖励的促进形成条件反射。强化又分为两类，一类叫作正强化，指个体做出某种行为或反应，随后同时获得奖励，从而使行为或反应强度、概率、速度增加的过程；而另一类叫作负强化，是当机体自发做出某种反应之后，随即排除或避免了某种讨厌刺激或不愉快情境，从而使此类反应在以后的类似情境中发生的概率增加。例如，王明考了100分，老师表扬她，父母给予奖励，那么她以后更加努力，这是正强化；而李智考了100分，回家后父母很高兴，告诉他今天不用洗碗，那么李智为了以后不洗碗，会更加努力，这是负强化。

（二）消退

消退是一种获得性反应，被反复引起而无奖励的效果，最终导致这种反应将逐渐减弱甚至消失、消退。消退包括两种方式，一种是与疲劳有关的反应和抑制，另一种为反应的竞争。

（三）示范

示范是学习的一种方式，是护士向患者展示在一种特殊环境中如何行事的过程。通过观察学习，患者也能学会在类似的环境同样行事。

（四）塑造

塑造是指通过强化、消退及示范等作用使个体的行为向预期方向发展，这个过程称为行为塑造。

行为矫正虽然强调通过反复训练来改变患者的行为，但护士在训练过程中不可忽视患者的认知因素，人们对周围世界的事物和情景的如何感知、如何评价，决定着人们的行为，在这种意义上，认知在行为矫正中具有重要作用。因此，在行为矫正过程中，护士要特别重视在认知的基础上进行行为矫正，才会收到良好的效果。

四 行为矫正在临床工作中的应用

（一）放松训练法

放松训练法是一个很普通的练习，可应用于任何紧张的情况，基本要求就是使患者达到一种主观的安静状态，逐渐产生安详幸福的感觉，这样的状态可以用来与引起焦虑的情况抗衡。放松具有良好的抗应激效果，放松状态可通过神经、内分泌及自主神经功能的调节，影响机体的生理功能，从而影响疾病的转归；其易掌握，有较好的治疗作用；放松后可改善患者记忆力，提高学习能力，增强动手操作能力；长期的放松训练，可使人形成新的操作系统条件反射，改善个体在紧张状态下的心理反应和病理反应，对维护健康的性格和提高适应水平有明显效果。放松训练是护士常用的方法，也是患者愿意接受的方法，在临床上广泛应用。

（二）生物反馈技术

生物反馈技术是通过现代电子仪器，将人体内生理信息描记，并转换成声光和数字等反馈信号，使被试者可以根据反馈信号学习调节和控制自身的生理功能活动，生物反馈不仅起到"自我认识"的作用，而且也成为"自我改造"的工具，从而达到防治心身障碍的目的。例如，原发性高血压，可以通过仪器记录血压变化的信号，并放大成能理解的声音信号给患者，同时指导其进行放松训练，认识并体会放松对自己血压的调节作用，通过仪器反馈学会自己有意识地调节血压。

（三）系统脱敏疗法

系统脱敏疗法是一种减轻恐惧、焦虑、敏感的治疗方法，因为治疗过程中是有序而连续的，故称之为系统脱敏疗法。对有焦虑和恐惧行为的患者可训练其学会放松，利用放松技术，深呼吸转移注意力，闭目静坐等，久而久之患者便会对引起焦虑的刺激不再敏感。系统脱敏的基本步骤如下所述。

（1）进行放松训练，学会放松，一般需要6~10次练习，达到能很快进入放松状态的水平。

（2）针对问题建立焦虑恐怖（刺激）事件等级，如对于恐高症，可以从低层到高层建立不同的强度等级，通常分出10个等级。

（3）将等级表上的每一场景与放松训练结合配对，让患者按照从弱到强的顺序对每一场景进行脱敏。

（四）暴露疗法

暴露疗法是让患者置身于引起焦虑的情境中，并保持一定的时间，其焦虑情绪会发生由高到低变化的治疗方法。暴露疗法具体分为以下几种。

1. 满灌疗法

满灌疗法是指将患者置于可引起强烈焦虑反应的情境中，保持1~2h，不允许患者逃避，从而消除焦虑和条件性回避行为。

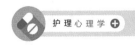

2. 逐级暴露

逐级暴露是按照由轻到重的顺序，将患者暴露于焦虑情境中，最终达到消除焦虑症状的目的。

3. 参与示范

参与示范是让患者通过模仿来学习，即通过观察他人的行为和行为后果来学习。例如，某儿童怕狗，就可以让他观看一个与他相同年龄和性别的儿童如何走近狗，并抚摸它，和它一起戏耍，然后鼓励怕狗的儿童按照同样的方式一步一步地去做。

（五）自信心及社交技巧训练

自信心及社交技巧训练是教会患者在社会环境中恰当地与人交往，用能够使对方接受的方式来表达自己的观点，既达到目的，又不伤害和贬低他人。社交技巧训练是应用行为学习原则进行社会技能方面的系统训练，可以帮助患者恢复自信，同时注重改善患者在现实生活中所存在的一些问题。训练的方法为，对患者社会行为（如与人交往的行为）进行直接的指导和帮助；让患者观察医生的社会行为方面的示范或通过对其良好的社交行为给予积极、有效的社会反应；患者在应激性境遇下进行练习（角色扮演），告知患者什么样的行为有效，并给予强化。

（六）厌恶疗法

厌恶疗法是将令患者厌恶的刺激（如电击、催吐剂、体罚、厌恶想象等）与其不良行为相结合，逐渐消退不良行为对患者的吸引力。厌恶疗法常用于治疗酒依赖或药物依赖、性欲倒错（如同性恋、恋物癖、窥阴癖等）及其他冲动性或强迫性行为障碍。需要注意的是，给予患者的厌恶刺激必须要有足够的量，能使患者产生痛苦（尤其是心理上的，而非生理上的），且持续时间较长，否则难以见效。

（七）标记奖励法

标记奖励法是给患者一定数量可以代替的筹码来奖赏其适应性行为，并用不予注意和不奖励的方法使已经建立的不良行为逐渐消失。这种方法所依据的是操作条件反射的正强化原理：如果在一种行为之后得到奖赏，那么这种行为在同样环境条件下会持续和反复出现；如果在一种行为之后不给予强化，那么这种行为就会逐渐减弱或消失。使用标记奖励法应注意：①确定明确的行为标准；②奖励标记能引起患者兴趣；③坚持及时兑现，不能随意变动。

第三节　认知疗法

 认知疗法的概念

认知疗法（cognitive therapy）是根据认知过程影响情感和行为的理论假设，通过认知和行

为技术来改变患者不良认知的一类心理治疗方法的总称。所谓不良认知是指歪曲的、不合理的、消极的信念或思想，往往导致情绪障碍和非适应行为。认知治疗的基本观点是：认知过程是行为和情感的中介，适应不良行为和情感与适应不良性认知有关。治疗者的任务就是与患者共同找出这些适应不良性认知，并提供"学习"或训练的方法去矫正这些认知，或者用"新"的认知方式来取代，使患者的认知更接近现实，随着不良认知的矫正，患者的情绪或行为表现亦随之改变，社会适应能力增强。在临床护理中，认知行为治疗有许多工作由护士协助实施。因此，学习和掌握认知疗法是实施心理护理的重要方法和技术。

 认知疗法的理论基础

（一）理性情绪疗法

理性情绪疗法（RET）的基本观点是一切错误的思考方式或不合理信念是心理障碍、情绪和行为问题的症结。阿尔伯特·艾利斯（Albert Ellis）认为，人生来就有以理性信念对抗非理性信念的潜能，但又为非理性信念所干扰。艾利斯将RET的理论基础形象地归纳为ABC理论，A指外来的诱发性生活事件，B指患者内在的非理性的认知系统，C指出现在患者身上的不良结果。ABC理论认为，外界事件是中性的、不同的人有不同的认知系统，因而会用不同的"自我说明"对中性事件作出理性的或非理性的解释，进而产生积极的或消极的情绪或行为反应结果（图10-1）。

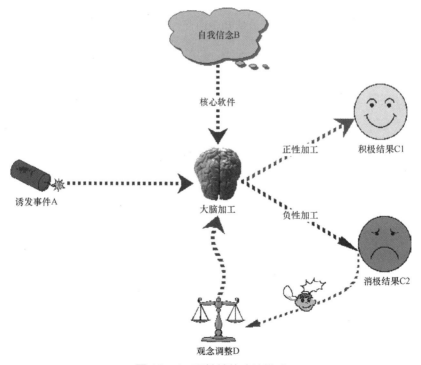

图 10-1 理性情绪疗法模式

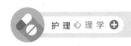

1. 常见的非理性的观念

（1）对自己的不合理信念（如我做事必须尽善尽美）。

（2）对他人的不合理信念（如对不好的人应给予惩罚）。

（3）对周围环境及事物的不合理信念（如已注定的事无法改变）。

2. 不合理信念的特征

（1）绝对化的要求。从自己的意愿出发，认为某件事一定会发生或一定不会发生。其不合理在于，人们不可能在每件事情上获得成功，即使某件事取得了成功，也不可能得到所有人的赞赏。一旦这样的现实出现，持有此类信念的人就会受不了，因而产生情绪上和行为上的障碍，这种绝对化的要求反映了他不合理、走极端的思维方式。

（2）过分概括化。以某件具体事件、某一言行证明自己，进行整体的评价。这是一种以偏概全的思维方式，是思维的专制主义。人们在对自己的绝对化要求中常常会走极端，认为自己某一件事情办得不好、未获得成功，就是自己一无是处。因此，人们应当就自己的某一行为的表现进行评价，不能因一件事而否定个人的价值。人们对他人也常有某种不合理的要求，如果对他人持有绝对化要求，就会发现他人的言行总是与自己作对，因而陷入消极的情绪体验中，如愤怒、怨恨、压抑等。

（3）糟糕至极论。如果某一件不好的事情发生，其结果必然非常可怕、糟糕至极，是灾难性的。这种思维方式导致焦虑、悲观、压抑、犹豫等。将一件事情的负面结果夸大到极点，反映了个体走极端的不合理的思维方式。

（二）贝克认知转变法

贝克（A.T.Beck）认为情绪障碍是由认知歪曲而导致的，可以通过认知转变技术来改变患者的认知方式，从而取得疗效。

1. 常见的认知歪曲形式

（1）任意推断：缺乏足够的事实根据，草率下结论，如"他招呼都没有打，肯定是对我有意见"。

（2）过分概括：以偏概全，如"我这次技能考试不及格，真是一个坏学生"。

（3）选择性概括：依据细节下一般结论，如"我没有敲门就闯进老师办公室，真是一个没有礼貌的学生"。

（4）夸大或缩小：任意夸大自己的失误和缺陷，贬低自己的成就和优点，如偶尔一次说话说漏了嘴，就觉得这实在是糟糕透了。

（5）两极思维：将事情看成非黑即白、非对即错，如"除非我考第一名，否则就是失败"。

（6）个人化归因：认为一切不幸、事故等都是自己造成的，因而自疚自责，如"老师今天心情不好，全是因为我值日工作做得不好"。

2. 认知歪曲消极性表现

（1）消极看待自己，否定自己的成就、价值和能力。

（2）消极解释自己的经历和经验，设定目标过高，而现实估价过低，以自我挫败的方式来解释。

（3）消极看待未来，认为不只是现在、过去，而且未来也只有失败等待着他。

 认知疗法在临床工作中的应用

（一）理性情绪疗法

（1）向患者说明认知与情绪和行为之间的关系，众多因素影响个人的认知，自己的看法可能是不客观的，甚至是扭曲的，帮助患者客观地评价人和事，客观地评价自己。

（2）帮助患者厘清思路、找出问题所在，与患者一起讨论，共同界定这些看法和态度与现实之间的差距、认识上存在哪些偏差，使患者能够接受客观现实。

（3）帮助患者以较客观合理的认识和信念来取代不合理的信念和态度，督促患者学习用新的理念、新的角度看待事物，建立健康良好的情绪，改变不良行为。

（二）贝克认知转变法

1．明确问题

首先明确告知患者认知疗法的原理，帮助患者建立自助的态度，积极配合治疗。另外，医护人员可采用提问、指导患者想象或角色扮演来发掘这些歪曲的想法并帮助患者学会识别问题，注意识别表层和深层的错误观念所在。例如，一位患者见到了他的上司，发现领导的脸色和情绪不好，并对他毫不客气，他可能会立即想到：领导对待下属就应该平易近人，他这样对我，一定是对我有成见（表层的错误观念）。而深层的固定的观念可能是：我自己注定不会得到他人的欣赏（深层的错误观念）。

2．检验错误观念

明确问题后，与患者一起设计严格的检验方法，即检验错误概念，这是认知治疗的核心。以上述为例，首先，借助ABC理论，找出A与C之间的B，即"上司态度傲慢与情绪低落的直接关系"，帮助患者分析这样的想法是否有充分的证据。其次，鼓励患者换个角度考虑。事实上，领导那天可能遇到很多棘手的事，根本没注意到你的存在。即便领导没有给自己好脸，按自己的想法推断：最糟、最坏的结果是什么？对自己的生活又有什么影响呢？结果发现最坏的结果也没有什么了不起的。新的合理的假设可以是：不管领导怎样想，我争取将工作做好，有机会同领导沟通一下。

3．配合行为矫正技术

认知理论认为，认知过程决定情绪、行为的产生，同时情绪、行为的改变也可以引起认知的改变。认知、情绪和行为的这种相互作用关系在患者身上常常表现出一种恶性循环，即错误的认知观念导致不适应的情绪和行为，而这些情绪和行为也反过来影响认知过程。因此，在认知治疗中，医护人员通过行为矫正来改变不合理的认知观念，这不仅是针对行为本身，而是把它同患者的认知过程联系起来，并努力在两者之间建立起良性循环。

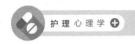

4. 巩固新观念

以布置作业的方式给患者提出某些相应的任务，使新建立的观念不断得以强化。

📖 本章小结

　　运用心理疏导、行为矫正训练、改善认知等临床心理护理方法，针对患者存在的认知、情绪、行为等问题实施干预，是心理护理实践中的核心内容。心理支持疗法是护理人员以减轻患者应激反应为目的，给患者以心理上的支持和援助的一种治疗方法。行为矫正疗法是以行为学习理论为指导，按一定的治疗程序来消除或纠正异常或不良行为的一种心理治疗方法，也是临床心理护理的一种重要方法，如放松训练法、生物反馈技术、系统脱敏疗法、暴露疗法、自信心及社交技巧训练、厌恶疗法、标记奖励法。认知治疗是根据认知过程影响情感和行为的理论假设，通过认知和行为技术来改变患者不良认知的一类心理治疗方法的总称。

📝 思考与练习

一、选择题

1. 某患者，女性，19岁，大学一年级新生，从山区来到城市上学。自述不敢见马路上的汽车，当汽车经过时，总感觉汽车很可能撞上自己，因此十分恐惧，来心理门诊就诊。最好采用的方法是（　　　）。

A. 自由联想　　　　　B. 系统脱敏疗法　　　C. 生物反馈技术　　　D. 厌恶疗法

2. 心理支持疗法的理论基础是（　　　）。

A. 机能主义　　　　　B. 行为主义　　　　　C. 精神分析　　　　　D. 人本主义

二、名词解释

1. 行为矫正疗法

2. 心理支持疗法

三、简答题

1. 怎样运用理性情绪疗法？

2. 不合理信念的特征有哪些？

第十一章

临床心理护理

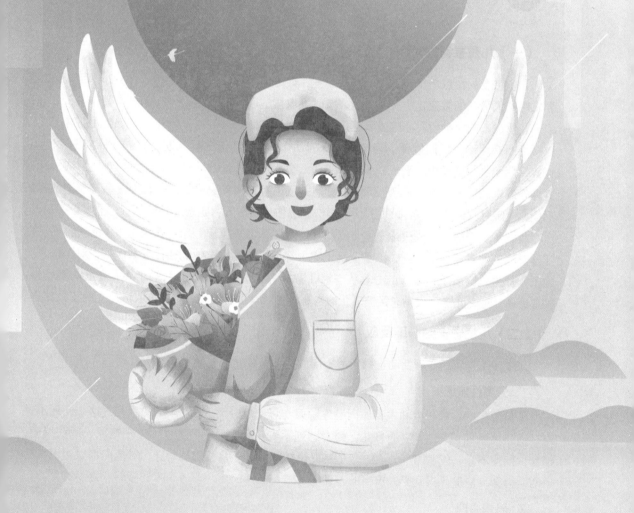

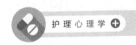

了解不同年龄阶段患者的心理特点，掌握护患沟通技巧，根据不同患者的心理变化特点，能有针对性地开展心理护理。

第一节 不同年龄阶段患者的心理护理

 儿童患者的心理护理

（一）儿童患者的特点

儿童患者的特点是年龄小、性急、心理活动变化快，对疾病缺乏深刻认识，又不善于表达，要求医护人员在细微变化中发现问题，及时采取措施以防止突发事故。

儿童在不同年龄阶段心理发育程度不同，在患病时的反应也不一样。在新生儿期易产生惊骇、哭叫和痉挛，应用敏捷、轻巧、熟练的动作以减轻刺激；婴儿期已有欲求、喜悦、愤怒、惊骇、烦闷等情绪反应，要予以爱抚和亲近；幼儿期患者入院后易产生恐惧与对立情绪，要建立良好的医患关系并开展心理护理；学龄期儿童患者有依赖家庭情绪，较为复杂，个别性也在形成，入院时有惧怕心理，再现孤僻、胆怯、悲伤、焦虑等，应做好具体分析，采取心理干预。

儿童年幼不愿表达或表达不清自己的思想情感和心理反应，家属就成为孩子的代言人。在我国家庭中大多是独生子女，孩子一旦生病，父母格外焦虑，他们往往夸大病情，对医护人员的工作提出过高要求，家长的心理状态对儿童患者有直接影响。儿科护士要有高度的责任感、机智灵敏、对患儿多加鼓励、保护患儿的自尊心，对其进行启发诱导，争取治疗上的积极配合。

（二）儿童患者的心理反应

儿童住院患者的心理活动可因年龄不同而表现差异，常见的心理反应有以下几种。

1. 分离性焦虑

分离性焦虑心理产生的主要原因是住院后与母亲的分离。2岁以下的患儿，这个问题不突出，适当照顾即可；2~4岁的患儿，则会感到不安，表现退化行为，如出现遗尿，睡前哭闹，拒食，闷闷不乐，发脾气等；学龄患儿表现较好，比较理智，能听劝导，对他们加以组织，给予活动机会，使患儿得到受人重视的心理需要。

2. 恐惧心理

（1）心理因素。常引起住院患儿恐惧心理的因素有以下几个方面：①各种操作带来的疾病刺激，以及痕迹反应的联想，常使患儿见针即哭、谈针色变，形成了一种条件反射的恶性循环，甚至可使患儿感到恐惧；②疾病带来的伤害性疼痛，使患儿内心痛苦万分；③各种令人不快的操作，如导尿、灌肠、插胃管、换药等，都可导致患儿恐惧反应；④焦虑、恐惧心理易使患儿产生依赖心理而出现上述反应。

儿童处于成长和发育的阶段，住院和患病给儿童带来身心创伤。与父母亲人分离，会产生焦虑不安的情绪，由于年龄、疾病和病情以及住院时间等差异，患儿会产生不同的心理反应，护士在对患儿进行心理护理的过程中，应了解影响其身心反应的因素，针对各年龄阶段患儿的特征，采用适当的应对措施。

（2）环境因素。住院患儿心理压力的主要来源：①患儿住院时离开亲人缺乏安全感；②住院改变了日常生活方式和习惯；③住院期间的各种治疗和检查，使患儿害怕，不能适应；④对躯体疾病认识能力有限，因身体不适而产生情绪反应，导致焦虑、恐惧、失眠等；⑤家长对患儿疾病所持的态度会影响住院儿童的情绪和心态稳定；⑥因病使患儿身体形象的改变，产生自卑情绪；⑦住院儿童被迫中断学习，失去机会，有挫折感。

3. 反抗

有的患儿抗拒住院治疗；有的患儿虽然不采取逃跑的方式，但对医护人员不理睬，或高声喊叫，或摔东西，拒绝接受一切诊疗措施；有的患儿对父母非常怨恨，沉默寡言，表情冷漠，以此表示反抗。

4. 抑郁自卑

由于疾病久治不愈，长期受疾病的折磨，患儿会丧失治疗的信心。加之长期住院治疗不能学习，患儿会更加忧虑，特别是过去一直成绩优秀的患儿更容易产生这种心理反应。有的患儿害怕自己外貌的改变被同学、朋友看见，因此拒绝探视；有的患儿担心上学后成绩赶不上而出现严重的自卑心理。

（三）儿童患者的表现

根据不同的病程阶段可有如下表现。

1. 发病阶段

儿科患者年龄上从月龄到十几岁，心理生理均处于不成熟阶段，心理活动易随环境变化，心理反应强烈，耐受性低，年幼患儿多以哭叫表达不舒服或病痛，对疾病的体验表达有限，对疾病最为敏感。但对确切的部位、性质等不善表达，要细心观察，询问父母，尽可能依据患儿的变化给予正确分析判断。

2. 治疗阶段

儿科患者情绪反应突出、强烈，恐惧反应最常见，对医院的环境、医护人员、医疗设备等均可产生恐惧。年龄稍大的儿科患者对疾病后果有所认识，会加重恐惧和焦虑程度，医护人员要了解患儿心理特点，通过游戏、交谈等方式使患者尽快熟悉环境；年龄小的患者最好由父母陪护，还要考虑儿科患者的"皮肤饥饿"，家人或医护人员的抚摸能使儿童得到心理满足。

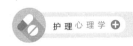

3. 恢复阶段

儿科患者病情好转后，孩子的天性恢复，活泼好动，要注意指导患儿做力所能及的自理活动，多采用鼓励、表扬的方式，培养意志行动，保护其自尊心，使医护人员在患者幼小的心灵留下良好形象。

（四）儿童患者的心理护理措施

1. 入院前对家长心理准备的指导

患儿入院前，护士应向家长详细说明什么时候为患儿进行心理准备，心理准备有哪些内容。一般而言，学龄前患儿的心理准备最好在入院前一天进行，学龄期患儿的心理准备则可提早一些。同时，家长对患儿进行心理准备时，尽可能采用患儿易懂的语言，做到耐心细致，保持心情平静，使患儿既能清楚地知道即将面临的情况，同时也不至于心情太紧张。主要内容如下。

（1）告知患儿住院的原因。告诉患儿看病或住院的原因，例如"你近几天反复腹痛、大便带血，如不及时上医院检查，查清病情，进行治疗，可能会使病情加重，那时就再也不能上幼儿园与小朋友一起玩耍了"。让患儿有提问的机会，知道自己发生了什么情况。

（2）简单介绍医疗知识。给患儿介绍一些有关先进的医院和医疗技术的知识。

（3）了解住院注意事项。带患儿入院时，要让患儿知道有关在病房就餐、大小便等日常生活事项的程序，如时间、地点、注意事项等。告诉患儿有可能在床上就餐和大小便，有可能穿医院的服装等，让患儿在心理上有所准备。

（4）让患儿了解探视时间。肯定地告诉患儿，家长一定会来探视及探视的时间和次数。

2. 根据患儿不同年龄特点采取不同的心理护理方法

（1）6个月左右的患儿，虽然住院心理反应小，但非常需要母亲的爱抚，护士应经常对他们进行轻拍、抚摩、搂抱及逗笑，以调节其大脑的兴奋性和抑制过程，使他们产生一种在母亲怀里的安全感。

（2）6个月至4岁的患儿，心理反应明显，最好允许家长陪护，这样较容易使患儿建立起对周围环境的安全和信任感。对这类患儿，护士更应多关心体贴，避免呵斥、责备患儿，可通过与患儿一起做游戏，如讲故事、玩玩具、看图画等建立良好的互相信任的护患关系，帮助患儿克服对医院的恐惧感。

（3）年幼患儿病情变化快，但又不善于用语言表达自己的感受，所以要求护士眼光敏锐，留意其非语言行为，如患儿的表情、目光、体态等，随时观察其病情变化，对患儿心理需求做出评估，及时采取相应的护理措施。

（4）年龄大的患儿，已能较好地用言语沟通，能够与病房其他患儿建立伙伴关系。护士要尽可能地与患儿沟通，争取患儿的信任和配合。可在病房开展一些榜样学习竞赛活动，如评选"优秀患儿"（评选标准为团结友好、互相帮助、讲卫生、吃药打针不哭等），也可以让患儿做一些力所能及的工作，如收拾自己的小物品、帮助其他重病患儿等。

（5）致残患儿往往具有严重抑郁、自卑心理，更要加倍呵护，给予积极的支持和鼓励。护士应经常巡视，给他们讲一些身残志坚的故事，增强他们对生活的热爱和治疗的信心。

3. 医院环境布置要符合儿童心理特点

（1）儿科病房工作的护士着装应提倡工作服颜色多样化，只有负责治疗的护士才着白色工作服，戴操作帽，其他护士可穿彩色工作服，以便缓和紧张的气氛，减轻患儿的惶恐不安心理。

（2）儿科病房布置应儿童化，墙壁的颜色鲜艳多彩，布置一些吸引儿童的图案，门窗可装配一些彩带或其他饰物，要有些吸引儿童的玩具，这样看起来好似一个游艺室，使患儿心情愉悦，以便进行良好的沟通。

 三 青年患者的心理护理

（一）青年患者的特点

青年患者朝气蓬勃，富于理想，感情丰富，独立性强，自我意识强，对疾病反应强烈。因此，青年患者的心理活动错综复杂，容易变化。青年患者活泼好动，住院后由于活动受限，可能会将注意力集中于自身而产生幻想。

（二）青年患者的心理反应

1. 否认和愤怒

青年患者患病前身强力壮，生活充满活力，一旦得知自己患病这一事实会感到震惊，他们往往不相信医生的诊断，内心不愿接受得病的现实，直到真正感到体力减弱或出现明显症状时才逐渐默认。

2. 悲观和焦虑

青年人一旦承认自己患病，其主观感觉就会变得特别敏感，过多地担心疾病对自己学习、工作、婚姻、前途的不利影响，特别是患慢性疾病、意外事故或有可能残疾的患者，其心理活动更加复杂，有时会缺乏理智，甚至产生轻生的念头。

3. 情绪不稳定

青年患者的情绪是强烈而不稳定的，当他们认为自己抵抗力强，能够战胜疾病或病情稍有好转时，就表现欢快和盲目乐观，不认真配合治疗；当他们认为疾病预后不好或病程较长时，就悲观失望、自暴自弃，情感变得难以捉摸。

（三）青年患者的心理护理措施

1. 密切观察，早诊早治

护士要加强与患者的接触或巡视。患绝症、慢性病或因意外事故可能致残及其他较重疾病的青少年，往往流露出对前途的渺茫感，甚至产生轻生行为，拒绝他人的照顾和治疗，自暴自弃。医护人员要热情关心患者，激发患者与病魔做斗争的信心。在患者情绪稳定时，加强对患者身心的保护，有针对性地做好情绪调控。要用回避、疏泄、转移、放松等方法，使不良心理

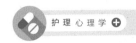

反应朝有利于心身健康的方向转化。

2. 合理安排，适当娱乐

青年期患者对医院生活与治疗等不容易适应，尤其是对于限制外出、按时治疗服药、与陌生人同时居住等不习惯。他们往往把医院的各种规章制度、医嘱要求等视为约束。因此，应鼓励他们适当参加室内或病区内各种娱乐活动，以分散其对自身疾病的注意力，保持乐观情绪。

3. 热情介绍，耐心解答

青年人一旦承认有病，主观感觉异常敏锐，而且富有好奇心，事事询问：为什么打这种针、吃这种药，病程需多长时间、有无后遗症等。他们担心疾病耽误自己的学习和工作，对自己恋爱、婚姻、生活和前途有不利的影响。护士应主动热情介绍病情、治疗和护理措施，并耐心回答患者所提出的问题。有的青年患者不愿意把自己的病情告诉同事或同学，所以，还应注意保护其隐私。

4. 理解善诱，暗示疏导

针对青年患者的某些不良情绪和行为，要给予理解和适当迁就。如针对青年患者对性的困惑和羞涩，对异性的注意与追求，或不喜欢异性医护人员等情况进行个别的健康指导和身体检查；对他们的情绪冲动和过激行为要进行循循善诱的帮助与善意的批评。给患者做任何操作前，首先做说明和解释，征询患者同意，不要强求。但注意不可无原则地迁就患者，要以增强青年患者自我调节心理平衡能力为目的。

 三 中年患者的心理护理

（一）中年患者的特点

中年人的社会角色比较突出，既是家庭的支柱，又是社会的核心力量。当他们受到疾病折磨时，心理活动尤为沉重和复杂，他们既担心家庭经济状况，牵挂老人的赡养和子女的教育，又惦念自身事业的进展和个人成就等。

（二）中年患者的心理护理措施

1. 了解、尊重患者

护士应掌握患者的心理特点，细心倾听患者陈述，征求其意见，告诉患者治疗和护理的进程，以及应如何配合治疗和护理。尊重患者，尤其让患者感到是被尊重的人、有社会价值的人。

2. 解除患者的后顾之忧

联络其单位尽量安排好患者的工作，病情许可时准其带工作任务到病房，并酌情为之创造工作条件。嘱咐其子女定期探望，汇报工作和学习情况，以利于患者安心养病。

3. 实时告诉其病情

鉴于中年人的心理较成熟，心理承受能力相对较强，护理过程中，应酌情、适时告诉其病情，讲明病情性质、严重程度，以便患者合理安排工作与生活，对疾病诊治有较充分的心理准备。

4．介绍常见病的防治知识

中年人的各器官开始衰退，若不注意有效工作、规律生活、适当营养、持之以恒地体育锻炼及保持愉快情绪，易出现体力下降或发病。给中年住院患者安排适当活动，可使其生活平添乐趣，避免不必要的刺激，转移其对疾病的过度关注。

 四　老年患者的心理护理

（一）老年患者的特点

衰老是自然现象，是生物体不可抗拒的规律，尽管如此，老年人往往不服老，希望自己能健康长寿。由于老年人各个器官功能逐渐减退，出现一些衰老的表现，如听力下降、视力下降、思维能力减退、容易健忘，情感也变得幼稚。

（二）老年患者的心理反应

1．否认心理

有的老年患者患病后怕遭到子女的嫌弃而不承认自己患病，特别是女性老年患者担心患病没有人操持家务，因而勉强继续做家务，表示自己无病。

2．焦虑心理

由于老年人患病后生活秩序改变，如住院后饮食、休息、睡眠等生活规律的改变难以适应，因而变得焦虑不安。有的患者患病后担心家人的生活无人照顾，也会出现焦虑心理。

3．自尊心理

老年人性格固执，患病后更加如此。希望得到子女关怀，希望得到他人的注意、理解及赞扬，喜欢别人顺从自己。

4．退化心理

俗话说"老小老小"，是指老年人童心复萌，爱吃零食、贪玩，表现为天真幼稚。

5．自卑心理

老年人随着年龄的增长，对许多事情心有余而力不足。特别是退休后社会角色改变了，社会地位也下降了，内心有一种失落感，患病后认为自己在世时间不长了，因而产生自卑心理。

6．恐惧心理

老年患者对疾病充满恐惧感，有的老年患者故意隐瞒年龄、隐瞒病情，努力表现身体健康状态良好。有的老年患者体弱多病，常常受到死亡的威胁，因而容易产生恐惧心理。

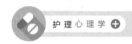

（三）老年患者的心理护理措施

1. 尊敬老年患者

老年患者最突出的心理要求是受重视和尊敬，因此对老年患者称呼要尊敬，言行要有礼貌，举止要庄重，谈话要有耐心，声音要大些。对老年患者绝不能奚落，以免损伤他们的自尊心。对他们提出建议时，切忌讲"我认为……"，而应讲"如果我遇到您老这样的问题，我觉得这样……更好"。

2. 关心老年患者

对老年患者的关心应从生活安排和心理调适两方面入手，做到精神支持和对老年患者生活无微不至的照顾。精神支持是指密切地关注老年患者的心理变化，掌握他们的心理需求，护士要针对其问题进行耐心的解释，打消他们的顾虑，增强他们解决问题的信心。进行支持时，要尽可能地做到通情，设身处地从老年患者的角度考虑他们的问题和困难，帮助解决，而不仅仅是同情他们。老年患者住院治疗，因打破了习惯的生活方式而感到生活很不方便，但又不肯经常求助别人。因此护士对老年患者的住院生活要更加细心照顾。护理老年患者时要勤快、细心、耐心、周到、不怕麻烦，要充分考虑老年患者的特点和习惯，如把物品放在容易取到的地方，饮食上尽量适合老人的口味，不要勉强吃不喜欢的食物，提供安静、舒适、温暖、安全的睡眠环境。同时，病室设备和布置要考虑老年人运动的需要，如走廊、厕所及浴缸两边应有扶手，病室放有轮椅，地面干燥不滑等。

3. 恰当的心理护理干预

根据老年患者的心理特点，采取一些心理护理干预措施。首先，老年患者大多患慢性疾病，积累了丰富的自我保健经验和应对疾病的较独特的方式，护士要善于发现总结这些经验，不要轻易否定患者已行之有效的应对方式，应肯定其积极的一面，对不良方式尽量采取协商、提醒的方式指出。其次，组织患者参加集体活动。护士要讲解一些疾病和保健的基本知识，鼓励患者相互交流。同时，可邀请一些有经验的恢复较好的患者交流经验。再次，安排老人进行一些集体活动，如室外散步、打太极拳等，同样可起到调节老人情绪、克服孤独感的功效。最后，对老年患者的一些独特的不良行为，如易忘事、刻板、古怪等，有些可以在短期内有所改变，则应积极给予帮助，如帮老人制定日常生活时刻表，按时提醒，以保持行为的计划性；有些问题不易在短期内改变，只要不影响其他病友和治疗的正常进行，应尽量避免过于关注，可通过赞扬、肯定等方式强化积极的行为，忽视消极行为，切忌强迫老人改变形成已久的习惯。

4. 尽可能多的社会支持

调动老年患者的各种社会关系，在精神上和物质上给予关怀。要鼓励老年患者的亲友、老同事及单位组织派人看望，也可安排一些老人与患者交谈。但是，护士要提醒探视者切莫谈论过于刺激性的话题，以免因老年患者过于激动发生意外。

第二节 特殊患者的心理护理

 急、危、重症患者的心理护理

急、危、重症患者是指发病急、病情危重而需要紧急救治的人。临床上急、危、重症可由多种原因引起，如急性心衰、大出血、休克、急性中毒等。患者由于起病急，病情严重，发病迅速，生命受到威胁，常缺乏足够的心理准备，精神高度紧张，导致心理反应强烈而复杂。做好此类患者的心理护理，是促进救治成功的关键因素之一。

（一）急、危、重症患者的心理反应及护理要点

不同病种的急、危、重症患者的心理反应存在着共性规律。

1. 焦虑、恐惧

焦虑、恐惧多发生在初入院的2天内，患者出现明显的紧张、焦虑反应和睡眠障碍，严重者可有心悸、出汗，少数可出现惊恐发作或精神病性症状。医护人员可给予安慰、支持等心理支持治疗，以恰当言行稳定患者的情绪，增强患者的安全感，避免在患者面前谈论病情，以尽快适应监护环境，必要时应用抗焦虑性药物。

2. 否认

患者进入监护室第2天即可出现否认心理，第3~4天达到高峰。主要表现有：否认自己有病或认为自己的病情根本不严重，不需入住监护室。调查显示约50％的急、危、重症患者出现否认心理。短期的否认对患者有一定的保护作用，可遏制极度恐惧对患者的伤害。但若长期存在否认心理则不利于患者的治疗和康复，护士应结合认知疗法，帮助患者纠正认知偏差，采取积极的应对策略。

3. 孤独、忧郁

约30％的患者在入住监护室的第4~5天后出现悲观失望、孤独忧郁的情绪。对一切事物不感兴趣，自我评价过低，消极意念极强，常感到无助，严重时可出现自杀倾向。此时医护人员应向患者解释进入监护室的必要性和安全性，病情允许时让家属到监护室看望或陪伴患者，从而减轻患者的孤独和寂寞感。

4. 愤怒

意外受伤者，因感觉委屈而愤怒；不治之症的患者因自认不该患某类疾病，或自感救治无望，抱怨命运不好，也易产生愤怒情绪；持续疼痛也易转为愤怒。患者主要表现为烦躁、敌意、仇恨、行为失控，同时伴有心率加快，血压、血糖升高等，对此护士应理解、体谅、包容、做好解释工作，帮助患者进行有效的宣泄。

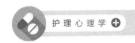

5. 依赖

有些患者经精心治疗与护理，病情明显好转，对监护病房产生适应和心理依赖，担心离开重症监护病房后，再次复发而不能得到及时的抢救，不愿意离开监护室而出现焦虑不安反应。依赖一方面有助于患者的遵医行为，有利于其早日康复，但过度依赖不利于调动患者的主观能动性，有碍疾病好转。对此，护士要帮助患者形成明确、有积极意义、可实现的目标，使其从实现目标中获得自信和成就感，逐步摆脱依赖。

（二）影响急、危、重症患者的心理因素

1. 环境因素

住在重症监护室对患者来讲本身就是一种严重的心理刺激，如陌生的环境和非人性化倾向，各种抢救和监护医疗设备。患者目睹的是医护人员的严肃面孔，各种不同类型患者的呻吟、衰竭或濒死挣扎的状态，甚至还要目睹其他患者的抢救或死亡。医护人员不分昼夜紧张而繁忙地工作，患者在这种环境中很难维持正常的生物节律。

2. 疾病与治疗因素

疾病的危重性使患者产生恐惧和焦虑，同时带给躯体难以忍受的疼痛和睡眠障碍。在急、危、重症患者的抢救中，如气管插管、使用呼吸器、导尿管、心电监护等，也给患者带来难以承受的心理负担，加重焦虑和恐惧。此外，某些药物的副作用也使患者出现抑郁或谵妄、萎靡等症状。

3. 人际交往因素

在重症监护室的医护人员必须遵循严格的制度和程序，在这种特殊的工作环境中，医护人员彼此很少说话，也很少与患者交流。紧张的工作、严肃的气氛，限制了患者与人交往的需求，况且家属很难进入监护室看望患者或陪伴，从而增加患者的孤独和寂寞感。

 二 手术患者的心理护理

无论何种手术，对患者都是比较强烈的应激刺激，会产生一定的心理反应，严重的消极心理反应可直接影响手术效果和并发症的发生。因此，护士应及时了解手术患者的心理特点，采取相应的心理护理措施，以减轻患者的消极心理反应程度，使患者顺利渡过手术难关，取得最佳手术效果。

（一）手术患者的心理反应

1. 术前患者的心理反应

手术是一种有创性医疗手段，其后果如手术的效果、并发症的发生及康复时间等均有较大的不确定性，给面临手术的患者带来一系列的心理反应。最常见的术前反应有焦虑、恐惧和睡眠障碍，为此患者需付出极大能量采取个人应对手段来应对这些问题。采用积极应对方式的患

者术前心理反应较为适中，而采用消极应对方式者，其心理反应可能过高或过低。

（1）术前患者心理反应的特征与原因。国内学者研究结果发现大多数择期手术和病情不稳定的患者术前有明显顾虑，占76%；必须手术和病情严重者术前顾虑较小，占24%。国外一些研究结果表明患者入院24h内焦虑程度最高，经测查，情绪不稳定者焦虑程度高，而且焦虑持续时间相当长，一般需5天或更长时间才能适应各种应激刺激。

术前焦虑的原因是多方面的，国内资料一般认为：①患者对手术缺乏了解，顾虑重重、期待而导致焦虑和恐惧，这方面原因占90%以上；②怀疑手术效果，对手术成功缺乏信心，故而忧心忡忡，辗转难眠，这方面原因与病情轻重有关，自觉病情较轻的患者，这方面原因较多，但整形外科患者恰好相反，自觉病情越严重，对手术效果担忧越大；③对医护人员挑剔，绝大多数手术患者在术前会打听主刀医师或主管护士的年龄、技术和经验，为此感到焦虑；④30%术前患者感到手术中疼痛难忍，手术越小，患者往往越怕手术期间疼痛；⑤其他方面有家庭关系、单位人际关系、治疗费用、今后工作、环境等。

国外对术前恐惧的研究发现，62%的患者担心麻醉出问题，15%怕开刀，23%为其他原因，例如，怕离开家庭，对医院环境恐惧，担心疾病加重等。

（2）术前患者心理反应的影响因素。术前焦虑水平个体差异甚大，年龄、性别、职业及某些心理因素等均可产生一定的影响，一般认为年龄小的手术患者焦虑反应较重，女性患者更易表现出焦虑反应，文化程度高的患者顾虑多些，内向不善言语或有心理创伤史者（早年母子分离、受别人虐待、夫妻不和等）往往因多愁善感、触景生情或联想到过去不幸的遭遇而致焦虑。因此，护士在估计患者术前焦虑水平时要考虑到患者个人背景的影响。

（3）术前焦虑与手术结果的关系。近20年来，多数研究结果证明术前焦虑与术后焦虑、疼痛程度及恢复程度存在线性关系，也就是术前焦虑水平高的患者，其术后焦虑和疼痛程度高、恢复慢。

2．术后患者的心理反应

（1）术后患者心理反应特点。术前焦虑水平高的患者，一般术后仍维持较高的心身反应，相关调查数据表示，在105例子宫癌和卵巢癌术后患者中，大多数患者出现过较严重的术后抑郁和性心理障碍。一般重大手术均有可能引起部分生理功能丧失、体像改变，如留下明显瘢痕，以及许多心理问题，如愤怒、自卑、焦虑、人际关系障碍等。反复手术而久治不愈者术后心理反应强烈，有的患者可能因术后一时不能生活自理、长期卧床、难以工作、孤独等原因，继发严重的心理障碍。常见的术后严重心理障碍有：①术后意识障碍，常在手术后2~5天出现，表现为意识混乱，一般在1~3周消失，少数可继发抑郁；伤口疼痛、失血缺氧、代谢障碍、继发感染等生物因素均可诱发术后意识障碍；②术后精神病复发，常因心理压力过重所致；③术后抑郁状态，表现为悲观失望，自我感觉欠佳，睡眠障碍，缺乏动力，兴趣丧失，自责，甚至出现自杀行为。

（2）影响手术预后的心理因素。许多因素可以影响手术患者预后，除了疾病的严重程度、手术操作技术、术后护理及有无并发症等因素外，心理因素也可直接或间接影响手术预后。这些心理因素主要包括：①对手术不了解；②智力水平低，难以与医护人员进行有效沟通；③消极应对方式；④焦虑过高或过低，情绪不稳定，抑郁，缺乏自信心；⑤治疗和康复动机不足；⑥对手术的结果期望不切实际。

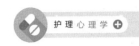

（二）手术患者的心理护理措施

1．术前患者的心理护理

术前患者心理反应因人而异，个体差异甚大，因而护士应根据患者的术前心理反应的程度和种类、应对方式和手术性质灵活地采用心理护理措施，使之发挥更大效用。

（1）提供有关手术治疗的必要信息。护士应耐心地与患者进行交谈，听取患者的意见和要求，确定患者的心理反应，建立起良好的护患关系及时向患者和家属提供有关手术信息。①详细介绍患者的病情，说明手术的重要性和必要性，对手术的安全性要作出恰当的解释。对于手术复杂、危险性大的患者，应介绍医护人员是如何对病情进行反复研究而确定最佳手术方案，使患者感到医护人员对其病情十分了解、对手术极为负责。②提供有关医院章程制度及生活事务准备信息。③采用适当的语言，使患者在轻松自如的气氛中了解手术中的真实的痛苦体验、术后各种护理措施及对患者的具体要求。

（2）应用行为控制技术及时减轻患者的术前焦虑。常用的焦虑行为控制技术有：①让患者做放松、深呼吸、咳嗽动作练习，能够有效地对抗焦虑，减轻术前焦虑和术中痛苦感；②让患者学习手术效果良好的患者是如何克服术前恐惧，取得最好的手术效果的事例，来掌握战胜术前焦虑的方法。护士在应用行为控制技术时，应安排 60～150min 的时间与患者共同讨论，以便评估患者对这些方法的掌握程度及效果。

（3）增强社会支持。与已手术成功患者同住一室，安排家属及时探视，同事和朋友的安慰和鼓励能增强患者治疗疾病的信心，减轻患者的术前焦虑。

（4）手术室环境方面的要求。手术室环境应保持整洁寂静，医护人员谈话应轻柔和谐，遇到意外事件时要保持冷静、不要惊慌失措，以免对患者产生消极暗示，造成患者紧张。

2．术后患者的心理护理

术后患者心理护理应根据患者具体病情和心理反应，着重在以下几方面进行。

（1）及时向患者反馈手术信息。术后患者一回到病房或麻醉苏醒后，护士应立即告诉患者手术顺利完成，达到了手术的目的，让患者放心。应向患者多传递有益信息，给予鼓励和支持，减轻患者术后心理负担。

（2）正确处理术后疼痛。护士应及早告诉患者术后几天内刀口疼痛较重，让患者有心理准备。有时患者会向护士主动表达疼痛，也有些患者强忍疼痛、不愿表达，此时护士可从表情、姿势等非语言表达方式观察疼痛情况及时给予处理。应积极给予镇痛剂减轻疼痛，一般术后6h内给予镇痛剂可减轻术后整个过程疼痛；鼓励患者运用术前训练的放松技术和深呼吸技术；让患者听自己喜欢的音乐也可以起到减轻疼痛的作用。有些患者害怕疼痛和伤口裂开，不敢及早活动，应告诉患者，采用正确的咳嗽、翻身和四肢活动方法，不会使伤口裂开，还可减轻疼痛。

（3）帮助患者克服消极情绪。术后患者出现焦虑、抑郁等消极情绪的原因很多，如大多数术后患者愿意把自己与做过相同手术的患者比较，或者与自己术前对术后疗效的期望比较，而产生术后感觉不良。此时，护士应告诉患者正确评价疗效的方法，应根据个人的病情特点、手术情况及术后检查情况来评价，让患者感到自己正在康复之中，不必紧张，同时护士也应在生活上、心理上给予患者全面支持，鼓励患者战胜消极情绪。

（4）帮助患者做好出院准备。大多数患者伤口拆线后就可出院回家，但此时身体各方面功能尚未完全恢复。因此护士应向患者详细介绍出院后自我锻炼的知识，如什么时候才能进行哪些活动，饮食上有何特殊要求等。有的患者手术后带来部分生理功能丧失（如子宫、卵巢切除）或残缺（如截肢）等，给患者带来心理上的重大创伤。对这样的患者，更要进行心理支持，努力为患者提供克服困难和适应新生活的手段，使患者勇敢地走向新的人生道路。

三 癌症患者的心理护理

（一）癌症患者的心理反应

人们普遍将"癌症"的概念与"逐步走向死亡的过程"联系在一起，所以当一个人在身上发现肿块时，可能首先想到"癌"。一旦被确诊癌症后，患者最突出的心理反应就是恐惧。轻者郁郁寡欢、焦虑紧张，重者万念俱灰、消极厌世，甚至等待死亡、自杀等。当患者知悉无法根治癌症后，心理反应可分为以下 3 个阶段。

1. 情绪休克与恐惧

此阶段患者恐惧心理会进一步加剧，甚至"谈癌色变"，认为"患了癌就是被判了死刑，缓期执行"。有些患者开始时对自己患癌症持否认态度，继而出现愤怒、恐惧、悲伤，表现为紧张、坐卧不安等。

2. 求索与退缩

患者千方百计求索民间治疗方案以求生存，并逐渐终止自己对家庭、社会的义务，专注自己的生活。

3. 知命与平静

随着时间的推移，患者冷静地面对即将发生的事实，不得不逐渐接受和适应。积极地配合治疗，心情比较平和，部分患者可有轻度抑郁、焦虑，多数患者不能恢复到原有情绪状态，晚期癌症患者则处于消极、被动和无望的状态。

（二）癌症患者的心理护理措施

1. 科学认识，保持良好心态

护士应加强对恶性肿瘤的科普知识的宣教，帮助患者认识疾病，早发现、早治疗、改善情绪，减低恐惧程度。积极配合治疗，保持良好的心态。护士应根据患者不同的个性，采取多种方式进行心理疏导，消除不良情绪。值得注意的是，一定要选择正确的宣泄途径，否则，必然导致患者更痛苦。

2. 面对现实，纠正消极认知

护士可根据患者的病情状况、心理特征、适应能力、认知水平等，慎重告知。耐心解释、纠正患者的消极认知，说服患者积极参与治疗，保持乐观情绪，树立积极信念。寻找癌症康复

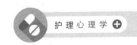

的案例，对患者及家人进行积极鼓励，对于患者的治疗和康复会起到关键作用。

3. 运用防御机制，做好心理支持

疾病对患者是极大的挫折，可使患者心身受到严重损害，长期受消极情绪的困扰，可使患者免疫力下降。护士引导患者恰当应用心理防御机制，根据患者具体情况运用解释、安慰、疏导、鼓励等手段，使患者获得信心和希望，缓解患者内心压力和紧张情绪，促进康复。

患者家属也应积极配合护理，在保证患者休息的基础上，丰富他们的生活，因为积极乐观的情绪是可以互相影响、互相带动的。

四 传染科患者的心理护理

（一）传染科患者的心理反应

传染病患者作为传染源可通过直接或间接的途径将病原体传播给他人。患传染病后，患者不仅要承受疾病的痛苦，更难以承受的是自己成了威胁他人的传染源。同时，对传染病患者采取隔离措施，限制与剥夺患者的基本需要，必然会引起患者心理上剧烈的反应。

1. 自卑孤独

传染病患者一开始都会产生自卑孤独心理，一旦进入患者角色，即在心理上和行为上都与周围的人划上一条界线，自我价值感丧失，感到自己成为人们望而却步的人，成了惹别人讨厌的人，由此而感到自卑。

2. 回避心理

许多传染病患者不敢理直气壮地说出自己所患的疾病，害怕被别人鄙视。例如，把肺结核故意说成"肺炎"，把"肝炎"说成是胆道感染等，都是害怕别人鄙视和厌恶自己的表现。

3. 愤懑情绪

不少患者产生愤懑情绪，悔恨自己疏忽大意，埋怨别人传染给自己，易激惹、爱发脾气。多数传染病具有病程长、难根治的特点，所以患者在治疗期间又易产生急躁情绪、悲观情绪和敏感猜疑等心理。

（二）传染科患者的心理护理措施

1. 科学认识传染病

护士应了解传染病患者的心理反应及其情绪变化，并给予理解和同情。应针对不同患者的具体情况，讲清暂时隔离的意义，并耐心指导他们如何适应这种暂时被隔离的生活，积极配合治疗，争取早日康复。

2. 创造良好的探视条件

因为传染病患者只能在规定的时间和亲友会面，所以护士应尽量创造良好的探视条件，使患者感受亲朋好友的温暖。适当增加探视次数，勿随意中断患者的交谈，尽可能满足患者的需

要，消除有碍于病情好转的消极因素。

3．树立信心、战胜疾病

某些传染病根治较困难、病程较长，并有难以治愈的后遗症。这类患者格外关注自己，十分重视别人对自己的评价。护士应根据这些患者的特征，劝慰患者积极配合治疗，取得患者的信任，增强患者战胜疾病的信心。

五　器官移植患者的心理护理

器官移植作为新的医疗技术，随肾脏移植、肝脏移植、心脏移植、角膜移植、小肠移植等相继成功，将有更多的脏器移植出现在医学临床实践中。研究与脏器移植有关的心理反应、心理护理措施，将成为临床心理护理研究的热点和重要任务。

（一）器官移植患者的心理反应

器官移植术对供者与受者都是重大的应激事件，都会产生心理问题。供者关注缺失某脏器会降低其生命的安全系数，受者则面临脏器生理排斥与心理排斥的双重反应。器官移植患者的心理反应可分为以下 3 个阶段。

1．异体物质期

此期发生于脏器移植术后初期，患者此期的主要心理反应是抑郁。受者常有"以损害他人健康延续自己生命"的内心感受。即使移植器官取自已逝个体，患者也认为其将生存机会建立在他人死亡的基础上，由此陷入深深的抑郁。有的患者可因其不得不依赖自己的厌憎者的脏器生存（真实或想象的）而导致病情恶化。有的患者心理上产生强烈的异物感，主观认为移植的脏器与其生理功能不协调，自身完整性被破坏，既为其生命安全而恐惧不安，又为丧失自身尊严而抑郁、悲伤。

2．认同期

此期患者行为的主要表现：希望详细了解供者的特征，一旦获得详情，受者就会极力模仿。此期患者的抑郁、恐惧情绪有所好转，但其心理特征可能受供者的影响而变化。

3．同化期

在认同的基础上，受者的人格特点可因供者的影响而发生戏剧性变化。如女性患者接受男性器官后，心理活动变得男性化；相反，男性患者人格特点则可能呈女性化倾向。

（二）器官移植患者的心理护理措施

1．术前认真解释

让患者及家属了解手术的基本情况和实际风险，以及术后可能发生的各种并发症，客观地说明器官移植是一种治疗方法，但不会 100％成功，且至今尚未完全解决移植器官的排斥反应等问题，移植后任何阶段都可能发生排斥反应，患者及家属均需有充分的心理准备，使患者以

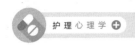

积极良好的精神状态迎接移植手术。

2．术后心理支持

术后心理护理重点集中在异体物质期，此期医护人员应认真观察患者情绪变化，主动与患者沟通，鼓励患者说出担心的问题，了解患者焦虑的原因并予以耐心解释，消除患者的错误猜测，护士可向患者介绍同类移植成功的病例，增加其接受治疗的信心。此外，家属及社会给予患者精神和经济的支持，可减少其抑郁、焦虑等不良心理反应。

 六　临终患者的心理护理

（一）临终患者的心理反应

库布勒·罗斯（Kubler Ross）的临床观察发现，多数人在面临死亡时要经历几个类似的阶段。

1．否认期

当患者得知患了不治之症后，心理上受到强烈的冲击，通常采用否认的态度来应付这一噩耗，认为别人搞错了，尽力掩盖其事实，反而安慰亲人。

2．愤怒期

当病情加重，患者出现愤怒和怨恨，敌视周围的人，可将愤怒发泄到亲友和护士身上，抱怨其照顾不周，对家庭成员提出无休止的要求。

3．协议期

表现为部分承认疾病的存在，内心显得平静，并期待医疗奇迹出现，希望能延长存活时间，能配合治疗，希望减轻痛苦，要求家属陪伴，共享最后时光。

4．抑郁期

随着病情日益恶化，症状逐渐加重，知道自己生命垂危、治愈无望，在心理上做好了死的准备，表现为极度的伤感。此时可能有安排后事的考虑，或留遗言、遗嘱，或有急切会见自己亲友的愿望。

5．接受期

在心理上完全接受了死亡的结果，做好了死前的安排，一切进入等待时期。患者表现为疲倦、默默不语，平静安然地等待死亡的到来。

（二）临终患者的心理护理措施

1．提供恰当的信息

大多数临终患者都希望尽早获知真实情况，所以在信息告知患者之前应先征得其家属同意。同时，与患者交谈时态度要诚恳，语气要平和，叙述要清楚，切忌行为轻率，敷衍了事。

2．全面的心理支持

一旦让患者明白离开人世已是无法挽回的事实后，医护人员应千方百计地创造条件，给患者最大的心理支持和安慰。鼓励患者表达自己的意见和感情，尊重他们的意见和生活习惯，不要限制患者的活动。同时，设法减轻患者躯体痛苦，使其平静地度过生命的最后时刻。

3．妥善做好临终患者家属工作

患者即将离开亲人之时，家属情绪上的纷乱和悲痛是巨大的，尤其是突发性疾病患者临终前，因家属缺乏心理准备，其心理创伤更为严重。因此，护士一定要注意做好家属的心理支持，安排专人陪伴家属，进行安慰和劝说，要劝告家属不要在病房大声哭泣，以免干扰其他患者。

总之，心理护理不同于心理咨询和治疗，是一种经常性行为方式。只要建立了信任、和谐的医患、护患、家庭及社会关系，再配合必要的耐心和技巧，就能够取得良好效果。

❝ 本章小结

日常生活中，个体心理活动的指向性一般是关注周围环境的动向和人际交往信息，一旦患病，个体心理活动的指向性转向内部，更加注意自己的身心健康变化，更容易表现出焦虑、恐惧和忧郁等消极情绪的心理特征。不同年龄阶段的病人、不同疾病会产生相应的心理变化，具有不同的心理特点。希波克拉底有句名言："了解什么样的人得了病，比了解一个人得了什么病更为重要。"这就要求护士学习掌握护患沟通技巧，准确把握不同患者的心理变化特点，掌握和了解其心理变化的共性和特性，有利于有的放矢、科学有效地开展心理护理。

📝 思考与练习

一、选择题

1．李女士，66岁，丧偶，平时与亲朋好友交往少，有社交孤独感，注意力不集中，情绪易激惹。对此，可采取的主要护理措施为（ ）。

A．以短而多的接触开始，逐步建立信任感

B．训练李女士的注意力

C．安排其成功地参加社会活动

D．让李女士与其他患者多交流

2．陈女士，35岁，怀孕2个半月时自然流产。流产后情绪激动、哭叫，并且拒绝承认已经流产。陈女士的情感障碍是（ ）。

A．焦虑 　　　　　B．绝望 　　　　　C．抑郁 　　　　　D．悲伤

3．对于绝望的护理对象，护士所采取下述行为中不正确的是（ ）。

A．鼓励其确认与表达自己的情感 　　　　B．评估其是否有自杀的危险

C．调动其自信，配合治疗 　　　　D．谢绝家属及朋友的心理支持

二、名词解释

1．焦虑

2．恐惧

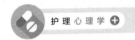

三、简答题

1.老年患者的心理护理措施有哪些?

2.简述急、危、重患者的心理反应及护理措施。

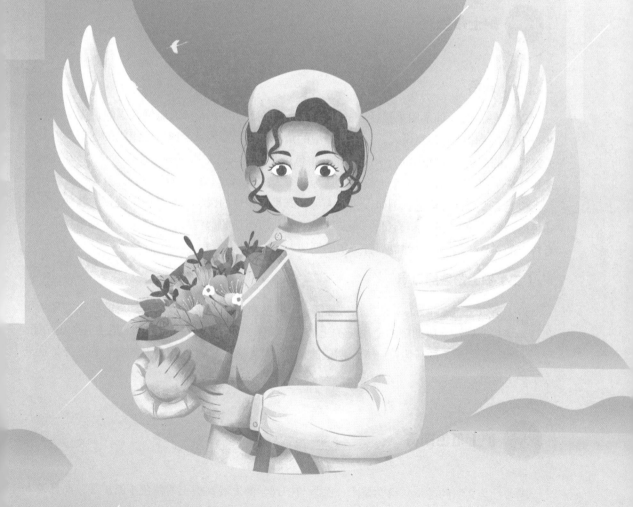

第十二章

护士心理

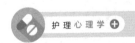

第一节　护士角色

护士作为医疗活动中的一个重要角色，所从事的职业与其他职业一样，都有自身的特点，从事护理工作的人在护理环境中会形成相应的职业角色。本节旨在揭示护士的职业角色内容，探讨护士职业角色化过程的影响因素。

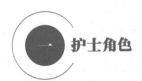 **护士角色**

（一）角色

角色（role）一词是用来描述人的社会行为，即社会中某一特定地位人群的行为，而且这些行为具有一定的可预测模式。人在社会中的角色往往是按照社会或特定组织的期望，以及个人对自己的期望所表现出的行为。因此，角色反映出这一特定人群的目标、价值观和情感等。现代社会学把社会理解为一个大舞台，认为每个人都是舞台上的一个角色，并且一个社会成员常常担当着多重社会角色。例如，一个人可以既是医院里的医生，又是医学院校的教师，同时还可以是父母的"儿子"和子女的"父亲"等。在他所担任的这些社会角色中，他对于其他人都有特定的义务，其他人对他也都有特定的期望。

（二）护士角色的概念

护士角色（nursing role）是指在护理活动中，从事护理职业的个体应具有的职业心理素质和行为模式，即社会所期望的适用于护士的行为模式，如在人们的心目中，护士应举止端庄、文雅大方。如果护士的行为符合人们期望的行为模式，同时履行了其应有的权利和义务，就进入了护士角色。

 **护士角色期待**

随着社会文明的进步，科学技术、医学与护理学的发展，护士的角色不断扩展，而且发生着根本的变化。护士是受过专门教育的、受人尊敬的、独立思考和工作的人。

（一）护士的职业角色

护士在医疗职业环境中承担着各种不同的角色。护士的职业角色可概括如下。

1. 护理者

护理者（caregiver）。这是护士最基本又最重要的角色。护士是医院技术人员中一支重要的技术力量，占医院各类人员的50％以上。护士不仅人数多，而且工作面广、工作量大。一个患者从入院到出院的各项处置中约有90％是由护士执行或配合完成的。当人们因疾病等原因不能自行满足基本需要时，护士帮助护理对象满足基本需要，如呼吸、饮食、排泄、休息、活动、个人卫生及心理、社会等方面的需要。护士在帮助患者减轻病痛、恢复健康的过程中，为患者提供直接的护理服务，以满足其生理、心理和社会各层次的需要。

2. 协作者

协作者（collaborator）。在临床工作中，往往需要医生、护士、营养师、康复治疗师、心理治疗师、社会工作者等多学科专业人员的通力合作，才能对患者提供全面的、协调的、高质量的服务。护士不仅是医嘱的执行者，而且是医生的密切合作者，他们参与门诊、急诊、住院治疗、手术及康复等医疗的每一个环节，与患者的接触最多，常常最早发现患者的病情和情绪变化，被喻为临床诊治的"哨兵"。

3. 代言者

代言者（advocator）。护士是患者利益的维护者，有责任解释并维护患者权益不受损害或侵犯，是患者的代言人。同时，护士还需评估有碍全民健康的问题和事件，提供给医院或卫生行政部门做决策时参考，此时，护士又成为全民健康利益代言人。患者或其他服务对象往往对卫生保健系统不了解，护士应尊重患者的知情权，帮助他们了解有关的合法权益，并在需要时协助他们与其他专业人员进行沟通，做出知情的选择和决策。

4. 管理者

管理者（manager）。每个护士都在执行着管理的职责。作为领导者，要管理物质资源、人力资源和计划资金的使用。作为普通护士，要管理患者及其相关人员，为服务对象制订护理计划，组织诊疗和护理措施的实施，有效控制医疗花费，安排出院事宜等。

5. 教育者

教育者（pedagogue）。护士的教育者角色包括两方面内容。一是对护理对象健康知识的教育和指导，提供有关信息，利用患者就诊、治疗时间，开展多种形式的健康教育。设置宣传栏，针对各科常见病、季节性疾病、传染病、慢性病登载有关知识，定期更换，增加就诊患者对疾病的预防、护理和急救措施的知识。发挥护士的积极性，利用口头讲解和发放健康教育宣传材料等形式，使健康教育贯穿于整个医疗护理活动中，促进和改善人们的健康态度和健康行为。二是对实习护士和新护士的教育培养，帮助他们进入护理工作领域，发展其护理专长，培养新一代护士。这也是护理事业延续和发展的需要。护士可以在护士学校、医院、家庭和社区等各种场所行使其教育者的职能。

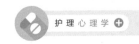

6. 协调者

协调者（coordinator）。护士在工作中需要与有关人员进行联系与协调，维持一个有效的沟通网，使诊断、治疗、护理工作得以协调进行，保证护理对象获得最适宜的整体医护照顾。按就诊患者需要进行协调、疏导，做好分诊工作。注意观察患者情况及时协助安排会诊、转诊工作，尽量减少患者等候时间，使其得到及时有效的治疗。护士要协助医生完成对患者制订的治疗计划。护士要与营养师、技师配合完成对患者治疗和康复工作。要使患者恢复健康，护士应与许多医护人员合作。在社区护理中，卫生保健工作涉及面更广，护士需加强与有关人员的协调与配合。

7. 研究者

研究者（researcher）。科研是护理专业发展不可缺少的，每一个护士，特别是接受过高等教育的护士同时又是护理科研工作者，在做好患者护理工作的同时，要积极开展护理研究工作。护士应注重对实践的总结和归纳，更应增强科研意识，用科学的方法严谨地、实事求是地分析、探究实践中的护理问题，研究不同患者的心理特征及变化规律，提出有说服力的结果和观点，丰富护理学知识体系，并将研究结果推广应用，指导改进护理工作，提高护理质量，使护理的整体水平从理论和实践上不断进步。

8. 咨询者

咨询者（adviser）。咨询是护士工作的重要组成部分，是一个单位是否有较强服务意识理念的具体体现。护士在时间充裕的情况下，要接受就诊人员的健康咨询。护士应运用治疗性的沟通技巧，鼓励人们讨论其患病或受到伤害后的感受，以及在处理有关健康和疾病问题时所遇到的困难，判断服务对象现存的和潜在的健康问题，帮助其发现最佳的解决方法，如为临终患者及其家庭提供咨询。

9. 学习者

学习者（learner，scholar）。护士要紧跟时代步伐，树立主动学习的观念，加强自身素质。要利用多种渠道充实自己的知识面，及时了解掌握新知识、新技术，不断提高实施健康教育的能力和水平。要学会对患者生理、心理、社会等因素进行全面分析，实施整体护理。要学习人文知识，培养良好的人际沟通能力和适应能力，全面提高护理质量。

（二）护士角色的异常

1. 角色冲突

一个刚毕业的护士离开了学校，被分配到门诊工作。她对门诊工作本来就知道得很少，门诊负责人又立即要求她管挂号，并要求把挂号工作做得又快又好，而且也不对这位新护士详细讲解该工作。这位新护士原来是学生角色，一下子成为门诊挂号主管人的角色，又对工作没有详细了解，造成了两个角色之间差异过大。又限于这位新护士的经验水平和对工作不熟悉，因而造成了角色冲突，引起了行为矛盾。例如，这位新护士对工作产生抵触情绪，而且情绪激动，甚至放下工作不做，并且口出怨言。

2．角色矛盾

角色矛盾是由于对角色要求难以满足或不能满足时出现的。护士是要按照医院的规章制度办事的，如果有一个同事要求护士做的事与院规相违背，这时护士的角色行为便出现了矛盾，不知如何办才好。

3．角色不明确

护士不明确承担这个角色应如何行动，这是由于缺乏明确要求的结果。例如，刚毕业上岗的新护士，对自己的角色感到不明确，不知应该做什么、如何行动。这就需要护士长先给予指导、培训，使其进入角色。

（三）护士角色化异常的成因

护士职业角色化过程的影响因素包括社会文化因素、职业教育因素、价值观因素及自我调控因素。

1．社会文化因素

社会文化对护士职业角色化的影响，主要表现为护士职业角色化的社会期望值与护士的个体目标、行为模式之间的距离，且有远近之分。该距离趋近，较有利于护士职业角色化的发展；该距离过大，则有碍于护士职业角色化的完善。

（1）社会低期望值与职业高发展目标。"社会低期望值"指社会上有人受传统习俗、社会偏见等影响，对护士职业的现代社会职能做较低评价；"职业高发展目标"指当今护士尤其是接受高等护理教育的护士对其所从事专业未来发展的充分认可。若上述二者相去甚远，则可能对护士职业角色化过程造成不利影响。

（2）社会的群体期望值与职业个体行为。"社会的群体期望值"指社会上人们按照护士职业规范所确立的理想标准、对护士职业群体较高境界的期望值。如称赞护士为"白衣天使"，希望护士能以有爱心、善解人意的态度为患者解除病痛；"职业个体行为"是护士在护理过程中的实际工作表现。若二者差距过大，护士个体也可能产生角色不适应行为。

（3）社会的整合期望值与职业角色分层行为。"社会的整合期望值"指社会上人们一般很少考虑护士个体的年龄、资历、受教育层次等差异，仅根据其以往对某护士的片面且深刻的印象，随之将其主观整合的或高或低期望值赋予其他护士。"角色分层行为"指护士个体由于职业经历、角色身份、受教育层次等不同，表现在职业行为模式中的层次性差异。社会的整合期望值如果过高或过低，与护士个体的实际年龄、资历、受教育程度等不吻合，就会对护士的职业角色化产生影响。

2．职业教育因素

职业教育成功与否，不仅看其能否培养大批从事该职业的专门人才，更要看其培养的专门人才是否有积极的职业态度或职业价值观，而职业态度或职业价值观是影响护士职业角色化的核心。

3．价值观因素

护士的人生价值观是其职业角色化的前提。若个体的人生基本价值取向能认同护士职业的社会价值，或有助其确立恰当的职业价值观，其在护士职业角色化的形成过程中，便会相应产

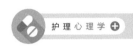

生积极的职业态度并借以指导其角色行为，努力适应护士职业角色人格的需要。反之，就容易产生消极的职业态度，甚至难以胜任职业角色。

4. 自我调控因素

角色行为的自我调控，首先建立在个体对角色行为的自我认知、自我评价等基础上，且个体的自我认知、自我评价，又常以其周围的他评为参照系。例如，护士个体可依据师长对其业绩的认可程度、同事对其工作表现的褒贬、患者对其欢迎程度等，了解其角色行为适宜与否，再反思并确定之后该如何做。一般来说，当护士个体对角色行为的自我认知比较恰当时，就会产生积极反馈效应，激励其按照职业角色的要求，自觉、扬长避短地调控其职业行为模式，并使之不断地趋于完善。若护士个体对角色行为的自我认知不恰当，则会对自身的职业角色化过程产生消极影响。

第二节　护士心理素质与培养

护理工作的特点决定了护理是一个具有高强度应激的专业，护士心理不仅关系到护理专业人才的培养质量、护士的心理健康，还与人类健康事业紧密相关。这就要求护士除了具有高尚的职业道德、扎实的专业知识、精湛的护理技术外，还必须具有良好的心理素质，以满足护理工作的各种角色要求，应对各种复杂的护理环境，做好患者的身心康复护理工作，并维护自己的身心健康。

 护士应具有的心理素质

心理素质（mental ability）是指在先天与后天共同作用下形成的个体的心理倾向和心理发展水平，它所反映的是个体在某一时期内的心理倾向和达到的心理发展水平，是个体进一步发展和从事活动的心理条件和心理保证。护士的心理素质是指护士在认知过程、情感过程、意志过程及个性心理特征方面所具备的素质，其表现个体独特的精神风貌，反映个体对己、对人和对事的态度、情感和行为模式。护士应具备的心理素质有以下几方面。

（一）良好的职业动机

护理专业要求其从业人员能认同并热爱护理专业，有一定的职业荣誉感，了解职业的角色要求，有一定择业动机及对专业的成就感要求，有稳定的职业心态，有基本的、发自内心的关心及爱护患者的能力。

（二）敏锐的观察力

护理工作需要护士具有敏锐的洞察能力及感知能力，通过应用专业知识及技巧，获取全面而准确的患者资料，以及时观察患者的身心变化，预测及判断患者的需要，协助疾病的诊断及治疗，评价护理的效果。

（三）精确的记忆力

护理工作的每一项任务都有严格的时间、数量及对象要求，这就需要护士有精确的记忆力。如对患者进行肌肉注射，护士一定要准确地知道注射对象、药物的量及应用时间，可能会出现什么反应，需要采取什么措施以预防不良反应等。

（四）良好的思维品质

护理专业发展的趋势要求护士对每个患者进行评估，作出护理诊断，制订护理计划，应用护理程序为患者解决现存的或潜在的健康问题。这就需要护士具备独立的思维能力和解决问题的能力，并发展创造性思维，以适应现代护理发展的需要。

（五）积极的情绪

特殊的工作性质及环境氛围易使护士产生情绪问题，但特定的工作对象又要求护士始终保持稳定、积极的情绪状态，要学会控制自己的情绪，做到遇事沉着冷静，以稳定患者及家属的情绪。研究表明，一个有很好情绪适应能力的护士，更易形成开朗的性格和愉快的心境，产生积极的内部动力，避免焦虑、抑郁和愤怒等负面情绪，因而能产生适当的行为。

（六）坚强的意志

护理工作是一项复杂而具体的工作，会遇到各方面的问题、困难、委屈、挫折或误解，这些都需要护士有坚强的意志，面对困难及挫折时，能排除干扰，约束自己的言行，将患者的生命及健康放在首位，认真做好各项工作。

护士坚强的意志表现在：坚信护理事业是关爱生命、救死扶伤、为人类奉献爱心的伟大事业，愿意为自己所选择的事业奋斗终生。护士在工作中遇到紧急情况时，能判断准确、反应敏捷、当机立断、遇事不慌、有条不紊；能自觉控制自己的情绪和行为；能以顽强的毅力克服工作中的困难，不怕挫折，始终以高效的标准为患者提供护理服务。

（七）健全的人格

人格包括气质、能力及性格。护士要善于了解自己的人格心理特点，克服不足之处，在工作中重塑健全人格。一般认为，多血质、黏液质及各种混合型、一般型的气质，稳定外向型或稳定内向型的性格类型等，与护士职业特质较吻合。

（八）正确的自我意识

护理工作是一项助人的工作，为了达到更好的助人效果，护士应培养正确的自我意识。乔哈里（Johari）的认识自我的窗口模型将自我意识分成4个象限。护士努力的方向是不断扩大第一象限，缩小第二、第三象限，从而使第四象限缩到最小。当自我意识达到这种状态时，人的大部分潜能得到发展与实现，敢于自我显露，而不易产生防御心理，才能坦然地接受自我、接受他人、待人仁爱宽容，善于以更自然、更真诚的方式与他人沟通联系。这是护士助人时必

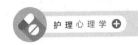

须具备的心理素质与能力。

（九）良好的社会适应性

"社会工作者"的职业属性，要求护士学会适应各种环境，无论置身于纷繁或孤寂中，都能保持良好适应，沉着应对。此外，护士的社会适应性，还包括对各种从未体验过角色的适应，一旦做了护士，就需学会体恤各类患者的病痛。

二 护士良好心理素质的培养

如果护士没有良好的心理素质，就不能很好应对护理工作中的压力，严重影响护理工作的质量。因此，优化护士职业心理素质是做好护理工作的前提。

（一）培养的原则

1. 学校教育与社会教育相结合

学校是培养合格护理人才的基地和重要场所。学校在为学生提供专业知识教育的同时，应高度重视学生良好心理素质的培养。学校通过不同形式的教育活动让学生形成正确的世界观、人生观和价值观，使学生能对自己进行正确的定位，具有一定的心理承受力，学会自我完善和发展。社会教育是培养良好心理素质的重要环节，学生应在社会实践中学会不断总结经验教训，调整好自己的心态，适应社会的要求。

2. 规范教育与自我调控相结合

对护士良好心理素质的培养既要有规范教育，又要学会自我调控。严格的规范教育是基本训练的核心，是形成护士良好心理素质的前提。自我调控的能力是良好心理素质的基础，是形成护士良好心理素质的保证。

3. 现实形象与理想模式相结合

护士心理素质的培养是以最终符合社会角色需要为目标的。现实形象与理想模式之间大都会有一定的差距。在护士心理素质的培养过程中，要多做正面的典型宣传，找出差距，制定目标，不断完善自我形象，尽量缩小现实与理想的差距。

4. 严于律己与宽以待人相结合

严于律己能促使良好心理素质的形成，宽以待人有利于保持自我的心理平衡。护士应虚心接受别人的批评，做到闻过则喜。

在独处时，能谨慎遵守道德原则与规范，做到"慎独"；对别人，则要以宽大的胸襟去理解和接纳。

（二）培养的方法

护士的身心健康状况是发展人类健康事业、提高人们生命质量的重要条件。但由于各方面的原因，护士群体的身心状况并不十分乐观。因此，积极维护和促进护士的身心健康是每一个管理者应有的共识。

1．正确认识，合理定位

一位学者说过："一个人的真正伟大之处，就在于他能够认识到自己的渺小。"医护人员悦纳自己是发展健康的自我体验的关键与核心。护士应正确认识自己及所从事的事业，树立为护理事业默默耕耘的崇高理想。

2．正视现实，努力适应

心理健康者总能与现实保持良好的接触。护士如果能够正视和适应现实，一方面，他们能发挥最大的能力去改造环境，治愈或减轻患者的痛苦，以求客观现实符合自己的主观愿望；另一方面，在力所不能及的情况下，他们能另择目标或重选方法以适应环境，让患者以良好的心态去面对疾病。

3．调整心态，寻求支持

护士常承担多重角色，工作、生活和家庭的压力会对护士的心态带来一定的影响。很多调查显示，护士群体的焦虑和抑郁状态明显高于一般人群。因此，护士应善于调整自己的心态，积极参加文娱活动，进行体育锻炼，培养广泛的兴趣，保持心身健康，必要时可寻求家庭、社会或专业的支持。

4．善于总结，积极进取

成功的机会往往存在于挫折之中。强者的奥妙就在于能自觉运用这个哲理，处理生活道路上的困境。护理工作虽然平凡琐碎，但是专业性很强，有很大的空间值得我们去探索。因此，护理人员应善于从工作中总结经验教训、努力探索、不断进取。

（三）培养的途径

1．职业态度与价值观的优势教育

职业态度与价值观的教育是护士心理素质教育的核心部分。护理教育者要利用教学的各个环节，重视对学生的职业态度和价值观的导向教育，并根据护理专业的角色要求，进行职业角色模拟训练，使护士的职业角色要求内化，形成符合职业角色要求的心理素质。

2．年龄特点与培训目标的分层教育

护士职业心理素质的优化，还需考虑年龄及学历的差异。年龄和学历的差异要求采取分层教育的方式。对中专生来说，他们受教育程度及成就动机略低，理解能力相对较弱，观念及行为易受他人的影响，所以，要以正面宣教为主。而对于本科以上护士的职业教育来说，由于他们的知识面宽、成就动机高、善于思考，观念和行为不易受他人影响，因而应以激励教育为主。

3．可操作性系统训练的模拟教育

观察学习理论认为，人的大量行为是通过对榜样的学习而获得的。因此，积极的职业角色行为可对护士职业心理素质产生良好的反馈作用，提示可操作性系统训练的模拟教育是职业教育的重要组成部分。护士正式进入护理情境前，一般需反复通过模拟化角色扮演，逐步矫正其与职业行为不符的日常习惯，强化较适宜的职业行为。

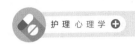

4. 现实形象与理想目标的符合教育

在护士的教育过程中，教师不仅要树立职业的理想目标，也要让学生充分认识护理工作的现实形象。引导护士分析导致影响理想与现实职业差距的主要因素，思考如何以主人翁姿态促进职业现实形象向理想目标趋近，既可激发护士提升现实形象的使命感，又可帮助护士建立应对"职业形象反差"的较充分的心理准备。

5. 学校教育与在职教育相结合

学校是培养合格护士的基地，在学校阶段，学生的世界观、价值观都正在形成，培养良好的职业态度及职业价值观，是学校教育中至关重要的，但由于职业的培养目标必须与社会发展的要求保持同步，所以在职护士也需要进行在职教育才能更好地胜任本职工作。

第三节　护士的工作特点、心理特征及心理卫生

随着社会的发展和医学模式的转变，护理工作越来越显示出它的重要性，新的护理模式要求护士不但要有扎实的专业知识和精湛的护理技术，还必须具有健康的心理。因此，研究护士的心理卫生对提高护理质量具有重要意义。

 护士的工作特点

（1）工作负荷过重。人们对医疗卫生服务的需求日益增长，而护士数量不足，脑力和体力劳动超出自身的承受能力。

（2）工作性质紧张。护士在工作中经常面临各种危机、突发及多变的情况，必须及时观察病情，并迅速作出反应，同时还要满足患者的合理需要。如果护士在工作中出现差错，将会威胁到患者的身心健康，甚至生命，护士必须为此承担相应的法律责任。

（3）工作满意度较低。护士工作的平凡与重复，使许多护士的工作热情受到挑战，工作成就感降低。有调查发现21%~23%的护士不满意自己的工作，造成他们无法从工作中获得乐趣，更无法体会工作成就感。

（4）工作时间不规律。护士的"三班制"及昼夜倒班扰乱了自身的生物钟，影响了其日常生活规律。

（5）社会地位较低。由于传统世俗的影响，社会上仍有轻视护理工作和瞧不起护士的现象。

（6）人际关系复杂。护理工作要求护士每天要面对形形色色的患者，还要与医生、同事进行配合，与患者家属进行沟通，同时还要服从领导，这使护士经常处在人际关系的复杂矛盾之中。

三　护士的心理特征

护士的心理特征可概括为以下 6 点。

（1）紧张心理。琐碎而又高强度的护理任务、频繁的专业理论和操作考试、法律意识日益增强且对护士要求过高的患者、媒体等社会舆论对医院行为的关注及卫生行业监督力度的加大，都造成了护士心理承受超负荷，使精神一直处于高度紧张状态。

（2）焦虑心理。随着医学模式转变，现行的临床工作对护士提出了更高要求，护士不但要有过硬的业务水平，还要有丰富的医学知识，当感到自己的知识不能满足患者需要或当患者提出更高的护理需求时，护士往往会产生焦虑情绪。而知识的快速更新、专业的迅速发展、工作岗位的竞争及用人制度改革，也使护士对未来担忧。

（3）烦躁心理。护士每天的工作特点是忙、乱、高强度和高精确度，虽然单一枯燥，但却责任重大；患者对护理工作无论在质量方面还是在服务态度方面要求都非常高，护士往往对同一问题要重复解释多遍，这让很多护士常处于烦躁之中。

（4）抑郁心理。目前，临床上从事护理工作的大多为女性，由于性别本身的特点，使护士在这个群体工作氛围中缺乏激情与动力，加上女性情绪、特质等方面的原因，工作中难免产生分歧和摩擦。此外，护士经常面对的是饱受病痛折磨、病情变化莫测的人群，生死弥留、骨肉分离的悲惨场面，会让护士感到悲哀、无助及压抑。

（5）身心疲惫。护士每天都要面对复杂的应激源，疼痛患者的呻吟、急症患者的危急抢救、濒危或死亡患者的感官刺激、期望值过高和要求过多的家属、医院交叉感染的危险等，这使护士在肉体和精神上经常感到疲惫不堪。

（6）职业性冷漠。护士是一个特殊的职业，服务对象是身心有疾病的患者，看到的是痛苦和不安的面容，也见到太多因无力支付高额医疗费用而放弃治疗的患者。三班轮换、节假日不固定及高强度的工作让护士感到自己在一天天衰老。为此，护士在工作中不经意流露出厌烦与疲惫，对患者痛苦的呻吟和期待的目光日渐冷漠，脸上的笑容慢慢减少或变得僵硬。

三　护士的心理卫生

做好护士心理卫生工作，提高护士的心理健康水平，不仅是做好护理工作的重要的心理条件，也是提高医疗质量的关键。

（一）护士心理卫生现状

国外学者早在 20 世纪 80 年代就开始了对医护人员心理卫生的研究，英国 Cole 于 1991 年对急救中心 1 800 名护士的调查显示，护士承受较高水平的压力，存在身体、心理行为等方面的问题：头痛、睡眠障碍、胃肠道疾病、体重增加及丧失性欲。心理压力的症状是：疲乏感、心情不好、挫折感、焦虑及注意力不集中。更令人担忧的是，1/3 的护士反映压力使他们易于发生工作事故。

我国研究人员对护士心理卫生的研究于 20 世纪 90 年代逐渐开展起来。李昌吉等在 1992 年采用症状自评量表（SCL-90）对成都地区 7 所综合医院和 6 所专科医院的 1 206 位护士的心理卫生状况进行了分析，提出护士心理卫生状况较一般人群差，9 组因子分均值均显著高于正常女性，以 18~29 岁组最差，躯体不适主要表现为头痛、腰背痛、胃肠道疾病和呼吸系统症状，呈现年轻化倾向。其他相关研究结果也显示护士心理健康状态较一般人群差。还有研究发现，ICU、急诊科护士存在着比普通病房护士更多的不良情绪，如躯体不适、焦虑、紧张、易疲劳、压抑等。

（二）促进护士的心理健康

护理工作属于科学性、技术性、服务性行业，集高风险、人文关怀于一体。护士心理健康水平也影响着整体护理的质量，进而直接影响患者的治疗和康复效果。因此，促进护士的心理健康非常重要。

1. 确定影响护士心理健康的决定因素

一段时间以来，护士队伍中出现了一些不愿长期从事临床工作的倾向，显著增加了护士职业管理的难度。尽管随着医疗设施不断更新，医院工作环境及工作条件等明显改善，护士职业的体力消耗逐渐下降，但相当一部分护士却从心理上明显提前了"不上夜班，脱离临床"的年龄。例如，有人认为"35 岁不上夜班，40 岁离开临床"天经地义，一些年富力强的护士，常抱怨"上夜班、干临床太苦太累"，而以贤妻良母角色承担繁重家务却毫无怨言。同一个体的两种角色行为反差甚大，提示其存在职业心理偏差。因此，职业心态是影响其身心健康的决定因素。

2. 营造促进护士心理健康的环境因素

尝试设置模拟情境、营造宽松氛围等，对护士的职业心态和心理健康均有积极影响。

（1）职业化模拟训练的氛围。主要是指为增强护士的角色适应性行为，可开展语言训练、行为矫正、姿态美化等内容的培训。应让护士根据实际需要，选择训练的内容、时间、强度及指导老师等。

（2）改善工作条件，建立良好的工作环境。护理管理者要提高护士的经济待遇，创造更多学习和进修的机会；解决护士缺编问题，科学合理地安排护士的工作，实行弹性排班；工作中注重人岗匹配，做到人尽其才，各得其所。

（3）维系良好人际关系的氛围。主要是指便于护士交流情感、相互支持的人际沟通场所。实践证明，有些职业角色适应不良的个体，可因人际群体的热忱支持而获得积极的职业心态。定期组织护士的福利性娱乐活动，以集体出游、演唱会等生动活泼的形式，使护士在轻松、愉快的气氛中彼此交流、营造和谐关系，保持良好身心状态。

（4）营造健身、健美的氛围。以女性占绝对优势的护理职业，尤应重视现代女性对美的崇尚和追求。健美体形、焕发容貌等，易使护士赢得赞美，既可使个体获得自信、自尊等满足心理，也可体现护士职业理想目标的重要内涵，如把健身、健美、职业化妆等与护士的福利相结合，可使护士更深切感受到被关注、重视，产生"遇知图报"等心理活动，对职业心态产生积极、持久的影响。

第四节 护士的工作倦怠及调适

 工作倦怠的概念

工作倦怠（job burnout）简称倦怠，是1974年首先由美国临床心理学家费登伯格（Freudenberger）研究工作压力时提出的一个概念，是指对工作中长期的情感和人际关系压力源的持续反应。美国学者玛斯拉池（Maslach）认为，工作倦怠是由3个维度构成的"心身耗竭综合征"：情绪疲惫、去人格化和个人成就感降低。3个维度分别代表了工作倦怠的个人应激维度、人际情境维度与自我评价维度。情绪疲惫是工作倦怠的核心成分，指感到自己的情绪情感处于极度疲劳状态。如果这种疲劳的情绪状态长期持续下去，就会对工作对象表现出消极冷漠的行为，就是去人格化。个人成就感降低是指在工作中效能感的降低及对自己消极评价的增长。

工作倦怠的高发群体具有这样一些职业特征：助人、高期望、压力大、挑战性强。护士职业是神圣的助人职业，同时又是高风险性的，它担负着救死扶伤的光荣任务，稍有疏忽，就会造成不能挽回的损失，因此，护士的精神长期处于紧张状态，容易出现工作倦怠。

 护士工作倦怠对健康的影响

许多研究的结果表明，工作倦怠不仅损害个体的身体健康，也给个体的心理健康带来了不良影响。护士工作倦怠主要表现在以下3个方面。

（一）情绪方面

护士持续精神不振，情绪低落，易怒，对他人的容忍度降低，自我评价降低，丧失工作信心和热情，认为自己的工作毫无意义和价值，对前途悲观失望。

（二）躯体方面

护士处于生理能量耗竭的状态，如经常感到很累，食欲不振，体重减轻，睡眠不佳，易疲乏无力，对疾病的抵抗力降低，内分泌紊乱，易患各种心脑血管疾病、神经衰弱及失眠等，处于亚健康状态。

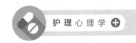
（三）行为方面

厌倦工作，减少工作投入，对人冷漠，逃避与同事交往或拒绝与他人合作，不愿在工作之外与朋友一起进行社会活动，对医院环境和医院管理牢骚甚多。

三 护士工作倦怠的调适

护士工作倦怠在护理领域相当普遍。工作倦怠不仅会损害护士的身心健康，还会严重影响其工作效率和质量，并导致工作差错和离岗的发生。因此，护士必须正视工作倦怠的危害，进行有效的调适，可从以下几个方面着手。

（一）丰富自身知识

护士工作倦怠与个人的知识和能力有较高的相关性。在学习、进修专业知识和技能的同时，要重视人文素质的培养，学习心理学、心理咨询与心理健康课程，提高自身能力以达到对自我能力有较好的认同感，降低工作倦怠发生的程度。

（二）适当降低期望值

期望值过高是造成护士工作倦怠的因素之一。有时工作倦怠是因为个体的现状与预期目标相差过大造成的。因此，要正视现实，适时调整不切实际的目标或把目标分解为几个具体阶段，然后分步实施。每个目标的成功实现，都会强化个体的成就感和自信心，激励个体朝着新的目标迈进。心理学研究证明，自我接受能力强的人会积极地化解因现实与理想之间的差异而造成的内心冲突。护士应正确认识自身价值，不苛求外部环境，在力所能及的范围内尽自己的努力，在理想和现实中找到最佳结合点。

（三）保持良好的人际关系

护士的压力一部分来自人际关系的紧张和不协调。在医疗改革不断深化的今天，要求护士以开放的心态去学习、接纳新的医学模式和人际沟通方式，学习人际关系的策略和技能，而不要抵触新的人际沟通方式，躲在自己的狭窄空间里，否则极易引起倦怠感的发生。

（四）培养良好的性格

有调查表明性格开朗者工作倦怠的发生率明显少于性格抑郁者。因此，护士要尽可能让自己处于积极向上、充满阳光的环境中，保持积极乐观的态度对待工作和人生，培养乐观、坚强、幽默等良好的人格特质，工作中尽力改变急躁、过于好胜、追求完美及不能客观评价自我等不良性格，尽可能避免工作倦怠的发生。

（五）合理安排时间

合理安排时间是应对压力的重要方法。护士要学会关心自己，合理安排工作、学习、活动和休息的时间。过强的角色意识不利于护士的心理健康，所以，护士在工作时间以外要尽量离开其职业角色，尝试扮演各种不同的角色，多参加各种感兴趣的活动，开阔视野，学会灵活自如地应对生活与工作中遇到的突发事件，这样就能避免倦怠的发生。

（六）学会自我放松

当倦怠发生时，护士要学会合理地宣泄消极情绪，掌握自我放松和紧张环境下调节情绪的技巧：向有责任感、能保守秘密的家人或朋友倾诉；进行心理咨询，看心理医生；唱歌、弹琴、吟诗作画；做深呼吸、肌肉放松活动；进行体育锻炼、跳舞、练瑜伽等。

总之，护士要认识到工作倦怠是一种正常的心理现象，只要采取积极主动的方式去应对，学会自我调整，工作倦怠是可以干预和调节的。

本章小结

护士角色是指在护理活动中，从事护理职业的个体应具有的职业心理素质和行为模式。护士的职业角色包括护理者、协作者、代言者、管理者、教育者、协调者、研究者、咨询者和学习者。护士应具备的心理素质包括良好的职业动机、敏锐的观察力、精确的记忆力、良好的思维品质、积极的情绪、坚强的意志、健全的人格、正确的自我意识和良好的社会适应性。护士良好心理素质培养的方法主要有正确认识，合理定位；正视现实，努力适应；调整心态，寻求支持；善于总结，积极进取。护士要正视工作倦怠的危害，有效调适的方法有：丰富自身知识、适当降低期望值、保持良好的人际关系、培养良好的性格、合理安排时间和学会自我放松。

思考与练习

一、选择题

1．护士角色的异常不包括（　　）。

A．角色冲突　　　B．角色矛盾　　　C．角色不明确　　　D．角色缺如

2．影响护士身心健康的决定因素是（　　）。

A．职业心态　　　B．工作压力　　　C．人际关系　　　D．环境因素

二、名词解释

1．护士角色

2．工作倦怠

三、简答题

1．一名护士应该具备哪几种职业角色？

2．护士应具备哪些良好心理品质？

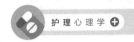

参考文献

［1］周郁秋.护理心理学：2版［M］.北京：人民卫生出版社，2007.

［2］姚树桥，孙学礼.医学心理学：5版［M］.北京：人民卫生出版社，2008.

［3］彭聃龄.普通心理学：4版［M］.北京：北京师范大学出版社，2012.

［4］刘晓虹.护理心理学：2版［M］.上海：上海科学技术出版社，2010.

［5］肖丹.心理学基础：2版［M］.北京：人民卫生出版社，2008.

［6］钱明.护理心理学［M］.北京：人民军医出版社，2008.

［7］张春兴.现代心理学：现代人研究自身问题的科学：3版［M］.上海：上海人民出版社，2009.

［8］郭智慧，蒋利亚.护理心理学［M］.北京：世界图书出版公司，2011.

［9］邱萌，陈靖靖，涂旭东，等.护理心理学［M］.上海：第二军医大学出版社，2011.

［10］杨艳杰.护理心理学［M］.北京：人民卫生出版社，2012.

［11］刘端海，丁亚军.护理心理学［M］.武汉：华中科技大学出版社，2017.

附录 中英文名词对照

A

A型行为	type A behavior pattern
C型行为	type C behavior pattern

B

保持	retention
本我	Id
标准化	standardization
表演型人格障碍	histrionic personality disorder
病理性激情	pathogenic passion
病理性赘述	circumstantiality
补偿	compensation
不成熟的防御机制	immature defense mechanism

C

测验法	test method
差别感觉阈限	differential threshold
差别感受性	differential sensitivity
常模	norm
超我	superego
成熟的防御机制	mature defense mechanism
痴呆综合征	dementia
冲动型人格障碍	impulsive personality disorder
挫折	frustration
错构	paramnesia
错觉	illusion

D

代言者	advocator
道德感	moral feeling
抵消	unding
动机	motivation
多重趋避冲突	double approach-avoidance conflict

F

发展心理学	developmental psychology
反社会型人格障碍	antisocial personality disorder
反向	reaction
分裂型人格障碍	schizoid personality disorder
否认	denial

G

感觉补偿	sensory compensation
感觉对比	sensory contrast
感觉过敏	hyperesthesia

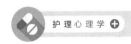

感觉减退	hypoesthesia
感觉适应	sensory adaptation
感觉阈限	sensory threshold
感知综合障碍	psychosensory disturbance
个性化心理护理	personalized psychological nursing
个性心理	individual mind
个性心理倾向性	personality inclination
个性心理特征	psychological characteristic of personality
工作倦怠	job burnout
共同参与模式	mutual participation mode
共性化心理护理	common psychological nursing
观察法	observation method
管理者	manager
冠心病个性	coronary-prone individuals

H

合理化	rationalization
护患沟通	nurse-patient communication
护患关系	nurse-patient relationship
护理心理学	nursing psychology
护理者	caregiver
护士角色	nursing role
幻觉	hallucination
幻想	fantasy
患者角色	sick role
患者角色冲突	patients with role conflict
患者角色减退	the role of impaired patients
患者角色恐惧	role of patient fear
患者角色强化	patient role reinforcement
患者角色缺如	the role scarcity of patients
患者角色异常	the role of abnormal patients
患者心理反应	psychological reaction of patients
回忆	recall

J

机械识记	rote memorizing
激情	intensive emotion
记忆	memory
记忆减退	hypomnesia
记忆增强	hypermnesia
焦虑	anxiety
焦虑型人格障碍	anxious personality disorder
焦虑性神经症	anxiety neurosis
角色	role
教育者	pedagogue
解惑咨询	problem-solving counselling

精神发育迟滞	oligophrenia
精神困扰	spiritual distress
局部适应综合征	local adaptation syndrome
绝对感受性	absolute sensitivity

K

科萨科夫综合征	Korsakoff syndrome
恐怖性神经症	phobic neurosis
恐惧	fear
窥阴癖	voyeurism

L

理智感	rational feeling
力比多	libido
恋尸狂	necrophilia
恋童癖	paedophilia
恋物癖	fetishism
领悟	insight
露阴癖	exhibitionism

M

摩擦癖	frotteurism

N

弗洛伦斯·南丁格尔	Florence Nightingale
内射	introjection
能力	ability

P

偏执型人格障碍	paranoid personality disorder
普通心理学	general psychology

Q

气质	temperament
前意识	preconscious
潜意识	unconscious
强迫型人格障碍	obsessive-compulsive personality disorder
强迫性神经症	obsessive-compulsive neurosis
情感脆弱	affective fragility
情感淡漠	indifference
情感倒错	parathymia
情感低落	depression
情感高涨	elation
情感固着	affective fixation
情感绝缘	emotional insulation
情感移植	displacement of affect
情感幼稚	affective infantility
情绪	emotion
趋避冲突	approach-avoidance conflict

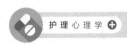

曲解	distort
全身适应综合征	general adaptation syndrome

R

人格障碍	personality disorder
认知过程	cognitive process
认知疗法	cognitive therapy
认知评价	cognitive appraisal

S

社会支持	social support
神经衰弱	neurasthenia
神经症性防御机制	nervous disease defense mechanism
神经症性障碍	neurotic disorder
审美感	aesthetic feeling
升华	sublimation
生物反馈	biofeedback
施虐狂	sadism
识记	memorizing
实验法	the experimental method
受虐狂	masochism
双避冲突	avoidance-avoidance conflict
双趋冲突	approach-approach conflict
思维	thinking
思维奔逸	flight of thought
思维插入	thought insertion
思维迟缓	retardation of thinking
思维化声	thought hearing
思维扩散	diffusion of thought
思维贫乏	poverty of thought
思维破裂	splitting of thought
思维散漫	looseness of thought
思维中断	thought blocking

T

调节障碍	impaired adjustment
通情	empathy
投射	projection
退化	regression

W

妄想	delusion
韦氏记忆量表	Wechsler memory scale，WMS
无条件的积极尊重	unconditional positive regards
无效性否认	ineffective denial
无意识记	involuntary memorizing
无意识心理护理	unconscious psychological nursing

X

系统化整体护理	systematic holistic nursing
想象	imagination
效度	validity
协调者	coordinator
协作者	collaborator
心境	mood
心理测验	psychological test
心理冲突	psychological conflict
心理发展	changes of psychology
心理防御机制	mental defense mechanism
心理过程	mental process
心理护理	mental nursing
心理护理的方法	methods of psychological nursing
心理护理目标	psychological nursing target
心理健康	psychological well-being & mental health
心理评估	psychological assessment
心理素质	mental ability
心理应激	psychological stress
心理障碍	mental disorder
心理诊断	psychodiagnosis
心理支持疗法	psychological support therapy
心理治疗	psychotherapy
心理状态	mentation；psychology
心理咨询	psychological counseling
心灵重塑疗法	heart remodeling therapy
心身疾病	psychosomatic diseases
心身障碍	psychosomatic disorders
信度	reliability
兴趣	interest
性格	character
性心理障碍	psychosexual disorder
修通	working through
虚构	confabulation
需要	need
需要层次理论	hierarchy therapy of needs
学习者	learner；scholar
循环型人格障碍	cyclothymic personality disorder
行为矫正疗法	behavior modification technics；behavior modification therapy
行为疗法	behavior therapy

Y

压抑	repression
研究者	researcher
医学心理学	medical psychology

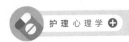

依赖性人格障碍	dependent personality disorder
遗传	inheritance
遗传素质	genetic quality
遗忘	forget
疑病性神经症	hypochondriacal neurosis
异装癖	transvestism
抑郁性神经症	depression neurosis
易性癖	transsexualism
意识	consciousness
意志	will
意志减弱	hypobulia
意志缺乏	abulia
意志增强	hyperdulia
癔症性神经症	hysteria neurosis
应激	stress
应激源	stressor
幽默	humor
有意识记	voluntary memorizing
有意识心理护理	conscious psychological nursing
语言沟通障碍	impaired verbal communication
预感性悲哀	anticipatory grieving

Z

再教育	reeducation
再认	recognition
照顾者角色障碍	caregiver role strain
真诚	genuineness
知觉	perception
指导-合作模式	guidance-cooperation mode
智商	intelligence quotient，IQ
主动-被动模式	active-passive mode
注意	attention
注意涣散	aprosexia
注意减退	hypoprosexia
注意缺陷性障碍	attention-deficit disorder，ADD
注意狭窄	narrowing of attention
注意增强	hyperprosexia
转移	displacement
咨询者	adviser
自恋型防御机制	narcissism defense mechanism
自我	ego
自我形象紊乱	body image disturbance
自我意识	self-consciousness